Thomas Düll | Gerhard Kramer | Georg Baur | Thomas Becker (Hg.)
Seele und Gehirn im Fokus
100 Jahre Bezirkskrankenhaus Günzburg

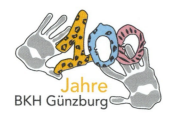

Thomas Düll | Gerhard Kramer | Georg Baur | Thomas Becker (Hg.)

Seele und Gehirn im Fokus
100 Jahre Bezirkskrankenhaus Günzburg

Thomas Düll, Gerhard Kramer, Georg Baur, Thomas Becker (Hg.)
Seele und Gehirn im Fokus. 100 Jahre Bezirkskrankenhaus Günzburg

ISBN-Print: 978-3-88414-607-1

Bibliografische Informationen der Deutschen Nationalbibliothek
Die Deutsche Nationalbibliothek verzeichnet diese Publikation
in der Deutschen Nationalbibliografie; detaillierte bibliografische Daten
sind im Internet über http: //dnb.ddb.de abrufbar.

© Psychiatrie Verlag GmbH, Köln 2015
Alle Rechte vorbehalten. Kein Teil des Werkes darf ohne Zustimmung
des Verlages vervielfältigt, digitalisiert oder verbreitet werden.
Umschlaggestaltung: Iga Bielejec, Nierstein,
unter Verwendung von Bildmaterial aus dem Bildarchiv des BKH Günzburg
Typografie und Satz: Iga Bielejec, Nierstein
Druck und Bindung: Westermann Druck Zwickau GmbH

Worte des Danks   10
Thomas Becker

Dank an Georg Simnacher (1932–2014)   11
Thomas Becker

GRUSSWORTE

Vertreter Staatsministerium   14
Melanie Huml

Verwaltungsratsvorsitzender   18
Jürgen Reichert

Vorstandsvorsitzender Bezirkskliniken Schwaben   20
Thomas Düll

Vertreter Universität Ulm   22
Karl Joachim Ebeling, Thomas Wirth, Klaus Michael Debatin

Landrat Günzburg   25
Hubert Hafner

Oberbürgermeister Günzburg   28
Gerhard Jauernig

Seelsorger des Bezirkskrankenhauses   30
Ulrike Berlin, Hermann Wohlgschaft, Joachim Böhm

Landesverband der Angehörigen psychisch Kranker   33
Karl Heinz Möhrmann

Landesverband Psychiatrieerfahrene   35
Margarete Blank

HISTORISCHE BETRACHTUNGEN

Geleitwort   40
Heiner Fangerau, Thomas Becker

100 Jahre Entwicklung des Krankenhauses   44
Felicitas Söhner

Akademisches Krankenhaus für die Universität Ulm   98
Georg Simnacher

MENSCHEN UND IHRE KLINIK

Gesunde Kooperation.
Eine Kurzbetrachtung des Patientenfürsprechers   104
Günter Klas

Einblicke in die Vereinsgeschichte –
Eine Geschichte von Kummer und Ringen um ein Leben in Würde   109
Verein der Angehörigen psychisch Kranken Augsburg e.V.

Selbsthilfe in den umliegenden Landkreisen   114

»Selbsthilfe Seelische Gesundheit« (SeSeGe) stellt sich vor   115
Isabell Schick

Selbsthilfegruppe »TRANSMITTER – Die Psychiatrieerfahrenen«
stellt sich vor   117
Arno Gutmair, Ulrike Wenger

Jessicas besondere 100   119
Georg Schalk

Familie in der Psychiatrie   122
Susanne Kilian, Maren Pfetsch, Karsten Tschauner

Von der Kreisirrenanstalt zum Bezirkskrankenhaus Günzburg   128

PSYCHIATRIE – KLINIK

Psychiatrie – Klinik   136
Thomas Becker, Jürgen Schübel

Psychiatrische Institutsambulanz (PIA)   140
Jürgen Schübel, Thomas Becker

Psychotherapeutische Medizin und Psychosomatik   147
Karl Bechter

Gerontopsychiatrie und Akutgeriatrie   155
Matthias W. Riepe

Psychiatrie und Psychotherapie des Bezirkskrankenhauses
Günzburg an der Donau-Ries Klinik Donauwörth   160
Karel Frasch

Home Treatment   163
Karel Frasch, Nicolas Rüsch

Künstlerische Therapien   169
Thomas Wohlwend, Flora Kadar, Susanne Jarisch

Ergotherapie   179
Josef Joas

Arbeitstrainingszentrum   180
Josef Joas

FORSCHUNG

Psychiatrie – Forschung   184
Thomas Becker

Psychiatrische Versorgungsforschung und Gesundheitsökonomie   193
Reinhold Kilian

Prozess-Ergebnis-Forschung   198
Bernd Puschner, Markus Kösters

Public Mental Health   200
Nicolas Rüsch

Psychopathologie und Verlaufsforschung   203
Markus Jäger

Psychoimmunologische Forschungsgruppe   210
Karl Bechter

FORENSISCHE PSYCHIATRIE

Klinik für Forensische Psychiatrie und Psychotherapie — 218
Manuela Dudeck, Rüdiger Vogel, Nenad Vasic

NEUROZENTRUM

Neurologie und Neurologische Rehabilitation — 228
Bernhard Widder, Wolfgang Aurnhammer

Neurochirurgie – Klinik und Forschung — 248
Christian Wirtz, Gregor Antoniadis

Neuroanästhesie — 261
Dirk Repkewitz

Neuroradiologie – Klinik und Forschung — 267
Bernd Schmitz, Saskia Schadow

Institut für Pathologie mit Abteilung Neuropathologie — 274
Dietmar R. Thal, Peter Möller

PFLEGE

Von der »Krankenwartung«. Entwicklung der Pflege von 1915 bis 1990 — 278
Georg Baur, Uwe Genge

Zeitzeugengespräche mit ehemaligem Pflegepersonal — 291
Didymus Hasenkopf, Margarete Weinert, Gertrud Axmann

SOZIALDIENST

Anfänge der Sozialen Arbeit am seinerzeitigen Nervenkrankenhaus — 302
Edeltraud Rotter

Arbeit des Sozialdienstes heute — 307
Reinhard Huber

WOHNEN UND FÖRDERN

WOHNEN und FÖRDERN – der außerklinische Geschäftsbereich
der Bezirkskliniken Schwaben — 312
Gerhard Becker

BERUFLICHE AUS- UND WEITERBILDUNG

Berufsfachschule für Physiotherapie *Barbara Aigner*	**318**
Berufsfachschule für Krankenpflege *Erich Renner*	**324**
Berufsfachschule für Ergotherapie *Rainer Vollmer*	**335**
Zukunftssicher durch Akademisierung *Rainer Vollmer, Erich Renner, Barbara Aigner*	**347**

STRUKTUR UND VERWALTUNG

Struktur des Kommunalunternehmens »Bezirkskliniken Schwaben« *Thomas Düll*	**352**
Vom Versorgungszentrum (VZ) zum Dienstleistungs- und Logistikzentrum (DLZ) *Wilhelm Wilhelm*	**360**
Geschichten aus der »Anstalt« *Gerhard Fischer, Wilhelm Losert, Bernhard Widder*	**369**
Verwaltung *Gerhard Kramer*	**379**
Bezirkskrankenhaus Günzburg im Spiegel der Presse *Georg Schalk*	**382**

ANHANG

Chronologie des Bezirkskrankenhauses Günzburg	**399**
Verzeichnis der Autorinnen und Autoren	**404**
Abbildungsverzeichnis	**408**
Anmerkungen	**417**

Worte des Danks

An dieser Stelle sei dem Leiter des Stadtarchivs Günzburg, Walter Grabert sowie den Mitarbeiterinnen des Krankenhausarchivs, für ihre stets bereitwillige Hilfe gedankt. Auch den Mitarbeiter/innen des Instituts für Geschichte, Theorie und Ethik der Medizin der Universität Ulm, insbesondere Dr. Peter Steinkamp, gilt unser Dank für die Unterstützung im Lektorat. Ausdrücklich sei unserem Verleger York Bieger gedankt, der mit seiner Erfahrung die Organisation des Bandes ermöglicht und dem Buch Struktur gegeben hat. In besonderem Maße danken wir Erich Resch, der in der Recherche-Phase so manchen Schatz aus dem Archiv des Bezirkskrankenhauses Kaufbeuren gehoben und damit die Festschrift besonders bereichert hat. An dieser Stelle sei auch Gerhard Fischer, Rudolf Müller und Gerhard Jordan gedankt. Von ihnen haben wir manch wertvollen Tipp und zahlreiche illustrierende Fotos zur Gestaltung dieser Festschrift erhalten. Nicht zuletzt allen Beitragenden in den Sekretariaten, die hier nicht einzeln namentlich aufgeführt sind, jedoch maßgeblich zum Gelingen dieses Bandes beigetragen haben, gilt unser aufrichtiger Dank.
Dr. Georg Simnacher (1932–2014), Altbezirkstagspräsident und Altlandrat, gilt unser besonderer Dank für seinen wertvollen Beitrag zur jüngeren Geschichte des Krankenhauses und zur Kooperation mit der Universität Ulm.
Unser herzlicher Dank gilt schließlich Dr. Felicitas Söhner, die als Historikerin die Arbeit an dem Buch vorangetrieben und alle Beteiligten stets herzlich, akkurat und umsichtig zusammengebracht und immer wieder neu motiviert hat.

Thomas Düll, Gerhard Kramer, Georg Baur, Thomas Becker
Günzburg, im August 2014

Dank an Georg Simnacher (1932 – 2014)

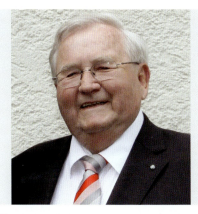

Georg Simnacher

Während der Erstellung der vorliegenden Festschrift ist Dr. Georg Simnacher, einer der Mitautoren, verstorben. Er war über Jahrzehnte über seine Ämter als Landrat des Landkreises Günzburg und als Bezirkstagspräsident des Bezirks Schwaben hinaus dem Bezirkskrankenhaus Günzburg verbunden, er setzte sich unermüdlich für die Belange des Krankenhauses ein. Die Günzburger Klinik lag ihm sehr am Herzen. Er hat sich nicht nur in mehreren Publikationen mit der Geschichte des Krankenhauses beschäftigt, sondern auch entscheidend an der Gestaltung der Gegenwart und Zukunft des Krankenhauses mitgewirkt. Sein Rat war uns weiterhin wichtig bei den Beratungen über die Neugestaltung einer Gedenkstätte für die in der NS-Zeit ermordeten Patientinnen und Patienten. Wir schulden ihm Dankbarkeit und Anerkennung dafür, dass er in seinen letzten Lebenswochen mit einem Beitrag zur Geschichte der Zusammenarbeit des Bezirkskrankenhauses und der Bezirkskliniken Schwaben mit der Universität Ulm zu dieser Festschrift beigetragen hat.

Grußworte

Grußwort der Staatsministerin des Bayerischen Staatsministeriums für Gesundheit und Pflege

Melanie Huml

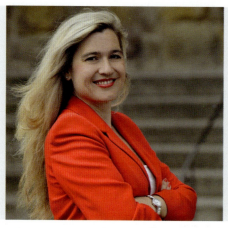

⊡ **Melanie Huml**

Sehr geehrte Damen und Herren,

1915 als Heil- und Pflegeanstalt gegründet, hat sich das Bezirkskrankenhaus Günzburg im Laufe seiner 100-jährigen Geschichte zu einem überregional anerkannten Kompetenzzentrum entwickelt – mit einem breiten diagnostischen und therapeutischen Spektrum.
An der Geschichte der Klinik für Psychiatrie lässt sich die Entwicklung der psychiatrischen Versorgung in Bayern von der reinen Verwahranstalt zu einem modernen Fachkrankenhaus sehr konkret nachzeichnen. Die Erinnerung an die Euthanasieverbrechen des Nationalsozialismus gehört dazu, sie sind uns auch in Günzburg ein mahnendes Beispiel. Ein tiefgreifender Wandel der psychiatrischen Versorgung war ab Mitte der 1970er Jahre mit modernen Grundsätzen verbunden, die die

so genannte Psychiatrie-Enquete entwickelt hatte. Beispielsweise erhielten Langzeitpatienten im Rahmen der Enthospitalisierung geeignete Wohnmöglichkeiten außerhalb des Krankenhauses. Mit der Eröffnung weiterer Bezirkskrankenhäuser in Kempten (1986), Augsburg (1989) und Memmingen (1994) sowie der Tagesklinik Lindau (1999) erfolgte der Ausbau einer wohnortnahen Patientenversorgung in Schwaben. Gleichzeitig wurden die Bettenkapazitäten der Bezirkskrankenhäuser Kaufbeuren und Günzburg deutlich reduziert. Fortgeführt wurde der Dezentralisierungsprozess zum Wohle der Patienten mit dem Aufbau einer Abteilung des Bezirkskrankenhauses Günzburg in der Donau-Ries-Klinik Donauwörth (2001).

Das Bezirkskrankenhaus Günzburg hat auch überregional Akzente gesetzt: Seit der Eröffnung der Neurochirurgischen Klinik der Universität Ulm am Bezirkskrankenhaus Günzburg im Jahre 1971 sind alle neurowissenschaftlichen Disziplinen auf einem Gelände vereint – zur damaligen Zeit ein absolutes Novum in Deutschland! Heute gehört die Klinik mit ihren 52 Betten zu den größten neurochirurgischen Kliniken in Bayern. Rund 2.000 Patienten werden hier jährlich stationär behandelt. Vom Versorgungsangebot der Neurochirurgie profitieren auch Patienten in anderen Krankenhäusern, die sich mithilfe von Telekonsultationen die Expertise der Günzburger Klinik ins Haus holen können.

Am Bezirkskrankenhaus Günzburg ist auch das Schlaganfallzentrum des Netzwerks TESS (Telemedizin beim Schlaganfall in Schwaben) angesiedelt, dem ursprünglich sechs schwäbische Kliniken angeschlossen waren. Der Freistaat Bayern hat für dieses Projekt rund 100.000 Euro zur Verfügung gestellt. Das Schlaganfallnetzwerk wurde in die Regelversorgung integriert und von den Krankenkassen finanziert. Aber die Entwicklung geht weiter: Um die Schlaganfallversorgung weiter zu verbessern, entsteht derzeit für die Region Südwest-Bayern das neurovaskuläre Schlaganfallnetz (NEVAS) mit den Zentren München-Großhadern, Ingolstadt und Günzburg. Das ermöglicht auch in der Peripherie die Behandlung von Schlaganfallpatienten auf sogenannten »Tele Stroke Units«. Der Aufbau des Netzwerkes, an dem sich zum jetzigen Zeitpunkt der Planung neben den drei Zentren insgesamt 13 Kooperationskliniken beteiligen, wird vom Freistaat Bayern mit 215.000 Euro unterstützt. In diesem neuen Netzwerk wird das bestehende schwäbische Netzwerk TESS aufgehen.

Der Freistaat Bayern hat den Bezirk Schwaben und sein Kommunalunternehmen Bezirkskliniken Schwaben bei der erfolgreichen Weiterentwicklung des Bezirkskrankenhauses Günzburg stets unterstützt. Im Rahmen der staatlichen Krankenhausfinanzierung wurden seit 1972 insgesamt rund 134 Millionen Euro für notwendige Investitionen bereitgestellt. Dadurch konnten die Kliniken für Neurologie, Neurochirurgische Frührehabilitation und Neurochirurgie auf den neuesten Stand gebracht werden.

Die Entwicklung des Hauses ist damit noch nicht abgeschlossen. Vielmehr stehen in den kommenden Jahren weitere große Herausforderungen an. Die Behandlungs- und Pflegebereiche der Psychiatrie und Psychosomatik müssen grundlegend neu strukturiert und modernisiert werden. Wir stehen dabei mit den Verantwortlichen vor Ort in engem Kontakt, um ein tragfähiges Gesamtausbaukonzept für die psychiatrischen und psychosomatischen Fachbereiche in Günzburg auf den Weg zu bringen. Gemeinsames Ziel ist es, das Bezirkskrankenhaus Günzburg auch baulich auf das Niveau moderner Medizin zu heben, die dort schon erfolgreich praktiziert wird.

Mit der Unterstützung des Freistaats Bayern werden der Bezirk Schwaben und sein Kommunalunternehmen Bezirkskliniken Schwaben auch die zukünftigen Herausforderungen erfolgreich bewältigen. Das Bezirkskrankenhaus Günzburg bleibt somit weiterhin ein Garant für eine hochwertige medizinische Versorgung, sowohl in der Psychiatrie als auch im Bereich der Neurologie und Neurochirurgie.

Für das große Engagement zur Etablierung einer optimalen und zeitgemäßen stationären Versorgung in der Region gilt dem Bezirk Schwaben und seinem Kommunalunternehmen mein aufrichtiger Dank. Ich wünsche ihnen viel Erfolg bei der Fortsetzung ihres Weges. Auch allen Mitarbeitern des Bezirkskrankenhauses danke ich herzlich für ihren täglichen Einsatz. Denn die Arbeit jedes Einzelnen trägt entscheidend zum Erfolg des Krankenhauses bei.

Den Patienten wünsche ich alles Gute auf ihrem oftmals schwierigen Weg der Genesung. Ich bin sicher, dass sie im Bezirkskrankenhaus Günzburg die notwendige Zuwendung und Hilfe finden.

Mit freundlichen Grüßen

Melanie Huml
Bayerische Staatsministerin für Gesundheit und Pflege

Grußwort des Bezirkstagspräsidenten von Schwaben, Vorsitzender des Verwaltungsrates der Bezirkskliniken Schwaben

Jürgen Reichert

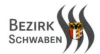

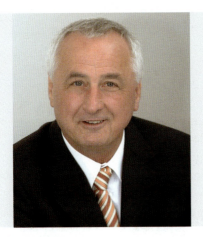

Jürgen Reichert

Sehr geehrte Damen und Herren,

als im Bezirkskrankenhaus Günzburg vor 100 Jahren mit zwölf Patienten aus der damaligen Heil- und Pflegeanstalt Kaufbeuren die Geschichte dieses Hauses begann, war nicht abzusehen, was sich hier entwickeln wird: Fernab der großen Metropolen wurde Günzburg zu einem der renommiertesten und auch einem der größten Klinikstandorte im Bereich der Nervenheilkunde bundesweit. Die Vielseitigkeit des Angebotes, die Verknüpfung von Behandlung, Forschung und Lehre, die länderübergreifende Zusammenarbeit mit der Universität und dem Universitätsklinikum Ulm: Dies alles macht die Besonderheit dieses Krankenhauses aus, das auch innerhalb unseres Kommunalunternehmens, der Bezirkskliniken Schwaben, der größte Standort ist. Das Bezirkskrankenhaus Günzburg ist jedoch nicht nur eines der modernsten und größten Häuser der Region, sondern überregional eines der wenigen, an dem alle Disziplinen der Nervenheilkunde in dieser Breite vereint sind. Und zudem profitieren unsere Mitarbeiter – aber vor allem die Patienten – von der unmittelbaren Nähe zum Kreiskrankenhaus Günzburg und den dadurch gegebenen Möglichkeiten intensiver interdisziplinärer Zusammenarbeit.

Für den Träger bedeutet dies jedoch auch eine besondere Verpflichtung und Verantwortung. Ein Jahr ohne eine Baumaßnahme, ohne die Eröffnung eines neuen Versorgungsangebotes, ohne den Startschuss für ein neues Forschungsprojekt ist in Günzburg nicht denkbar. Dieser Standard muss nicht nur gehalten, sondern auch weitergeführt werden, und dies innerhalb gesetzlicher und ökonomischer Rahmenbedingungen, die uns im Gesundheitswesen vorgegeben werden.

Seit 100 Jahren entwickelt sich das Bezirkskrankenhaus jedoch stetig wirtschaftlich gesund weiter – einhergehend mit den fortschreitenden Erkenntnissen, Behandlungsformen und Versorgungsmöglichkeiten in der Nervenheilkunde. Gerade bei der Erforschung des menschlichen Gehirns, der Ursachenforschung bei psychischen Erkrankungen, aber auch in den Disziplinen der Neurochirurgie und Neurologie gibt es für die Wissenschaft noch viel zu entdecken und zu erfahren. Hier müssen wir am Puls der Zeit bleiben, um unseren Patienten das Optimum an Behandlungsmöglichkeiten bieten zu können. Stetige Weiterentwicklung für die Menschen bei gutem wirtschaftlichem Augenmaß – dies prägt das Bezirkskrankenhaus Günzburg in den vergangenen 100 Jahren, und dies wird es auch in Zukunft prägen.

Jürgen Reichert
Bezirkstagspräsident von Schwaben

Grußwort des Vorstandsvorsitzenden der Bezirkskliniken Schwaben

Thomas Düll

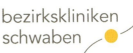

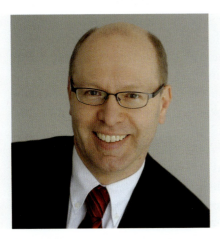

Thomas Düll

Sehr geehrte Leserinnen und Leser dieser Festschrift!

100 Jahre Bezirkskrankenhaus Günzburg – das ist ein großartiges Jubiläum! Ein Ereignis, das wir gemeinsam mit Ihnen, liebe Mitarbeiterinnen und Mitarbeiter, liebe Günzburger und Interessierte, im Jahr 2015 gerne begehen wollen. Denn unser Bezirkskrankenhaus hat sich im Laufe des vergangenen Jahrhunderts prächtig entwickelt. Aus einer ehemaligen Heil- und Pflegeanstalt, aus einem Nervenkrankenhaus ist ein modernes, gut aufgestelltes Dienstleistungsunternehmen des Gesundheitswesens geworden. In dessen Mittelpunkt stehen unsere Patienten sowie die Bewohner, die uns anvertraut werden.

Das Bezirkskrankenhaus Günzburg ist der größte Standort innerhalb der Bezirkskliniken Schwaben. Es hat deshalb große Bedeutung für unser Unternehmen. Mit seinen 1.500 Beschäftigten besticht es durch eine große Vielseitigkeit der Angebote, die weit über die rein klinische

Versorgung hinausgehen. Ich denke beispielsweise an das Dienstleistungs- und Logistikzentrum (DLZ) mit seinen vielen verschiedenen Berufsgruppen. Nirgendwo sonst unter dem Dach der Bezirkskliniken Schwaben gibt es dieses Angebot.

Geschichte reflektiert sich nur vordergründig in Gebäuden und deren Veränderungen, in erster Linie spiegelt sie sich zu jeder Zeit in ihren jeweiligen Akteuren wieder. Die Geschichte des Bezirkskrankenhauses Günzburg ist daher zuvorderst die seiner Beschäftigten sowie seiner Patientinnen und Patienten.

Ich möchte deshalb an dieser Stelle vor allem allen Beschäftigten Dank sagen, dass sie das Bezirkskrankenhaus zu dem gemacht haben, was es heute ist – einzigartig in Deutschland. Ich sage danke dafür, dass die Mitarbeiterinnen und Mitarbeiter unsere gemeinsamen Ziele leben und bereit sind, Verantwortung zur Weiterentwicklung des Standortes zu übernehmen. Nur mit ihnen und ihrem täglichen Einsatz sind wir so weit gekommen, nur mit ihnen werden wir die Herausforderungen der Zukunft meistern.

100 Jahre Bezirkskrankenhaus Günzburg soll keinen Stillstand bedeuten, sondern nur ein Innehalten, eine Rückbesinnung, eine Zäsur. Es gilt, die Ärmel weiterhin hochzukrempeln und am Puls der Zeit zu bleiben. Das wird gelingen, da bin ich mir sicher, denn unser Jubilar ist trotz seines 100. Geburtstag jung geblieben – jung, dynamisch, voller Elan und erfolgreich.

Ich wünsche Ihnen viel Spaß beim Schmökern dieser Festschrift und freue mich auf eine persönliche Begegnung mit Ihnen bei einer der Jubiläumsveranstaltungen oder darüber hinaus.

Thomas Düll
Vorstandsvorsitzender der Bezirkskliniken Schwaben

Grußwort der Universität Ulm

*Karl Joachim Ebeling, Thomas Wirth,
Klaus Michael Debatin*

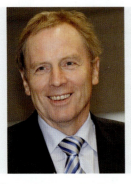 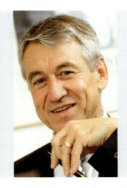 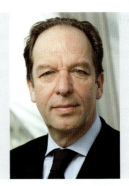

von links: Karl Joachim Ebeling, Thomas Wirth, Klaus Michael Debatin

Während die Universität Ulm im Jahr 2015 ihren 48. Geburtstag feiert, geht die Zusammenarbeit mit dem Bezirk Schwaben und seit 2008 den Bezirkskliniken Schwaben auf eine Geschichte von 44 Jahren zurück, wenn die Eröffnung der Klinik für Neurochirurgie der Universität Ulm im Bezirkskrankenhaus (damals Nervenkrankenhaus) Günzburg im Jahr 1971 als Startschuss herangezogen wird. Auf die Kooperation im Fach der Neurochirurgie folgte 1973 die Einbindung der Psychiatrischen Klinik als Abteilung für Psychiatrie II der Universität Ulm, zum Wintersemester 1974/75 wurde der Unterricht für Medizinstudenten am Standort Günzburg aufgenommen. Im Jahr 1977 folgten ein Staatsvertrag zwischen dem Land Baden-Württemberg und dem Bezirk Schwaben sowie die Bezeichnung eines »Akademischen Krankenhauses für die Universität Ulm«. Im Jahr 2003 wurde eine Neurochirurgische Abteilung an der Chirurgischen Klinik/dem Zentrum Chirurgie des Universitätsklinikums Ulm eröffnet, so dass die Klinik für Neurochirurgie seither an zwei Standorten tätig war. Eine engere Verflechtung der beiden Klinikstandorte folgte im Jahr 2006 – und die Ulmer

Neurochirurgie ist gemeinsam mit den Nachbarkliniken im Jahr 2013 in das neu gebaute Chirurgische Zentrum am Oberen Eselsberg in Ulm umgezogen. Ein weiterer Schwerpunkt ist seit 2002 die Ansiedlung der Sektion Neuropathologie des Instituts für Pathologie der Universität Ulm am Standort Günzburg. Seit Juni 2008 kam eine enge Verflechtung im Bereich der Neuroradiologie hinzu, seither werden die neuroradiologischen Leistungen am Standort Günzburg durch die Sektion Neuroradiologie der Klinik für Diagnostische und Interventionelle Radio-logie der Universität Ulm erbracht. Schließlich kamen neue Professuren für Gerontopsychiatrie und Public Mental Health (in der Klinik für Psychiatrie und Psychotherapie II) hinzu – und im Jahr 2013 wurde das Spektrum der Medizinischen Fakultät um einen neuen Lehrstuhl für Forensische Psychiatrie und Psychotherapie ergänzt, der mit der Ärztlichen Direktion der entsprechenden Klinik verknüpft ist.
Sämtliche Berufungen auf Professuren der Universität Ulm, die in Günzburg verortet sind, werden gemeinsam mit dem Bezirk beziehungsweise den Bezirkskliniken Schwaben durchgeführt. Die Ausbildung von Studierenden am Bezirkskrankenhaus, einschließlich des praktischen Jahres, erfolgt gemäß dem Curriculum der Medizinischen Fakultät. Die Kooperation zwischen der Universität Ulm und dem Bezirk Schwaben im Bezirkskrankenhaus Günzburg hat Modellcharakter für die Zusammenarbeit über föderale Grenzen zum Wohle der Studierenden, des medizinischen Fortschritts und der exzellenten Versorgung der Menschen in einer großen Region. So ist es 2009 in einer länderübergreifenden Zusammenarbeit zwischen Baden-Württemberg und Bayern gelungen, am Bezirkskrankenhaus in Günzburg, als einer der ersten neurochirurgischen Kliniken in Europa, einen Hochtechnologie-OP zur gezielten Behandlung von Gehirntumoren (Brain Suite) zu beschaffen und zu finanzieren. Der länderübergreifende Charakter der Zusammenarbeit wird weiter durch die Tatsache unterstrichen, dass das Wissenschaftszentrum Schloss Reisensburg der Universität Ulm in Günzburg in unmittelbarer Nähe des Bezirkskrankenhauses liegt.
So sind die Verbindungen in Krankenversorgung, Forschung und Lehre intensiv. Sie sind aus der Arbeit der Medizinischen Fakultät und

den klinischen Angeboten des Universitätsklinikums Ulm nicht weg zu denken. Die Zusammenarbeit spiegelt den Konsens, dass Kooperationen auf einem qualitativ hohen Niveau die moderne universitäre Krankenversorgung und die zeitgemäße biomedizinische Forschung entscheidend prägen. In diesem Sinne begleiten das Günzburger Bezirkskrankenhaus, das im Jahr 2015 auf eine hundertjährige Geschichte zurückblickt, unsere besten Wünsche, auf dass unsere Zusammenarbeit in Wissenschaft und Krankenversorgung weiter wachsen und gedeihen möge.

Karl Joachim Ebeling
Präsident Universität Ulm

Thomas Wirth
Dekan Medizinische Fakultät Universität Ulm

Klaus Michael Debatin
Leitender Ärztlicher Direktor Universitätsklinikum Ulm

Grußwort des Landrats des Landkreises Günzburg

Hubert Hafner

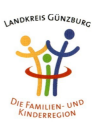

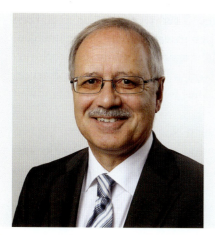

Hubert Hafner

Das Bezirkskrankenhaus Günzburg ist eine medizinische Einrichtung, die den Fokus auf Patientinnen und Patienten mit neurologischen oder psychiatrischen Erkrankungen legt. Seit 100 Jahren ermöglicht das Krankenhaus eine komplette Versorgung betroffener Menschen und ist in der schwäbischen Kliniklandschaft fest etabliert.

Während des Ersten Weltkrieges wurde die Einrichtung 1915 als Heil- und Pflegeanstalt eröffnet, erhielt 1964 die Bezeichnung Nervenkrankenhaus des Bezirks Schwaben und wurde schließlich 1976 zum Bezirkskrankenhaus Günzburg. Seit 2008 ist das Bezirkskrankenhaus Günzburg Teil des Kommunalunternehmens Bezirkskliniken Schwaben.

Die Klinikgeschichte umfasst heuer 100 Jahre, in denen eine Vielzahl an Patientinnen und Patienten im Bezirkskrankenhaus behandelt wurde, genesen konnte und freudige Momente erlebte. Aber auch schlimme Schicksale und Leidenswege gehören zur Historie des Bezirkskrankenhauses – insbesondere in den 30er und 40er Jahren des vorigen Jahrhunderts. In den gleichen Zeitraum fallen die teilweise Umnutzung des Hauses als Augsburger Ausweichkrankenhaus zur Patientenversorgung, als Durchgangslager oder Flüchtlingskinderheim. Im Laufe der Zeit führten neue Krankheitsbilder und Behandlungsfelder zu verbesserten Diagnostik- und Therapiemethoden. Das Leistungsspektrum der Klinik wurde differenzierter. 1970 wurde die Neurologische Abteilung eröffnet. Ein Jahr später folgte die Neurochirurgische Abteilung. Damit konnten 1971 alle Disziplinen der Nervenheilkunde an einem Ort behandeln. Dies war damals deutschlandweit einzigartig.

Eng ist das Bezirkskrankenhaus mit dem Namen Georg Simnacher verbunden, meinem Vorgänger als Landrat und ehemaliger Bezirkstagspräsident von Schwaben. Er machte den Landkreis Günzburg bekannt als eine Stätte, »wo Hilfe Heimat hat«. Seiner Initiative sind strukturelle Veränderungen im Gesundheitswesen des Landkreises zu verdanken. 1985 fand das »Günzburger Modell« große Anerkennung. Es steht für den Neubau eines Grundversorgungskrankenhauses mit einem gemeinsamen Versorgungszentrum des Bezirks- und Kreiskrankenhauses auf dem Gelände des Bezirkskrankenhauses.

Heute ist das Bezirkskrankenhaus ein zuverlässiger Partner im Gesundheitsangebot des Landkreises Günzburg, der in der gesamten Region Ansehen genießt. Vier Fachkliniken kümmern sich um die individuellen Bedürfnisse der Patienten, die die medizinischen Bereiche
- Psychiatrie, Psychotherapie und Psychosomatik
- Forensische Psychiatrie und Psychotherapie
- Neurologie und Neurologische Rehabilitation sowie
- Neurochirurgie und Anästhesie betreffen.

Hochqualifizierte Mitarbeiterinnen und Mitarbeiter, modernste medizinische Verfahren und Behandlungsmethoden gewährleisten eine zeitgemäße Versorgung der Patientinnen und Patienten. Forschung und Lehre am Bezirkskrankenhaus, an den Berufsfachschulen sowie in Kooperation mit der Universität Ulm fördern die Ausbildung von zukünftigem Personal und arbeiten an wissenschaftlichen Erkenntnissen. Stroke Unit, Gerontopsychiatrie und Burn-out sind Begrifflichkeiten unserer Zeit, die den Bedarf an einem stetigen Entwicklungsprozess der modernen Medizin indizieren.

Im Zentrum des Handelns am Bezirkskrankenhaus Günzburg steht der Mensch mit seinem individuellen Anliegen. Die angemessene medizinische, pflegerische und therapeutische Behandlung ist oberstes Ziel aller Mitarbeiterinnen und Mitarbeiter. Klinikleitung, Ärzte, Fachkräfte aus Pflege, Verwaltung und Therapie sowie weitere Beschäftigte widmen sich täglich dem Wohl der Menschen, die im Bezirkskrankenhaus versorgt werden. Ihnen gilt mein großer Dank – ebenso wie dem Bezirk Schwaben und allen Förderern, die für die Einrichtung verantwortlich Entscheidungen treffen und handeln.

Im Namen des Landkreises Günzburg gratuliere ich dem Bezirkskrankenhaus Günzburg zum 100-jährigen Bestehen. Ich wünsche mir, dass unsere Gesellschaft, die auch heute noch immer wieder Berührungsängste mit dem Thema »psychische Erkrankungen« hat, ihre letzten Unsicherheiten ablegt und Betroffene nicht generell stigmatisiert, sondern offener mit diesen Krankheitsbildern umgeht. Möge das Bezirkskrankenhaus auch zukünftig ein Ort sein, an dem Patientinnen und Patienten einen geschützten Raum finden und kompetent auf ihrem Behandlungsweg begleitet werden.

Huber Hafner
Landrat

Grußwort des Oberbürgermeisters der Stadt Günzburg

Gerhard Jauernig

Stadt Günzburg

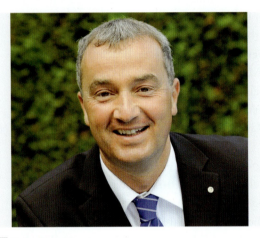

Gerhard Jauernig

Das Bezirkskrankenhaus Günzburg gehörte bereits bei Fertigstellung der ersten Gebäude im Jahr 1915 zu den modernsten seiner Art. Die Bauten der Gründungszeit, besonders hervorzuheben ist der Festsaal, bilden ein geschmackvolles Ensemble und gelten als hochrangige Baudenkmale. Einfühlsam gepflegt und modernisiert, dienen sie immer noch ihrem ursprünglichen Zweck, sind aber auch eine Zierde im Stadtbild.

Die weiträumige Anlage entsprach von Anfang an den neuesten Erkenntnissen und Therapiemöglichkeiten, und durch seine Anbindung an die Universität Ulm kann das Bezirkskrankenhaus bis heute für sich in Anspruch nehmen, in Forschung, Lehre und Therapie zu den ersten Adressen in Deutschland zu zählen.

Günzburg profitiert nicht nur vom hervorragenden wissenschaftlichen Renommee der Einrichtung, sondern auch von der Tatsache, dass die

Kliniken der größte Arbeitgeber in der Stadt sind. Und wenn ich schon von der Ausstrahlung spreche – das Wissenschaftszentrum Schloss Reisensburg hätte es ohne die Universität Ulm und ihren Gründungsrektor und unseren Ehrenbürger Prof. Dr. Ludwig Heilmeyer auch nicht gegeben.

Eine Einrichtung, zumal von der Größe der Bezirkskliniken, ins Leben zu rufen, ist eine große Aufgabe. Sie in Funktion und auf dem aktuellen Stand der Wissenschaft zu halten, ist mindestens genauso arbeits- und kostenintensiv. Auf dem Günzburger Bezirkskrankenhaus-Gelände wird deshalb immer irgendwo gebaut. Ob Modernisierung der Ausstattung oder Erweiterung und Verbesserung des therapeutischen Angebots, seit Jahren und Jahrzehnten hält man nicht nur Schritt, man darf sich in vielen Belangen auch zu den Schrittmachern zählen.

Der Bezirk Schwaben demonstriert damit seine ungebrochene Verpflichtung den Mitmenschen gegenüber, und die Stadt sieht dies als Indikator dafür, dass der Standort Günzburg Zukunft hat – eine Tatsache, der sich in heutigen Zeiten auch nicht jede Kommune sicher sein darf. Gerade bei Jubiläen wird Rückschau gehalten, und so wird es wieder einmal deutlich, wie viele Fachbereiche hier konzentriert sind, welche Krankheitsbilder hier behandelt werden können und was sich in den letzten Jahren getan hat.

Heuer begehen wir das 100-jährige Bestehen des Bezirkskrankenhauses Günzburg. Im Namen der Stadt und auch persönlich gratuliere ich sehr herzlich. Ich wünsche denen, die hier lehren und forschen, weitere Erkenntnisse zum Wohle des Menschen. Den Ärzten und dem Pflegepersonal wünsche ich Kraft für ihre aufopferungsvolle Tätigkeit, ein erfolgreiches Wirken und Gottes Segen. Und allen Patienten, die hilfesuchend hierher kommen, wünsche ich den ersehnten Heilerfolg.

Gerhard Jauernig
Oberbürgermeister

Grußwort der Klinikseelsorger des Bezirkskrankenhauses Günzburg

Ulrike Berlin, Hermann Wohlgschaft, Joachim Böhm

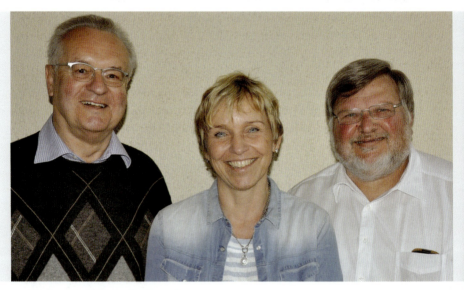

von links: Hermann Wohlgschaft, Ulrike Berlin, Joachim Böhm

Viele Jahrhunderte lang brachte unsere Gesellschaft den psychisch kranken Menschen nur wenig Verständnis entgegen, sie wurden (und werden zum Teil noch heute) ausgegrenzt und diskriminiert. Das Bezirkskrankenhaus Günzburg bietet seit 100 Jahren einen Schutz- und Therapieraum für psychisch angeschlagene Patient/innen. Aus der ehemaligen Heil- und Pflegeanstalt wurde eine moderne, leistungsstarke, an die Universität Ulm angeschlossene psychiatrische, psychotherapeutische und psychosomatische Klinik. Somit leistet das Bezirkskrankenhaus Günzburg einen wesentlichen Beitrag zu einer Kultur der Menschlichkeit und der sozialen Verantwortung im schwäbischen Raum.

Seit dem Bestehen des Bezirkskrankenhauses Günzburg war es den christlichen Kirchen ein Anliegen, mit ihrer Botschaft von der Menschenfreundlichkeit Gottes gerade auch im Psychiatriebereich präsent zu sein. Ohne zur Psychiatrie oder zur Psychotherapie in Konkurrenz treten zu wollen, ist die Seelsorge im Bezirkskrankenhaus eine wichtige Ergänzung zur Psychiatrie und zu anderen therapeutischen Diensten. Im Mittelpunkt der medizinischen und der psychologischen Heilkunde, aber auch im Mittelpunkt der Seelsorge steht der leidende, vielleicht innerlich zerrissene, vielleicht durch eine Art Seelenfinsternis bedrohte Mensch.

Die Günzburger Bezirkskrankenhaus-Seelsorge will Patient/innen und deren Angehörige auf ihrem Weg möglichst hilfreich begleiten. Primär geht es um menschliche Zuwendung. In Einzelgesprächen wie auch in Gesprächsgruppen wollen wir als Seelsorger/innen den Patient/innen wertschätzend begegnen und sie so begleiten, dass es den Patient/innen möglich wird, eigene Ressourcen wahrzunehmen und eigene Lösungswege zu entdecken. Es ist schön, wenn wir als Seelsorger/innen dazu beitragen können, dass Menschen den besonderen Sinn ihres Daseins entdecken können, und dass ihr Leben trotz mancher Einschränkungen gut und sinnvoll gelebt werden kann. Diese »therapeutische« Zielsetzung ist grundsätzlich offen für Christen wie für Nichtchristen. Darüber hinaus wollen wir Klinikseelsorger/innen im Blick auf christlich orientierte und spirituell ansprechbare Patient/innen das Evangelium Christi in Wort und Sakrament so vermitteln, dass es die Herzen erreicht, die Menschen bei existenziellen Fragen begleitet und ihnen neuen Mut zum Leben gibt.

Ein Wort noch zur Ökumene: Die evangelischen und die katholischen Klinikseelsorger/innen arbeiten im Bezirkskrankenhaus Günzburg seit vielen Jahren sehr eng zusammen. Wir arbeiten nicht nebeneinander her oder aneinander vorbei, sondern in gewachsener Ökumene, in gemeinsam verantworteter Solidarität mit unseren Patient/innen.

Ohne die effektive Zusammenarbeit mit dem Personal des Bezirkskrankenhauses wäre die Arbeit der Klinikseelsorge kaum möglich. Unser besonderer Dank gilt deshalb dem Leitungsteam des Bezirkskrankenhauses, dem ärztlichen und pflegerischen Personal sowie den übrigen therapeutischen Diensten und der Krankenhausverwaltung für die sehr hilfreiche Unterstützung der Klinikseelsorge.

Ulrike Berlin
Hermann Wohlgschaft
Joachim Böhm
Seelsorger des Bezirkskrankenhauses Günzburg

Grußwort des 1. Vorsitzenden des Landesverbandes Bayern der Angehörigen psychisch Kranker e. V.

Karl Heinz Möhrmann

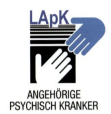

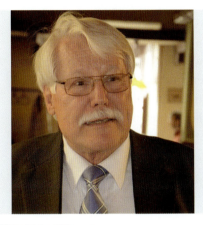

Karl Heinz Möhrmann

Eine der wichtigsten Aufgaben der bayerischen Bezirke ist die Trägerschaft für psychiatrische und neurologische Fachkrankenhäuser und damit die Gewähr für eine umfassende und kompetente Versorgung psychisch kranker und behinderter Menschen.
Das Bezirkskrankenhaus Günzburg wurde bereits 1915 eröffnet, ist jedoch heute ein modernes psychiatrisches Großkrankenhaus und weist einige erwähnenswerte Besonderheiten auf: so ist die wissenschaftliche Verzahnung mit der Universität Ulm ein positives Beispiel für eine über die Landesgrenzen hinausgehende Zusammenarbeit. Die psychiatrische Institutsambulanz trägt wesentlich zur ambulanten Versorgung in den umgebenden Landkreisen bei und Home Treatment als Alternative zur stationären Krankenhausbehandlung wurde am Bezirkskrankenhaus Günzburg als einer der ersten Kliniken in Deutschland vorbildhaft eingeführt.

Eine psychische Erkrankung betrifft nie nur den betroffenen Menschen allein, sondern immer das soziale Umfeld, also insbesondere die Angehörigen, mit. Es ist erfreulicherweise heute weitgehend anerkannt, dass die Miteinbeziehung der Angehörigen psychisch kranker Menschen in Prävention, Behandlung und Nachsorge nicht nur sinnvoll, sondern notwendig ist. Unser Wunsch ist die Miteinbeziehung der Angehörigen in das Behandlungskonzept einer jeden psychiatrischen Klinik als verbindlicher Bestandteil des klinikinternen Qualitätsmanagements.

Unser Angehörigenverband hat in der Vergangenheit bei Professor Becker stets ein offenes Ohr gefunden und wurde, beispielsweise bei Veranstaltungen für Angehörige, immer wohlwollend unterstützt.

Wir gratulieren dem Bezirk Schwaben und der Leitung des Bezirkskrankenhauses Günzburg zu der positiven Entwicklung in den vergangenen Jahren und freuen uns auf eine weitere konstruktive Zusammenarbeit.

Karl Heinz Möhrmann
Vorsitzender des Landesverbandes Bayern
der Angehörigen psychisch Kranker e. V.

Grußwort des Vorstands des Bayerischen Landesverbands Psychiatrie-Erfahrener e. V. (BayPE)

Margarete Blank

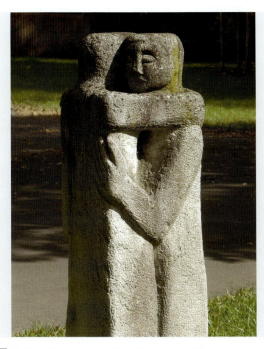

⌐ Skulptur »Umarmung« auf dem Krankenhausgelände

Liebe MitbürgerInnen,

Feste im Jahreskreis sind sehr unterschiedlich. Darunter gibt es auch stille Feste. Dieses hundertjährige Jubiläum ist ganz sicher auch ein stilles Fest, an dem in angemessener Weise des Leidens von ungezählten Menschen gedacht wird. Angemessen ist, dass die verbliebenen Unterlagen aus der Zeit bis 1945 aufgearbeitet und veröffentlicht wurden.

Da ich hier für die Psychiatrie-Erfahrenen sprechen darf, möchte ich dafür meinen Respekt ausdrücken, ebenso für die Euthanasie-Gedenk-Kapelle, die bereits 1986 im Bezirkskrankenhaus Günzburg erbaut wurde. Echten Respekt erhalten die Opfer nationalsozialistischer Gewalt in Deutschland jedoch erst mit der vollen Anerkennung auch der Opfer von Zwangssterilisation.

Opfer psychiatrischer Gewalt gibt es auch heute, rechtlich legitimiert oder nicht, aufgrund unterschiedlicher Interessen, Strukturen, Ursachen. Ich kann die Verhältnisse in Günzburg nicht abschließend bewerten – niemand kann das, darin sind sich die Mitglieder des Expertenkreises der Staatsministerien einig. Zahlen werden gefordert, Statistiken, teure Erhebungen. Dabei kann an Einzelschicksalen sehr vieles aufgearbeitet werden, wenn sie nur sorgsam erwogen und kompetent Konsequenzen gezogen werden. Dies vermissen Bürger und besonders schmerzlich die vielen Psychiatrie-Erfahrenen in Bayern.

Bayerisch Schwaben ist die Wiege der Selbsthilfe Psychiatrie-Erfahrener. Eine Selbsthilfegruppe existierte in Augsburg bereits in den 1980er Jahren. Die Gründung des Bundesverbandes wurde im April 1991 in Irsee beschlossen. Danach folgte die Münchner Selbsthilfe, die Interessensvertretung auf bayerischer Landesebene, und in Augsburg der Zusammenschluss von zwei Vereinen. Als Anfang des Jahrtausends organisierte Psychiatrie-Erfahrene einen Gesprächskreis gründen wollte, wandten sie sich mit der Bitte um einen Raum an das Bezirkskrankenhaus Günzburg. Dort war man zwar höflich, aber zu ängstlich und zögerlich.

Selbstvertrauen kann man in einer Selbsthilfegesprächsgruppe zurückgewinnen, Selbstachtung, Umgang mit Stigmatisierung, Trost geben und annehmen, Rückenstärkung und Verantwortung. Selbsthilfevereine gehen darüber hinaus und bieten beispielsweise Veranstaltungen an, die verschiedene Fach- und Interessengruppen ins Gespräch bringen – wie die Gruppe Transmitter im nahen Dillingen.

Manche drängenden Fragen sind jedoch nur auf anderen Ebenen zu lösen und betreffen Gesetze und Vereinbarungen auf Bezirks- und Landesebene, auch auf Bundes- und UN-Ebene. Daher gründeten unermündliche Psychiatrieerfahrene einen Landesverband, der 2013 eine »bemannte« Geschäftsstelle in der schwäbischen Bezirkshauptstadt eröffnete. Bürger, die sich für Menschen einsetzen möchten, die empfindungsfähig sind und daher in seelische Krisen geraten können, haben nun die Möglichkeit, diese einzige Lobby der Betroffenen zu unterstützen. Unser Bayerischer Landesverband Psychiatrie-Erfahrener arbeitet auf unterschiedlichsten Ebenen mit Verbänden und staatlichen Stellen. Die Möglichkeiten sich einzubringen waren nie so gut wie heute. Der Bedarf ist allerdings auch sehr groß wie etwa ein Blick in andere psychiatrische Einrichtungen zeigt.

Günzburg begann fortschrittlich und wurde zum Umschlagplatz von überregionaler Bedeutung, um Menschen der Vernichtung auszuliefern. Jetzt gilt es, ein Ort zu werden, der dazu beiträgt, dass Menschen an ihrem Ort leben und Krisen fruchtbar machen können. Beharren wir auf der Psychiatriereform, also der in Kaufbeuren begonnenen Auflösung der Krankenhäuser. Dazu gehören Rechte für Menschen und nicht nur für eine abstrakte öffentliche Ordnung sowie ein Landtag, der dabei mitarbeitet. Die psychiatrischen Anstalten entstanden in der Zeit und dem Geist der Industrialisierung. Es folgte die NS-Terror-Psychiatrie. Nach 1945 lief die »Behandlung« 30 Jahre lang ohne Fortschritte weiter. Was in den 40 Jahren seit der ersten Psychiatrie-Enquete an Fort- und Rückschritten geschah, ist aufzuarbeiten, auch wenn die bayerischen Unterbringungszahlen eine Schande sind. Von Entwicklungen und Erfahrungen aus dem Ausland ist viel zu nennen. In anderen Bereichen undenkbar, war Deutschland nicht nur viele Jahre lang abgekoppelt, ich erlebe immer wieder deutliche Widerstände. Machen wir die Türen auf, lernen wir und besinnen uns.

Margarete Blank
Vorstand des Bayerischen Landesverbands Psychiatrie-Erfahrener

Historische Betrachtungen

Geleitwort

Heiner Fangerau, Thomas Becker

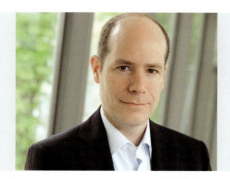

Heiner Fangerau

In der Mitte des 19. Jahrhunderts erlebten die europäischen Staaten im Zuge medizinischer, gesellschaftlicher und politischer Reformbestrebungen eine Bau- und Gründungswelle von psychiatrischen Krankenhäusern. Allein im deutschen Sprachraum wurden in der zweiten Hälfte des 19. Jahrhunderts nahezu 200 Anstalten zur Versorgung und Pflege psychisch kranker Menschen errichtet, die als groß angelegte »Heil- und Pflegeanstalten« ein Kennzeichen der »modernen Anstaltspsychiatrie« werden sollten.[1] Viele dieser Anstalten lagen außerhalb größerer Städte, um auf diese Weise die Kranken aus dem für pathogen gehaltenen städtischen Umfeld zu entfernen und sie im Sinne einer Milieutherapie durch Ruhe und eine geregelte Tagesstruktur behandeln zu können. Zu diesen im Zuge der »systematischen Reform und Neuordnung des Irrenwesens im Königreich Bayern«[2] geschaffenen Einrichtungen gehörten auch die 1849 eingerichtete Anstalt Irsee, die 1876 eröffnete Anstalt Kaufbeuren und nicht zuletzt die 1915 im so genannten Pavillonstil erbaute Anstalt Günzburg »als dritter psychiatrischer Standort in Schwaben«.[3]

Im Ersten Weltkrieg fertiggestellt, erlebte die für zunächst 400 Patienten eingerichtete Günzburger Anstalt von ihren Anfängen an eine wechselvolle Geschichte. Gleich nach der Inbetriebnahme reichten im Krieg spätestens ab 1917 die für die Patientenversorgung zugewiesenen Nahrungsmittelrationen nicht mehr zum Leben aus. Zusätzliche Möglichkeiten, Lebensmittel zu beschaffen, standen den Patientinnen und Patienten nicht zur Verfügung und aus Kohlemangel konnte nicht geheizt werden. Wie in vielen anderen psychiatrischen Anstalten in Deutschland starben auch in Günzburg in der Folge viele Patienten an Hunger, Auszehrung und Kälte.[4] Die Auswirkungen dieses »Hungersterbens« reichten bis in die frühen 1920er Jahre, erst dann konnten die Anstaltsverhältnisse wieder konsolidiert werden. Mit dem Ende der Weimarer Republik und dem Beginn der nationalsozialistischen Herrschaft in Deutschland allerdings rückte nur wenig später die Günzburger Heil- und Pflegeanstalt zusammen mit den anderen psychiatrischen Einrichtungen im Land in den Fokus der menschenverachtenden nationalsozialistischen Gesundheitspolitik, die neue Gefahren für die Patientinnen und Patienten mit sich brachte. Das schon in der Weimarer Republik im Reichstag diskutierte, aber erst unter den Nationalsozialisten verabschiedete eugenisch motivierte »Gesetz zur Verhütung erbkranken Nachwuchses«, sah die Zwangssterilisation von Patienten mit psychiatrischen Erkrankungen vor. Im Rahmen dieses Gesetzes wurden etliche Patientinnen und Patienten auch aus Günzburg gegen ihren Willen sterilisiert. Eine traurige prominente Rolle spielte die Heil- und Pflegeanstalt Günzburg als so genannte Zwischenanstalt im institutionalisierten System der planmäßigen Ermordungen von Menschen mit psychischen Erkrankungen, die organisiert von einer zentralen Stelle in der Tiergartenstraße 4 in Berlin seit 1939 reichsweit durchgeführt wurden. In den Zwischenanstalten wurden Patienten aus anderen psychiatrischen Einrichtungen gesammelt, um zum einen ihre Wege in eine der sechs Tötungsanstalten im Reichsgebiet zu verschleiern und zum anderen die Tötungsanstalten nicht zu überlasten. Erst im Ansatz ist die Geschichte der NS-Psychiatrie in Günzburg heute untersucht. Allein der Weg von fast 400 Patientinnen und Patienten in die Tötungsanstalten in Grafeneck (bis Dezember 1940) und in Hartheim bei Linz ist belegt.[5] Darüber hinaus fiel eine

noch nicht genau bekannte Zahl von Patienten nach der Einstellung der planmäßigen Ermordung ab Sommer 1941 der bayernweit durchgeführten Mangelernährung zum Opfer oder wurden nach der im Winter 1943/44 erfolgten Auslagerung in die Heil- und Pflegeanstalt Kaufbeuren dort ermordet. Die Gehirne der verstorbenen Patienten wurden in der in Bayern zentralen Prosektur der Anstalt Eglfing-Haar obduziert. Die personelle Verbindung des damaligen Verwaltungsdirektors Ludwig Trieb zur Organisation der Patientenmorde in der Tiergartenstraße 4 in der Reichshauptstadt Berlin ist in angemessener Forschung ebenso noch weiter zu bearbeiten wie die Aufarbeitung der NS-Vergangenheit nach dem Krieg.[6]
In den 1960er und 1970er Jahren wurde der Günzburger Krankenhausstandort durch die Einrichtung von Kliniken für Neurologie und Neurochirurgie erweitert. Die Gründung der Universität Ulm 1967 als »Medizinisch-Naturwissenschaftliche Hochschule« mit ihrer Medizinischen Fakultät ermöglichte die Anbindungen zur universitären Medizin. Seit 1974 ist die psychiatrische Klinik mit der Universität Ulm als eine universitäre Klinik für Psychiatrie und Psychotherapie verknüpft. Auch die Klinik für Neurochirurgie wurde universitäre Klinik für Neurochirurgie der Universität Ulm. Diese zunächst kühnen, weitsichtigen strukturellen Zusammenarbeit über die Landesgrenze hinweg wurden im weiteren Verlauf durch Kontakte mit dem Institut für Pathologie (u.a. über die Sektion Neuropathologie) (2002[7]), der Klinik für Diagnostische und Interventionelle Radiologie (über die Sektion Neuroradiologie) (2008) sowie schließlich über die Gründung der Klinik für Forensische Psychiatrie und Psychotherapie der Universität Ulm (im Jahr 2013) weiter ausgebaut. Weitere zukunftsweisende Kooperationen umfassen heute die Verbindung über den Bachelor-Studiengang der Interprofessionellen Gesundheitsversorgung zur Dualen Hochschule Baden-Württemberg Heidenheim. Auch Impulse wie der Neubau des Kreiskrankenhauses Günzburg auf dem gleichen Krankenhausgelände in unmittelbarer Nachbarschaft mit der damit gegebenen Integration von allgemeiner somatischer und psychiatrisch-psychotherapeutischer (sowie neurologisch-neurochirurgischer) Krankenversor-

gung (1982), die Gründung eines gemeinsamen Krankenhauslogistik- und Versorgungszentrums der beiden Krankenhäuser Anfang der 1980er Jahre (heute Teil des so genannten Dienstleistungszentrums der Bezirkskliniken Schwaben) oder die Schaffung des Unternehmensbereichs WOHNEN und FÖRDERN waren wegweisend. Der letztgenannte Schritt galt der Schaffung eigener Angebote für Wohnen und soziale Teilhabe psychisch kranker Menschen (Wohneinrichtungen, Tagesstätten, Betreutes Wohnen in Familien, Ambulant Betreutes Wohnen). Ähnliche Entwicklungen in der Versorgung psychisch kranker Menschen hat es auch andernorts in Deutschland und im Freistaat Bayern gegeben.

Die Herausforderungen für moderne Versorgungsangebote in Neurologie, Neurochirurgie, Neuroanästhesie, Neuroradiologie und Neuropathologie, in Psychiatrie/Psychotherapie und Psychosomatik sind hoch – und diesen Versorgungsanspruch mit moderner kompetitiver Forschung in den neurowissenschaftlichen Disziplinen sowie der Psychiatrie und Psychotherapie zu verbinden, ist eine außerordentliche Herausforderung. Mit der Zukunft im Blick widmet sich der vorliegende Band der Geschichte, der Gegenwart und den Perspektiven des Bezirkskrankenhauses Günzburg, um auf diese Weise zu erinnern, zu bewahren und die Identität der Institution und der in ihr tätigen Menschen festzuhalten.

Heiner Fangerau und Thomas Becker
Ulm und Günzburg

100 Jahre Entwicklung des Krankenhauses

Felicitas Söhner

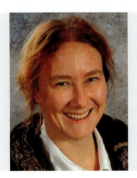

Felicitas Söhner

Anfänge der Heil- und Pflegeanstalten in Bayerisch-Schwaben

Die öffentliche psychiatrische Fürsorge in Bayerisch-Schwaben findet ihren Beginn mit der Heil- und Pflegeanstalt Irsee. Nachdem 1822 die beiden schwäbischen Landrathsmitglieder in der bayerischen Abgeordnetenkammer einen Antrag auf Verbesserung der Irrenpflege stellten[8] und daraufhin umfangreiche Debatten folgten, erging am 18. Mai 1838 an sämtliche königlichen Kreisregierungen[9] der Erlass zur Errichtung einer »Kreisirrenanstalt« in Irsee. So wurde nach einigen Debatten im Jahr 1849 im ehemaligen Kloster Irsee die erste psychiatrische Anstalt eröffnet.[10] Da diese ziemlich schnell an die Grenzen ihrer Kapazität stieß, wurde am 1. August 1876 als neue Hauptanstalt Kaufbeuren neben der Pflegeanstalt Irsee eröffnet. Doch auch hier machte sich bald das Problem der Überfüllung bemerkbar. Waren bei der Eröffnung in Kaufbeuren noch 150 Patienten registriert, so waren es vier Jahre später bereits 300 Patienten. Trotz der Existenz der Kaufbeurer Einrichtung samt der Nebenanstalt Irsee wurde das Problem der Überbelegung auf Dauer nicht gelöst; so musste schon 1886 aufgrund bedenklicher Zustände auf die »*dringend gebotene Erweiterung der Kreis-Irrenanstalt*«[11] hingewiesen werden. Die Situation verschärfte sich noch durch eine Reihe »*völlig unaufgeklärter Brandfälle*«,[12] die Teile des Hauses völlig zerstört hatten. Obwohl einige Gebäudeerweiterungen und -ergänzungen vorgenommen wurden, war die Heil- und Pflegeanstalt zu Abschluss der Umbaumaßnahmen im Jahr 1890 bereits wieder zu eng, zudem stieg seit 1900 der Bettenbedarf in Schwaben jährlich um weitere 25 Betten.[13] So wurde die Notwendigkeit einer weiteren schwäbischen Hauptanstalt immer dringlicher.[14] Den Impuls zur Errichtung einer weiteren schwäbischen Heil- und Pflegeanstalt gab die im August 1906 verfasste »Denkschrift über den Stand und die Weiterentwicklung des Irrenwesens in Schwaben« des damaligen Direktors der Heil- und Pflegeanstalt Kaufbeuren Dr. Alfred Prinzing.[15] In dieser hielt er fest: »*Die Kaufbeurer Anstalten sind ... jetzt schon überfüllt. Auf der Frauenabteilung sind nur noch 2 Betten frei, sonst sind alle Plätze besetzt; sogar auf den Gängen stehen Betten und in vielen Zimmern sind mehr Betten gestellt als nach dem Kubikraum zulässig wäre*«.[16] Sein Rat ging dahin, die »*Kaufbeurer Anstalt bis zum Maximalfassungsvermögen von 700 Kranken*«[17] zu erweitern, darüber hinaus sei der Neubau einer zweiten Hauptanstalt in Schwaben erforderlich. Deren Dringlichkeit betonte er eingehend: »*Sollte dieser ... Plan nicht zur Ausführung kommen, so würde die Anstalt Kaufbeuren ... in allergrößte Verlegenheit bezüglich der Krankenaufnahmen geraten.*«[18] Prinzing empfahl, dass die neue Anstalt eine Größe von 400 Betten anfänglich nicht zu übersteigen bräuchte, jedoch so beschaffen sein müsse, dass sie bis aufs doppelte erweiterungsfähig wäre. Bemerkenswert sind die von Prinzing geäußerten Vorstellungen zu den Zielen einer zeitgemäßen psychiatrischen Versorgung: »*Abschaffung jeglichen Zwanges ..., Bett- und Badebehandlung frisch Erkrankter und aufgeregter Patienten bei ständiger Überwachung in Wachsälen, möglichste Gewährung von Freiheit und möglichst ausgedehnte Beschäftigung der Kranken nach Ablauf des akuten Stadiums ... materielle Besserstellung der Irrenärzte, zeitgemäße Organisation des ärztlichen Dienstes, Maßnahmen zur Gewinnung eines tüchtigen, seßhaften Pflegepersonals.*«[19]

Fragen zu Standort und Gründung der Heil- und Pflegeanstalt Günzburg

Da abzusehen war, dass die vorhandene Hauptanstalt Kaufbeuren samt ihrer Nebenanstalt Irsee weder die seinerzeitigen noch die zu erwartenden Kranken würde fassen können, empfahl die königliche Regierung von Schwaben und Neuburg am 3. November 1908 dem Landrath[20] von Schwaben und Neuburg, den Bau einer weiteren schwäbischen Einrichtung und hierzu Vorerhebungen zur Klärung des Standortes aufzunehmen. Daraufhin beschloss der Landrath ein »*Projekt für eine neue Anstalt*« samt Lageempfehlung und Kostenvoranschlag vorzulegen[21] und berichtete ein Jahr später von der Besichtigung folgender in Frage kommender Standorte: »*a) ein Grundkomplex bei Memmingen, Günzburg, Nördlingen, b) Güter bei Kempten, Donauwörth, Langweid. Nur weniger eingehend wurde besichtigt ein Grundkomplex bei Neu-Ulm. Nach Ansicht des Ausschusses bietet die meisten Vorzüge ein Grundkomplex bei Günzburg.*«[22]

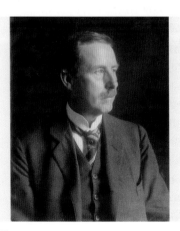

Architekt und Planer Heinrich Ullmann

Am 29. September 1910 legte die Regierung von Schwaben, Regierungspräsident von Praun, dem Landrath ein Gutachten vor, in dem drei Projekte vorgestellt wurden. Die vom kgl. Bauamtmann Ullmann[23] erstellten Varianten befassten sich mit den in engerer Auswahl[24] stehenden Standorten Nördlingen, Memmingen und Günzburg. Für alle Plätze sprachen gemeinsam die Existenz »*höherer Bildungsanstalten*« sowie deren »*landschaftlich hübsche und windgeschützte Lage*«.[25] Als nachteilige Aspekte Nördlingens wurde das Fehlen von Wiesen und Waldungen, sowie die »*bedenkliche Lage ... fast am äußersten Norden ... nur durch eine einzige Bahnlinie beschränkt*[26]« vermerkt. Kritisch hinsichtlich Memmingen wurde angemerkt, dass der Standort »*ziemlich entfernt von der Stadt und vom Bahnhof*« sei, auch wären hier die Verkehrsmöglichkeiten weniger günstig. Weiter wurde auf die relative Nähe zur bestehenden Heil- und Pflegeanstalt in Kaufbeuren verwiesen, »*was den Interessen der Bevölkerung weniger dienlich wäre*«.[27] Die Argumente, die für Günzburg sprachen, lagen in der Nähe zur Stadt sowie zum Bahnhof. Auch könnten »*die Kranken zur Anstalt verbracht werden, ohne dass hierzu enger bebaute Stadtgebiete betreten werden müssen.*« Zudem würde die Stadt die Versorgung mit Wasser auf ihre Kosten übernehmen, für die Abwasser-Kläranlage würde »*das benötigte Gelände zur Verfügung gestellt.*« Die zugesagte Nutzung des städtischen Friedhofs hob den Standort ebenfalls von den anderen ab. Weiter sollten beim Schlachthof eine »*Kühlhalle ... sowie Anfahrtsstraße samt Fußwege ... auf Kosten der Stadt hergestellt werden.*«[28] Der Flächenraum Günzburg umfasste 250 Tagwerk[29] Ackerland sowie 21 Tagwerk[30] Wald – letzterer sollte ebenfalls unentgeltlich von der Stadt abgetreten werden. Als Hauptargument wurde die zentrale Lage zwischen Augsburg und Ulm angeführt, so dass der Ort »*von allen Seiten möglichst rasch ... zugänglich ist.*«[31] Als Nachteile des Standorts Günzburg wurden die häufigen Nebel und die Mückenplage angeführt.[32] Im Vergleich seien für Günzburg die meisten Vorteile zu verzeichnen gewesen[33]. Aufgrund dieses Gutachtens beschloss der Landrath im Frühjahr 1911 die Errichtung am Standort Günzburg. Dieser Entscheid wurde von der Lokalpresse freudig aufgenommen: »*Günzburg, 10. Mai (1911) Nicht nur das prächtige Gelände, auf dem in wenigen Jahren die 2. Kreisirrenanstalt entstehen soll ... auch die übrigen gesundheitlichen Einrichtungen, die reger Bürgersinn und eine weit-*

sichtige Stadtvertretung geschaffen – Kanalisation, eine gesunde Wasserleitung, Straßenreinlichkeit ... – haben ihren großen Teil dazu beigetragen. Und deshalb ist es wohl erklärlich, wenn sich die Bewohner unserer Stadt des Erfolges, den die Errichtung der Anstalt auf unseren Fluren bedeutet, freuen und die beiden städtischen Kollegien beschlossen, die Bürger- und Gesamteinwohnerschaft zu einem geselligen Abend ... einzuladen.«[34] Für den Bau hatte der Landrath von Schwaben und Neuburg den »Bayer-Hof mit weiten Wiesen- und Ackerflächen« und weitere Güter erworben. Der Beginn der Arbeiten des ersten Bauabschnitts unter der Leitung des kgl. Bauamtmanns Widerspick[35] war am 1. Oktober 1911.

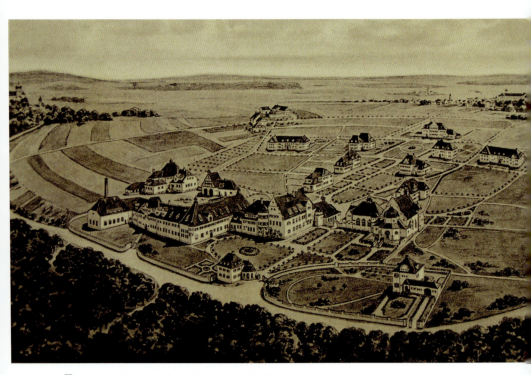

⊡ Postkarte mit neuer Heil- und Pflegeanstalt Günzburg

Bau und Eröffnung der neuen Einrichtung

Um die Gesamtkosten des Neubaus zu decken, wurde eine Kreisanleihe bei der Landesversicherungsanstalt in München aufgenommen. Der Gesamtkostenaufwand von 3.000.000 Mark sollte in 30 Jahresraten abgegolten werden.[36] Neben den Gebäudekosten musste der Kreis von Schwaben und Neuburg auch für die Betriebskosten der schwäbischen Heil- und Pflegeanstalten aufkommen. So belief sich deren Bezuschussung zu Beginn des 20. Jahrhunderts »*auf etwa 13 bis 15% des Budgets in Schwaben*«.[37]

Zum Einzugsbereich der Günzburger Heil- und Pflegeanstalt wurden sämtliche nordschwäbischen Bezirke[38] erklärt sowie die mittelschwäbischen Bezirke Illertissen, Krumbach, Zusmarshausen und Wertingen. Um auf lange Zeit hin die psychiatrische Versorgung auch bei weiter steigender Patientenzahl gewährleisten zu können, sah die ursprüngliche Planung vor, die Anstalt für bis zu 1200 Patienten zu konzipieren. Die großzügige Grundkonzeption sah vor, die neue Anstalt im Pavillonsystem zu errichten. Der Bau sollte in drei Bauabschnitten erfolgen. Die erste Bauperiode (1911–1915) umfasste die zentralen Bauten wie das Direktions- und Verwaltungsgebäude, technische und wirtschaftliche Betriebsanlagen, eine protestantische und eine katholische Kirche, Vortrags- und Festsaal. Diese Gebäude wurden so dimensioniert, dass sie auch für einen vollständig ausgeschöpften Gesamtbestand genügen würden. Weiter entstanden in diesem Bauabschnitt neun Krankengebäude zur Unterbringung von bis zu 400 Patienten nach Geschlechtern getrennt. Je nach Bedarf sollten in zwei weiteren Bauabschnitten zusätzliche Krankenabteilungen entstehen. Weitere Gebäude waren: Pförtnerhäuschen, Direktorenvilla, Pflegerwohnhäuser mit eigens eingerichteten Zimmern zur Aufnahme eines Patienten in Familienpflege, Gärtnerwohnhaus mit Gewächshaus und Schuppen, Gutshof mit Scheunen, Stallungen und Nebengebäuden, Werkstattgebäude mit Lager, Spritzenhaus, Maschinen- und Kesselhaus mit Schlosserei und Schmiede sowie Kochküche mit Magazinen, Metzgerei, Bäckerei mit Mehllager, Waschküche mit Bügel- und Nähsaal. Dazwischen lagen Wiesenflächen und Blumenanlagen.

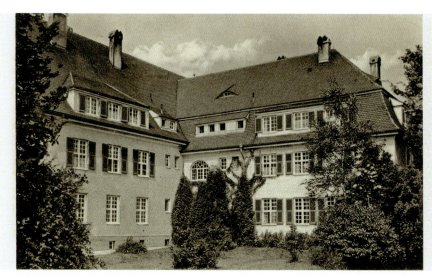
Verwaltungsgebäude von Süden

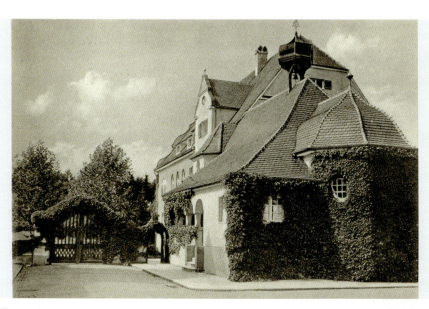
Evangelische Kirche

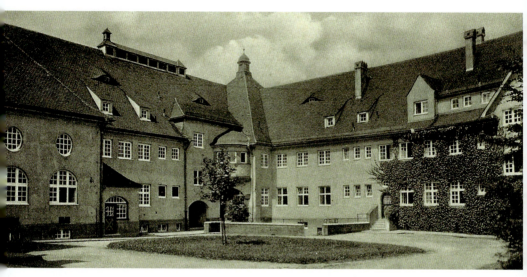

⊡ Wirtschaftshof

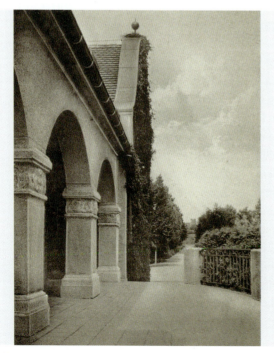

⊡ Festsaal mit Blick auf die Reisensburg im Hintergrund

Die eigenen Betriebe und versorgungstechnischen Einrichtungen sorgten für eine kostensparende Versorgung des Hauses. Die Energiezentrale diente der Erzeugung von Heizungswärme, Warmwasser und Strom, zudem wurden Küche und Wäscherei mit Dampf beliefert. Die Medienführung von der Zentrale zu den Verbrauchsorten erfolgte unterirdisch in größtenteils begehbaren Kanälen, welche heute noch in dieser Form genutzt werden können. Dieses Konzept erwies sich über Jahrzehnte als sinnvoll und kostensparend bei Reparaturarbeiten und Änderungen am Leitungsnetz, bei Ergänzungen und Nachrüstarbeiten.[39] Der Küche waren die Bäckerei und Metzgerei angeschlossen. Die dort produzierte Verpflegung für Patienten und Personal wurde in Warmhaltegeschirr über einen Bring- und Holdienst auf die Stationen verteilt und dort in Verteilerküchen aufbereitet und portioniert. Die an die Wäscherei angeschlossene Schneiderei und Nähstube dienten der Gesamtversorgung der Patienten und auch Teilversorgung des Personals mit Frischwäsche und Arbeitskleidung; auch hier erfolgte die Verteilung über einen Hol- und Bringdienst. Die Versorgungseinrichtungen waren ebenfalls auf eine Bedarfsgröße nach erfolgtem Gesamtausbau hin konzipiert.[40]

Als Eröffnungstermin der Günzburger Einrichtung war ursprünglich Herbst oder Winter 1914 vorgesehen. Dieser Termin wurde jedoch aufgrund des inzwischen ausgebrochenen Weltkriegs mehrmals verschoben. Der Kaufbeurer Direktor Dr. Prinzing hielt hierzu fest: »*Die Hoffnung auf Entlastung der Anstalten Kaufbeuren und Irsee schien bei Eintritt der Mobilmachung in weite Ferne gerückt, weil der Bauleiter für GZ zum Heeresdienst einberufen war und kriegsbedingt Mangel an gelernten Arbeitskräften herrschte.*«[41] Trotz der durch Kriegsausbruch auftretenden Personal- und Lieferschwierigkeiten konnte die Anstalt im Herbst 1915 teilweise bezogen werden. So wurden am 2. September neun Männer[42] aus Kaufbeuren und drei Männer aus Irsee nach Günzburg überführt und zogen zunächst im gerade fertiggestellten Gutshof ein.[43] Diesen folgten am 22. September elf Frauen[44] aus Kaufbeuren nach. Die Mithilfe der ersten Patienten wurde in der Ökonomie und der Gärtnerei auch dringend gebraucht. Bemerkenswert ist, dass mit der Patientenverlegung trotz Arbeitskräftemangel auch Personal von Kaufbeuren nach Günzburg ging. Dies waren die Weißzeugbeschließerinnen[45] und ein Oberpfleger mit mehreren Pflegern und Pflegerinnen.[46] Auch der Irseer Rechnungsführer Hans Ott wurde in gleicher Eigenschaft nach Günzburg versetzt und übernahm als Verwalter gemeinsam mit dem ersten ärztlichen Direktor Dr. Wilhelm Damköhler[47] aus Klingenmünster in der Pfalz am 1. Oktober 1915 die Leitung des Hauses. Die feierliche Übergabe der Anstalt erfolgte am 24. November 1915.

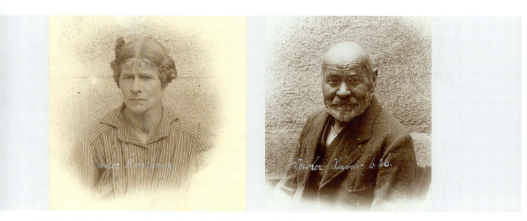

Erste Patientin und erster Patient der Heil- und Pflegeanstalt Günzburg

Wie sehr schon zu diesem Zeitpunkt sich die wirtschaftlichen Nöte des Ersten Weltkrieges bemerkbar machten, zeigt ein Bericht der Augsburger Zeitung über die feierliche Übergabe der Anstalt recht deutlich. Darin liest man, dass die zur Eröffnung geladenen Festgäste, darunter Regierungspräsident Exzellenz von Praun[48], Regierungsdirektor Freiherr von Müller[49] und der Landrathspräsident Horchler[50], mit dem vollzähligen schwäbischen Landrath in der Novemberkälte mit dem »*Vormittagsschnellzug, der nur ungeheizte Wagen mit sich führte, zähneklappernd und mit kalten Füßen*« auf dem Günzburger Bahnhof eintrafen. Von dort habe man sich nach Begrüßung durch die örtlichen Honoratioren »*zu Fuß auf der Reisenburger Straße nach der eine*

Viertelstunde entfernten Anstalt«[51] begeben. Nach den Eröffnungsfeierlichkeiten erfolgten die Festansprachen bei einem Mittagsmahl im Gasthof zum Bären. Eine unfreiwillige Verlängerung habe die Feier noch erfahren durch die zweistündige Verspätung des Schnellzuges, der die Gäste wieder nach Augsburg zurückbringen sollte.[52]

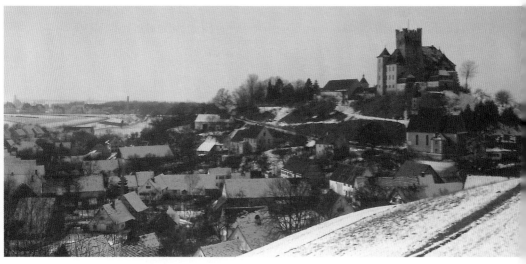

Die Reisensburg bei Günzburg

Bereits zum Ende des ersten Jahres versorgte die Günzburger Anstalt 108 Patienten. Die Belegung sollte bis zum Jahr 1940 auf 692 Patienten steigen. Doch die Schwierigkeiten der Kriegsjahre und der nachfolgenden wirtschaftlichen Depression verzögerten den geplanten weiteren Ausbau der Heil- und Pflegeanstalt, so konnte erst weit nach dem Zweiten Weltkrieg die bereits 1910 konzipierte Bettenzahl erreicht werden. Die Auswirkungen des Ersten Weltkrieges spiegelt auch der Jahresbericht des Landraths für 1916 wider: »*Die neue Anstalt wurde im November 1915 in Betrieb genommen. Seither wurde der Bau der kath. Kirche und des Gesellschaftshauses begonnen und ist der 1. Ausbau nun fast vollendet. ... Die Kriegsverhältnisse haben auf die Bauten einen hemmenden Einfluß geübt, den die Bauleitung trotz aller Bemühungen nicht beseitigen konnte.*«[53]

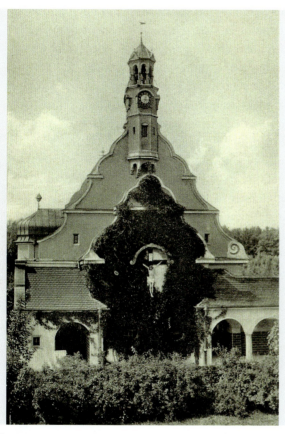

◉ **Katholische Kirche**

Im ersten Jahresbericht der Günzburger Heil und Pflegeanstalt wird deren Gebäudeensemble als »*in prächtiger Weise gelungene architektonische Verbindung von schwäbischem Landhausstil und ländlichem Barock*«[54] beschrieben. Der Bau der zur Eröffnung noch nicht fertiggestellten katholischen Kirche hat sich durch die Kriegsverhältnisse bedeutend verzögert. Den Akten der Bauleitung lässt sich entnehmen, dass diese mit großen Schwierigkeiten kämpfte, um die zum Weiterbau benötigten Baumaterialien zu erhalten und zu transportieren. Mit denselben Problemen hatten auch die für den Kirchenbau tätigen Handwerker und Unternehmen zu kämpfen. So findet man in den Bauunterlagen zahlreiche Bescheinigungen, die die Zuteilung von Baumaterialien erleichtern sollten. Zudem ergaben sich immer wieder Schwierigkeiten, weil die eingesetzten Handwerker aufgrund ihrer Einberufung zum Kriegsdienst ihrer Arbeit nicht nachkommen konnten. So hatten die seit September 1915 ansässigen Patienten längere Zeit keinen Gottesdienstraum. Ein Schreiben des seinerzeitigen Direktors Damköhler vom 27. Februar 1918 beschreibt, dass die Patienten auf den Besuch der Kirchen in Günzburg angewiesen waren, was wiederholt zu »Unzuträglichkeiten und Streit« geführt habe.[55] Um diesen Konflikten zu entgehen, sei übergangsweise in einem Patientenschlafsaal im zweiten Stock des Hauses 41[56] eine Anstaltskapelle eingerichtet worden. Die katholische Kirche wurde schließlich am 19. Mai 1918 vom seinerzeitigen Günzburger Stadtpfarrer Dr. Andreas Wille[57] eingeweiht. Mit den Ausführungen zu deren Deckengemälde wurde im Herbst 1927 begonnen, fertiggestellt wurde es vermutlich im Juli 1928. Das Fresko zeigt den Barmherzigen Samariter, der einen am Boden liegenden Verwundeten versorgt. Dieser Verletzte trägt die Gesichtszüge des ersten Patienten Kaspar G. der seinerzeitigen Heil- und Pflegeanstalt Günzburg. Die Münchner Kunstmalerin Annemarie Nägelsbach[58] hat das Bild am unteren Rand mit ihrem Signum und der Jahreszahl 1928 versehen.[59]

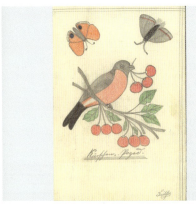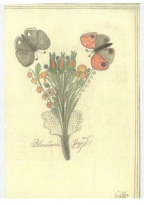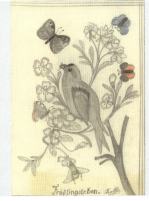

Zeichnungen des ersten Patienten. Bildtitel: (von links) Kirschen-Vogel, Blumen-Vogel, Frühlingsleben.

Finanzierungsprobleme und Sparmaßnahmen in der Zwischenkriegszeit

Die Jahre des Ersten Weltkriegs bedeuteten auch für die Günzburger Heil- und Pflegeanstalt wirtschaftliche Probleme und Personalmangel. Auch die von politischer Unruhe, Inflation und Weltwirtschaftskrise geprägten nachfolgenden Jahre wirkten sich auf das Leben und Arbeiten in der Anstalt aus. Aufgrund wirtschaftlicher Nöte wurden nur noch die dringendsten Bauarbeiten ausgeführt. Zu diesen gehörten die Überholung der Kesselanlage und die Vergrößerung des landwirtschaftlichen Betriebs; weiter wurden zur Unterbringung des Pflegepersonals mehrere Häuser angekauft. 1923 erhielt die Heil- und Pflegeanstalt die staatliche Anerkennung zur Krankenpflegeschule.

Daneben bildete die Entlohnung des Pflegepersonals einen wichtigen Kostenfaktor. Zwar hatte der Kreistag 1921 im Zuge des politischen und gesellschaftlichen Wandels höhere Gehälter und eine 60-Stundenwoche bewilligt, doch bereits ein Jahr später wurde aufgrund der Inflation die Anzahl des Personals teilweise reduziert und die Arbeitszeit wieder auf wöchentlich 66 Stunden verlängert. Der Abbau des Personals machte sich schon bald bemerkbar: so wurde 1924 die Beschäftigungstherapie der weiblichen Patienten eingestellt.[60] Der Fokus der Therapieansätze lag seinerzeit neben Bettbehandlung und beruhigender Medikation bei den Dauerbädern. So berichtet der seinerzeitige ärztliche Direktor Dr. Edwin Harlander[61], dass auf der Frauenseite bei einer Belegung von 168 und einer Neuaufnahme von 57 Patientinnen im zurückliegenden Jahr 1115 Dauerbäder verordnet wurden.[62] Der Personalabbau war nicht lange praktikabel, so mussten bereits 1926 aufgrund steigender Patientenzahlen 25 neue Planstellen für Pfleger geschaffen werden.[63] Im selben Jahr äußerte die Direktion erstmals die Befürchtung, dass das Ende der Aufnahmekapazität des Hauses unter diesen Bedingungen in wenigen Jahren erreicht sein würde.

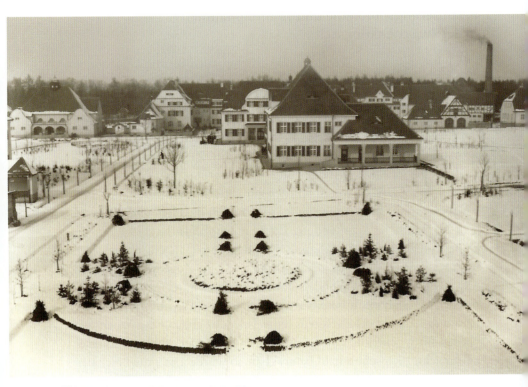

Blick auf Haus 51 und den Rosengarten im Winter

Durch die finanzielle Notlage der Nachkriegsjahre und deren Verschärfung durch die Weltwirtschaftskrise Ende 1929 war auch die Psychiatrie zunehmend von Sparmaßnahmen betroffen. Gleichzeitig kam es zu einer dramatischen Zunahme an Fürsorgebedürftigen, parallel fielen immer mehr Patienten in den Zuständigkeitsbereich des Landesfürsorgeverbandes. Damit nahm der Patientenstand zu, während der Anteil der Selbstzahler kontinuierlich schrumpfte.[64] Der Kreistag reagierte auf diese Belastungen mit mehreren Maßnahmen. Als jedoch der Antrag auf höhere Staatszuschüsse scheiterte, wurden zunehmend Patienten aus der Günzburger Psychiatrie entlassen. Während manche zurück in Wohlfahrtseinrichtungen und religiös-karitative Anstalten verlegt wurden, wurden einige Patienten auch in Familienpflege und ab

1931 in die offene Fürsorge entlassen. Von letzterer versprach man sich, dass sie »*allen außerhalb einer geschlossenen Fürsorge lebenden geistig Abnormalen soziale, wirtschaftliche, ärztliche, rechtliche und sittliche Stütze ... gewähren [sollte], um es ihnen ohne Nachteile für sie zu ermöglichen, außerhalb einer geschlossenen Fürsorge zu leben – möglichst unter Verhältnissen, die auch dem anderen Bevölkerungsteil zukommen.*«[65] Für die Patienten bedeutete dies konkret, dass alle, die nicht unbedingt pflegebedürftig waren, entlassen werden und von »*zuverlässigen Verwandten oder Bekannten aufgenommen und verpflegt werden*«[66] sollten. Dieser Weg bedeutete eine finanzielle Entlastung des Anstaltsträgers durch Reduzierung der Bettenzahl.[67] Auch an der Schwesteranstalt Kaufbeuren machten sich die finanziellen Schwierigkeiten bemerkbar. So beklagte der dortige ärztliche Direktor Dr. Prinzing auf dem Kongress der bayerischen Nervenärzte den Mangel an finanziellen Mitteln. Die Mittelkürzungen schlügen sich insbesondere im Arzneimittelbudget und Verköstigungsetat nieder.

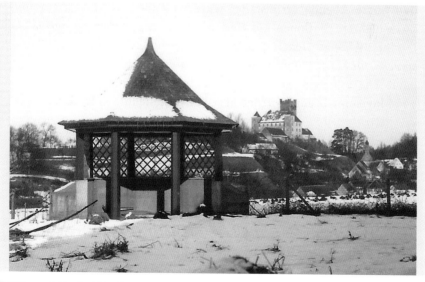

Blick vom Gutshof auf die Reisensburg

In dieser Phase wandelte sich die Krankenbehandlung von der Betten- oder Badetherapie hin zur Beschäftigungstherapie nach Simon. Um hierfür Raum zu schaffen, wurden Räume, z.B. Personalräume oder Garderoben in Keller- und Dachgeschosse verlegt, um für Arbeitsräume Platz zu schaffen.[68] Zu diesen Reformen hielt der seinerzeitige ärztliche Direktor Dr. Roderich Mayr[69] im Jahrbuch 1934 fest, dass *»auf die Benützung der Dauerbäder dank der baulichen Verbesserungen fast ganz verzichtet werden konnte.«*[70]

Im Jahr 1933 spitzte sich die gesamte finanzielle Lage deutlich zu, dies machte sich auch in der Entwicklung der schwäbischen Heil- und Pflegeanstalten bemerkbar.[71] In den Jahren 1934 bis 1937 ließ der finanzielle Druck dann wieder etwas nach. In den Jahresberichten des Günzburger Hauses wird von diesen Turbulenzen nichts berichtet, vielmehr findet man Informationen zum Personalstand, Therapieansätzen und deutlichen Verbesserungen in der Krankenversorgung. So erfährt man in den Jahresberichten, dass zur Zerstreuung und Erheiterung der Kranken im Festsaal der Anstalt zahlreiche Vorführungen, Festivitäten und bunte Abende veranstaltet wurden. Zudem wurden 1933 und 1934 mehrere Stationen mit Radiogeräten ausgestattet, so *»erhielten [1934] 4 Männer- und 3 Frauenabteilungen Radioanlagen mit Lautsprechern.«*[72] 1935 wurde für die Patienten sogar eine Kegelbahn gebaut. Die angebotenen Freizeitveranstaltungen nahmen jedoch ab 1936 konstant ab und wurden ab 1939 eingestellt.

Günzburg und das Erbgesundheitsgesetz

Seit Anfang des 20. Jahrhunderts gewann der von Rassenhygienikern propagierte erbliche Determinismus an Einfluss. Durch eugenisch indizierte Sterilisationen hoffte man zahlreichen psychischen Erkrankungen vorbeugend begegnen zu können; diese Tendenz verstärkte sich seit der Weltwirtschaftskrise und stieß auch bei den Psychiatern auf Zustimmung. So wurde bereits während der Weimarer Republik auf verschiedenen kommunalen Ebenen[73] die Zwangssterilisation psychisch erkrankter Menschen diskutiert. Als wenige Monate nach der Machtübernahme der Nationalsozialisten am 14. Juli 1933 das »Gesetz zur Verhütung erbkranken Nachwuchses« (GVeN) beschlossen wurde, konzentrierten sich die diesbezüglichen Beratungen des Kreistages darauf, »*wie die Kosten für die Zwangssterilisierung niedrig gehalten – und wie das Genehmigungsverfahren beschleunigt werden könnte.*«[74] Die anfallenden Kosten sollten sich der Landesfürsorgeverband und die Bezirks- und Ortsfürsorgeverbände teilen. Um die Fürsorgeverbände zu entlasten, machte der Kreistag den zynischen Vorschlag, »*die zur Unfruchtbarmachung notwendigen chirurgischen Eingriffe ... unter Zuziehung von Studierenden vorzunehmen.*«[75]

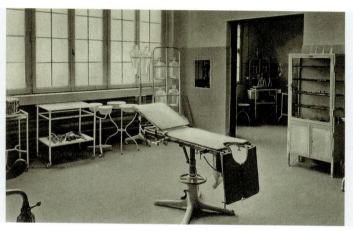

▫ Ehemaliger Operationssaal der Heil- und Pflegeanstalt Günzburg, in dem Zwangssterilisationen durchgeführt wurden.

Mit Inkrafttreten des GVeN zum 1. Januar 1934 begann man in Günzburg mit der erbbiologischen Bestandsaufnahme, um die »Erbqualität« der Anstaltsinsassen besser beurteilen zu können und vor allem weitere »belastete« Angehörige aufzufinden. Die Aufgabe der erbbiologischen Erfassung von Geisteskranken lag beim ärztlichen Personal der Außenfürsorge. So heißt es im Jahresbericht zu 1935: »*Im Berichtsjahr wurden zu dieser .... Arbeit ... die Schaffung von Grundlagen in Angriff genommen: zunächst durch Erstellung einer bürotechnischen Einrichtung, durch Anschaffung von Karteikarten, Sippentafeln und*

Sammelmappen. Zugleich begann die Sammlung von Material über die erbbiologischen Verhältnisse der Sippen von Anstaltskranken. ... Die Anstellung eines eigenen erbbiologisch arbeitenden Arztes ist hierzu unerlässlich und auch bereits vorgesehen.«[76] Dieser wurde 1936 eingestellt[77], zwei Jahre später wurde an der Heil- und Pflegeanstalt eine eigene erbbiologische Abteilung eingerichtet. Dem Erbarzt war »*eine Büroangestellte beigegeben. ... Es konnte ... allmählich die nötige Intensivierung der Arbeit auf diesem Gebiet erreicht werden*«.[78] So waren zum Jahresende 1935 »*bereits 223 Sippen mit 6585 Mitgliedern durch die genealogische Bestandsaufnahme erfasst*«.[79]

Parallel zur erbbiologischen Kartierung wurden ab 1934 die ersten Patienten zwangssterilisiert. Seit dem 20. Juni 1934 war die Günzburger Heil- und Pflegeanstalt zur Durchführung von Zwangssterilisationen berechtigt. Dies wird durch ein amtliches Schreiben des Staatsministeriums des Innern vom 3. Juli 1934 belegt.[80] Im Zeitraum von 1934 bis 1943 waren hiervon zahlreiche Patienten der Günzburger Psychiatrie und aus umliegenden karitativen Einrichtungen betroffen, für die Zeit nach 1943 fehlen entsprechende Angaben. Eine Erklärung dafür könnte darin liegen, dass die Anstalt ab Ende 1943 als Ausweichkrankenhaus für den Raum Augsburg genutzt wurde und ein Großteil der Patienten in die Heil- und Pflegeanstalt Kaufbeuren verlegt wurde.

Im Archiv des heutigen Bezirkskrankenhauses Günzburg liegen insgesamt 338 Patientenakten mit der Angabe zur Sterilisation vor. Von diesen Patienten waren 222 Personen bereits vor oder während des Erbgesundheitsverfahrens Patienten der Günzburger Einrichtung, weitere 116 Personen wurden eigens zur Durchführung der Sterilisation nach Günzburg verbracht.[81] Von diesen stammte der Großteil (87%[82]) aus der Behinderteneinrichtung in Ursberg sowie deren Filialen. Weitere Betroffene wurden im Vorfeld beispielsweise über die Außenfürsorge erfasst, und deren Unfruchtbarmachung beim Erbgesundheitsgericht beantragt. Dortiger Gutachter war Dr. Albert Sighart[83], gleichzeitig[84] Außenfürsorgearzt der Heil- und Pflegeanstalt und deren späterer Direktor (ab 1938). Die Außenfürsorgeärzte hatten Zugang zu den karitativen Einrichtungen im Umkreis (Dürrlauingen, Ursberg, Glött,

Lauingen, Kloster Holzen und Schweinspoint)[85], deren Leitungen zur zügigen Durchführung der Sterilisationsverfahren förmlich drängten. Zu diesen Vorgängen findet sich im Jahresbericht 1938 folgender Eintrag: »*Auf die besondere Befürsorgung und Beratung des St. Nikolausheims Dürrlauingen weist der Jahresbericht der Wagner'schen Wohltätigkeitsanstalt hin. Es ist der Außenfürsorge gelungen, gerade bei dieser Anstalt die Sterilisationsverfahren einer sehr raschen Erledigung zuzuführen, was sich für die Aufwendungen des Landesfürsorgeverbandes sehr fruchtbar auswirkt.*«[86]
In den Jahresberichten von 1934 bis 1943 werden 366 Sterilisationen aufgezählt. Leider konnte nicht von allen Patientenakten jener Zeit der Lagerort ermittelt werden, so dass die Ursache für die Diskrepanz der Fallzahlen offen bleiben muss. »*Die Mehrzahl der Sterilisationen (187, 51,1%) wurde in den Jahren 1935 bis 1937 durchgeführt, im weiteren Verlauf ging die Sterilisationstätigkeit zurück. ... Die zur Sterilisation führenden Diagnosen waren für 290 Patienten anhand von Unterlagen des Erbgesundheitsgerichtes oder durch die Vorladung des Amtsarztes dokumentiert.*«[87] In den meisten Fällen wurden die Eingriffe durch den am Ort niedergelassenen Chirurgen Dr. Wilhelm Schlaegel[88] durchgeführt. Die Zahl der Eingriffe nimmt ab 1940 etwas ab, was zum einen darin begründet liegt, dass bereits ein Großteil der unter das Sterilisationsgesetz fallenden Personen sterilisiert worden war, zum anderen liegt es wohl auch daran, dass es ab dieser Zeit zu kriegsbedingten Kürzungen beim medizinischen Personal kam. Diese Tendenz ist auch an anderen bayerischen Heil- und Pflegeanstalten zu erkennen.[89]

Fragwürdige Gesinnungspolitik und Forschungen

Nach dem Tod von Direktor Dr. Mayr im September 1937 übernahm im Oktober 1938 Dr. Sighart die Leitung der Anstalt, dazwischen lag die Leitung in den Händen der beiden Oberärzte Dr. Leinisch[90] und Dr. Sighart[91]. Baulich fanden in dieser Phase vor allem Erneuerungen der Krankenpavillons statt, zudem wurde 1937 ein OP-Bereich eingeweiht.[92] Unter der Rubrik »Besonderes« werden im Jahresbericht von

1937 gesinnungspolitische Vorträge und Schulungen erwähnt »*von Landwirtschaftsschulen, HJ, politischen Schulungskursteilnehmern, bei welcher Gelegenheit vom leitenden Arzt der Anstalt einführende Vorträge über die Erbkrankheiten gehalten wurden.*«[93] Weitere Hinweise darauf, dass die nationalsozialistische Gesinnung von Vertretern der Günzburger Anstalt unterstützt wurde, liest man auch im Jahresbericht zu 1938, dem ersten Jahr der Direktion von Dr. Sighart: »*Die Ärzte der Anstalt waren vielfach auch als Ärzte der Gliederungen der NSDAP tätig. Sie stellten sich ferner für Vorträge im Luftschutz und zwecks rassenpolitischer Aufklärung zur Verfügung.*«[94]

Ebenfalls in diese Zeit fällt die Intensivierung der schon ab 1936 bestehenden Zusammenarbeit[95] der Günzburger Anstalt mit dem Biolaboratorium der I.G. Farben in Oppau. Im Zuge dieser Kooperation richtete die Heil- und Pflegeanstalt ihr Interesse auf die »*Prüfung eines aus neueren Überlegungen heraus entstandenen Epilepsiepräparates*«.[96] Das Ziel der Untersuchungen lag darin, »*theoretisch der Ätiologie der Krankheit näher zu kommen*«.[97] So einigten sich im Dezember 1937 Vertreter der I.G. Farben-Oppau und die Direktion der Heil- und Pflegeanstalt darauf, die Untersuchungen direkt in Günzburg durchzuführen.[98] Im Laufe des Jahres 1938 wurden Pläne zum Bau eines Forschungslaboratoriums in Günzburg formuliert. Anfang 1939 wurde durch die I.G. Farben ein Laboratorium mit mehreren Laborräumen in Haus 40[99] eingerichtet,[100] welches am 25. April 1939 offiziell fertiggestellt und in Betrieb genommen wurde. Dort erfolgte die Erprobung eines Antiepileptikums durch Mitarbeiter der I.G. Farben. Diese wurden zeitweise durch den ebenfalls bei der I.G. Farben angestellten Chemiker Dr. Arno Grosse[101] kontrolliert.[102] Aber auch Personal der Heil- und Pflegeanstalt wie auch Patienten wurden zur Mitarbeit im Laboratorium eingesetzt.[103]

Die epilepsiekranken Probanden waren mehrere Monate auf einer Wachabteilung untergebracht; sie wurden ständig beobachtet, und Blut- und Urinproben täglich untersucht. Neben der Einnahme des neuen Präparats erhielten die Patienten »*ständig eine bestimmt hergestellte fleischreiche Sonderkost*«;[104] hier ist aufgrund der Beschreibung eine ketogene Diät anzunehmen.[105] Um möglichst unverfälschte Untersuchungsergebnisse zu erzielen, wurde Wert darauf gelegt, dass die Probanden außer der Diagnose »Epilepsie« körperlich völlig gesund waren, selbst *»leichte Zahnkrankheiten und ähnliche Kleinigkeiten«*[106] schlossen von der Auswahl zum Kreis der Versuchspersonen aus. Die Experimente des Günzburger Oberarztes Wilhelm Leinisch wurden von Seiten der Direktion unterstützt durch die Freistellung der dafür nötigen Arbeitszeit, Übernahme der Korrespondenz und Abrechnungen mit der I.G. Farben wie auch der Verwaltung.[107] Während im I.G. Farben-Labor, das unter Dr. Grosses Leitung stand, Eiweißuntersuchungen sowie Analysen des Kohlehydrat-Stoffwechsels durchgeführt wurden, fanden im anderen Labor, das in assoziierter Zusammenarbeit mit der I.G. Farben stand, unter Dr. Leinischs Verantwortung vor allem hämatologische Untersuchungen zur Erforschung des Blutbildes statt.[108] Um eine ausreichende Auswahl an Probanden zur Verfügung zu haben, holte sich Dr. Leinisch beim Staatsministerium des Innern in München die Genehmigung zur *»Zuweisung geeigneter Epileptiker«* [109]. Oberregierungsrat Gaum[110] genehmigte ihm die Zuführung von *»geeignete(m) Material ... für Ihre Forschungszwecke«*[111] aus den Heil- und Pflegeanstalten Kaufbeuren und Eglfing-Haar. Die hierfür überlassenen Patienten wurden nach Abschluss der Versuchsreihe wieder zurück in ihre Ursprungseinrichtung verbracht, begleitet von Dankesworten des Günzburger Direktors an seine Kollegen: *»Wir danken gleichzeitig für die Überlassung der Kranken zu dem angegebenen Zweck. Gez. Dr. Sighart.«*[112]

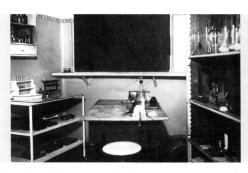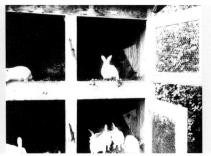

Forschungslabor und Versuchstiere von Oberarzt W. Leinisch

Auch Tierexperimente mit Geflügel und mit reinrassigen, epilepsiekranken Kaninchen haben in den beiden Labors stattgefunden zur Untersuchung des Kohlehydrat- und Eiweißstoffwechsels mit »*natürlich und künstlich krampfende(n) Tiere(n)*«[113] wie auch Unterdruckversuche in einer eigens dafür angefertigten Unterdruckkammer zur Untersuchung mangelhafter Sauerstoffverwertung als vermutete Ursache für epileptische Anfälle. Es lässt sich zwar nicht nachweisen, ob Unterdruckversuche auch an Patienten durchgeführt wurden, jedoch habe Dr. Leinisch laut späterer Zeugenaussagen durchaus seine Bereitschaft dazu signalisiert.[114] Die Arbeiten im Labor der I.G. Farben wurden zum Jahreswechsel 1943/44 zeitweilig unterbrochen, da ein Großteil der Günzburger Patienten wie auch das Personal nach Kaufbeuren verlegt wurde. Dennoch wurden die Laborräume bis Mitte August 1945 von der I.G. Farben Dr. Leinisch und Dr. Grosse weiterhin zur Verfügung gestellt.[115] Als nach dem Ende des Zweiten Weltkrieges die I.G. Farben auf Beschluss des Alliierten Kontrollrates aufgelöst werden sollte und deshalb in eigenständige Unternehmen zerschlagen wurde, hat Dr. Grosse das Laborinventar vom »*Heidelberger Kontrolloffizier der I.G. Farben käuflich erworben.*«[116] Er setzte die Beschäftigung mit dem Medikament bis in die Nachkriegsjahre hinein fort. Das aus dieser Kooperation heraus entstandene Hydantoin-Präparat »Citrullamon« war bis in die 1980er Jahre hinein im Handel. Zwar lässt sich über die persönliche Einstellung und konkrete Beteiligung weiterer Ärzte und der Günzburger Direktion nur mutmaßen, jedoch kann mit Sicherheit geschlossen werden, dass ohne die finanzielle Unterstützung durch die I.G. Farben und ohne eine wohlwollende oder zumindest duldende Haltung der Verantwortlichen an der Günzburger Heil- und Pflegeanstalt derartige Forschungen nicht möglich gewesen wären.[117]«

Bauliche Veränderungen in der NS-Zeit

Nicht nur im Kellergeschoss in Haus 40[118] wurden für die Einrichtung des I.G. Farben Labors 1937 bauliche Veränderungen vorgenommen. In dem bis dahin als Lazarett genutzten Gebäude fanden auch die Operationen statt, darunter auch die an der Heil- und Pflegeanstalt durchgeführten Zwangssterilisationen. Nach Abschluss der Bauarbeiten wurde dort 1937 mit der Insulin-Schock-Behandlung von schizophrenen Patienten begonnen. 1938 wurde die Cardiazol-Krampfbehandlung aufgenommen, welche ab 1941 allmählich durch die Elektrokrampftherapie abgelöst wurde. Diese Therapieformen wurden wegen Personalmangels in den Kriegsjahren wieder stark reduziert.

1939 wurden ein Krankengebäude und die Krankenabteilung des Gutshofes für die Heeressanitätsverwaltung geräumt und als Reservelazarett genutzt. 1940 erreichte die Günzburger Psychiatrie erstmals eine Belegungszahl von 692 Patienten. Gleichzeitig wird im Jahresbericht vermerkt, dass sich die sog. Pflegerquote[119] deutlich verschlechtert habe. Während sie in früheren Jahren bei 1:5 bis 1:6 gelegen habe, sei jetzt ein Schlüssel von 1:8,1 bei den Männern und 1:10,7 bei den Frauen zu verzeichnen[120].

Patientenverlegungen aus und nach Günzburg

Im September 1939 fand die erste planmäßige Krankenverlegung von Patienten nach Günzburg statt. So traf als erstes ein Krankentransport aus Klingenmünster ein zur Weiterverlegung in eine »andere Anstalt«. Ab Herbst 1940 diente Günzburg als bayerische »Sammelanstalt« zur späteren Verlegung in die »Tötungsanstalten«[121] Grafeneck und in geringerem Umfang auch nach Hartheim-Linz. Der Zweck der »Sammelanstalten« lag in der Verschleierung der Wege der Deportation in Tötungsanstalten.[122] So durften die Begleitpersonen den Patienten nur bis dorthin folgen. Gleichzeitig war es von offizieller Seite den Vertretern der Heil- und Pflegeanstalten ausdrücklich untersagt, nachfragende Angehörige über den Verbleib der verlegten Patienten zu informieren. Dies war Aufgabe der Verwaltungsstelle in Hartheim bzw. der Zentrale in Berlin.[123] Zudem dienten die »Zwischenanstalten« als logistischer Sammelort vor der anschließenden Weiterverlegung, um eine Überfüllung der Tötungsanstalten zu vermeiden.[124] Die nach Günzburg eingelieferten Patienten kamen unter anderem aus Klingenmünster/Pfalz, Eglfing-Haar, Lauingen, Schweinspoint, Maria Bildhausen bei Bad Kissingen, Michelfeld/Oberpfalz, Rotenburg bei Hannover, Eickelborn in Westfalen und Hausen/Rheinland.[125] Die Patiententransporte wurden zentral organisiert. So war die »Gemeinnützige Krankentransportgesellschaft GmbH« (Gekrat) für den Transport der kranken und behinderten Menschen verantwortlich. Dieser erfolgte in Omnibussen mit der grauen Farbe der Wehrmacht, deren Fenster blind oder mit Vorhängen verkleidet waren.

Für die Heil- und Pflegeanstalt Günzburg sind fünf Transporte zwischen Juli 1940 und Juli 1941 in die Vernichtungsanstalten Grafeneck in Baden-Württemberg und Hartheim in Oberösterreich dokumentiert. So wurden mit dem ersten Transport am 5. Juli 1940 unter der Leitung von Hermann Schwenninger[126] 74 Patienten in die »Zwischenanstalt« Zwiefalten verlegt. Zu diesem Vorgang schrieb Direktor Dr. Sighart an den Regierungspräsidenten in Augsburg: »*Unter den überführten Kranken, deren Namen wir beim nächsten Krankenbewegungsbericht melden werden, fielen: 1. Die Juden beiderlei Geschlechts, 2. Sicherheitsverwahrte, 3. Eine Anzahl nicht arbeitsfähiger männlicher Kranker, die sich bereits mehr als 5 Jahre in unserer Anstalt befunden haben.*«[127]

Die Auswahl der Patienten erfolgte aufgrund so genannter Meldebögen, die ab Anfang Oktober an alle deutsche Heil- und Pflegeanstalten verschickt wurden und verschiedene Patientendaten erfassen sollte. Darin wurde nach Diagnose und bisheriger Behandlungsdauer gefragt, wie auch andere Angaben wie »Arbeitsfähigkeit« oder »soziale Verträglichkeit« erhoben. Die Auswertung dieser Angaben erfolgte über eine Zentrale in Berlin in der Tiergartenstraße 4. Aufgrund dieser Kriterien wurde über die Verlegung und Tötung der erfassten Patienten durch begutachtende Ärzte entschieden.[128] »*Im Rahmen der Selektion der Patienten in Günzburg kam es keineswegs zu einer individuellen Untersuchung des Einzelfalls, wie es die Euthanasieermächtigung Hitlers vorsah. Vielmehr wurden die Patienten ausschließlich nach den Kriterien der Meldebögen der ›T4‹-Zentrale beurteilt.*«[129]

Der letzte dieser Transporte verließ Günzburg im Juli 1941. Ende desselben Jahres wurde die gezielte Verlegung von psychisch-kranken Patienten in die Vernichtungsanstalten, auch »Aktion T4« genannt, aufgrund von zunehmenden Widerstand in der Bevölkerung und offenem Protest von Vertretern der Kirche offiziell beendet. Die im Zuge dieser Aktion insgesamt aus Günzburg verlegten 394 Patienten wurden alle getötet. »*Diese Zahl entspricht etwa 5% der Gesamtzahl der Patienten, die aus den bayerischen Anstalten in die Tötungsanstalten gebracht wurden.*«[130] Diese »Krankenbewegungen« werden in den Jahresberichten in keiner Weise kommentiert.[131] Die Frage nach einer wissentlichen Beteiligung des Personals aus Medizin und Verwaltung ist bislang noch nicht hinreichend geklärt.

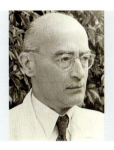 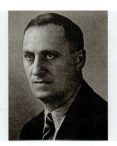

von links: Direktor Albert Sighart, Verwaltungsleiter Ludwig Trieb

Der seinerzeitige Verwaltungsleiter Ludwig Trieb[132] wurde 1941 auf Veranlassung der Kanzlei des Führers zur Erledigung von Sonderaufgaben kommissarisch nach Berlin berufen. Dort war er für die Reichsarbeitsgemeinschaft Heil- und Pflegeanstalten tätig.[133] Ludwig Trieb war als »Wirtschaftsfachmann« bei der T4-Zentrale Mitglied der Planungskommission der »Reichsarbeitsgemeinschaft Heil- und Pflegeanstalten«, die sämtliche deutsche Anstalten begutachtete und dazu »Planungsberichte« erstellte. Seine Rolle bei diesen »Planungsfahrten« zur Erfassung und Nutzung psychiatrischer Einrichtungen muss jedoch noch weiter erforscht werden. Nach dem Krieg war Trieb nach einer kurzen Unterbrechung (ab 1949) bis in die 1960er Jahre hinein wieder Leiter der Verwaltung der Heil- und Pflegeanstalt Günzburg.

In zahlreichen deutschen Heil- und Pflegeanstalten gab es ab 1941 verschiedene Qualitäten in der Verpflegungsform der Patienten. Dabei wurde zwischen einer fettreichen »Normalkost«, der »A-Kost«, und einer fett- und vitaminlosen »Schmalkost«, der »E-Kost« (=Entzugskost), unterschieden. Letztere erhielten nicht arbeitsfähige Patienten und nicht bildungsfähige Heranwachsende unter bewusster Inkaufnahme des Todes. Obgleich Direktor Dr. Sighart an den Sitzungen zum »Hungerkosterlass« (1942) in München teilgenommen hatte, sei jedoch nach eigener späterer Zeugenaussage die Einführung der »Hungerkost« in der Günzburger Heil- und Pflegeanstalt nicht konsequent durchgeführt worden.[134] Dazu entlastendes Material, beispielsweise zu Boykottierungsversuchen, ist in den eingesehenen Unterlagen ebenso wenig zu finden wie belastende Aufzeichnungen.

Ab *»Sommer 1943 (wurde) die Heil- und Pflegeanstalt als ›Durchgangssammellager‹ für geisteskranke Ostarbeiter bestimmt und 23 Patienten wurden zugewiesen.«*[135] Die dort Untergebrachten wurden im September 1944 nach Kaufbeuren weiterverlegt, wo nun eine Sammelstelle für »Ostarbeiter und Polen« eingerichtet worden war. Dort wurden psychisch kranke osteuropäische Zwangsarbeiter ebenso Opfer der Euthanasie wie die kranken deutschen Patienten. *»Ein vergleichsweise gnädiges Schicksal dürfte (damit) dem 21-jährigen Ukrainer widerfahren sein, der am 6. September 1942, vier Wochen nach der Ankunft im Lager Mayer's Söhne*[136]*, in die Kreisheil- und -pflegeanstalt Günzburg und laut Karte von dort ›nach einiger Zeit in die Heimat zurücktransportiert‹ wurde.«*[137]

Da die Krankengebäude der Heil- und Pflegeanstalt als Evakuierungsort für die Krankenhäuser der Stadt Augsburg verwendet werden sollten, wurde die Günzburger Anstalt zunächst bis auf 338 Patienten[138] geräumt. Weiter wurde dem Städtischen Krankenhaus Augsburg das Haus 28 überlassen, bald darauf mussten fünf Krankengebäude der Günzburger Einrichtung komplett geräumt werden und dem Augsburger Krankenhaus zur Verfügung gestellt werden.[139] Zwischen November 1943 und März 1944 wurden insgesamt 567 Patienten nach Kaufbeuren und Irsee verlegt. Auch Direktion, Verwaltung und ein Großteil des Personals wurden an die schwäbische Schwesteranstalt beordert. Lediglich *»Kranke für die dringlichen landwirtschaftlichen und gärtne-*

rischen Arbeiten sowie für die Erfordernisse des Krankenhauses Augsburg (sollten) in Günzburg«[140] belassen werden. Lediglich 140 arbeitsfähige und arbeitswillige Patienten verblieben in der Günzburger Anstalt, um den wirtschaftlichen Betrieb von Gärtnerei und Landwirtschaft aufrechtzuerhalten und kriegswichtige Arbeiten auszuführen – wie beispielsweise das Flechten von Geschosskörben. Ihnen standen nur mehr der Festsaal, die Kegelbahn, der Gutshof, einige Räume über der Küche, in den Werkstättengebäuden und in der Korbmacherei zur Verfügung.[141] Der nach Kaufbeuren beorderte Direktor kümmerte sich um die in Günzburg verbliebenen Patienten an einem Tag pro Woche.[142]

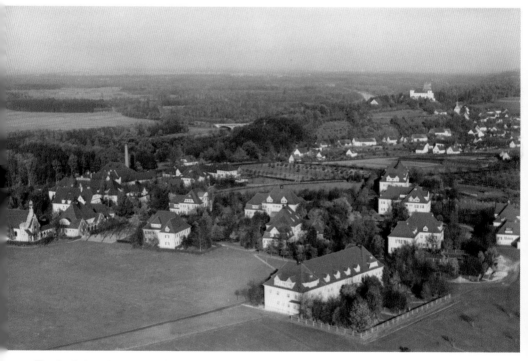

Luftaufnahme der Heil- und Pflegeanstalt kurz vor Ende des Zweiten Weltkriegs

In Kaufbeuren und Irsee waren die Patienten einer extremen Minimalversorgung wie der fettarmen und fast völlig fleischlosen Sonderkost ausgesetzt. Viele sind an den Folgen der Hungerkost gestorben, andere wurden durch Verabreichung von Morphium-Scopolamin-Injektionen direkt ermordet.[143]

Etwa 150 der Günzburger Patienten wurden nach Irsee verlegt, so dass die Zahl der dortigen Patienten auf 535 stieg und »*nicht nur die Säle, sondern auch die Gänge überfüllt waren.*«[144] In der Chronik der Barmherzigen Schwestern der Heil- und Pflegeanstalt Irsee findet man den Eintrag der Oberin: »*Schon im Dezember 1943 kamen ca. 50 Patienten aus Günzburg, wo die Anstalt freigemacht wird, hierher. Mitte Januar kamen nochmals 50 Männer und 50 Frauen, ... Es kamen von Günzburg auch 4 Pfleger und 7 Pflegerinnen. ... Ein großes Sterben hat in der Anstalt begonnen besonders seit Dezember 1943 – Anfang dieses Monats waren die Günzburger hierher gekommen – das Essen wurde auf mit Wasser gekochtes Gemüse – Schmalkost – umgestellt bei den dazu verurteilen, während die noch arbeitenden Patienten die sogenannte Vollkost erhielten. ... H. Inspektor Frick eröffnete mir, daß jetzt noch mehr sterben werden – Irsee ca. 130 – Kaufbeuren 200 – daß aber wenig Aufsehen gemacht werden soll u. deshalb auf Wunsch des Direktors das Läuten (der Totenglocke) unterbleiben möchte.*«[145] Auch der Ortspfarrer Joseph Wille schreibt in seines Memoiren: »*Jetzt wurde planmäßig an die dazu bestimmten Patienten nur die Schmalkost ... ausgegeben, während die arbeitenden Patienten die sog. Vollkost und die Pfleger verbesserte Kost erhielten. Die beabsichtigten Folgen traten alsbald ein in einer erhöhten Sterblichkeitsziffer – es sollten ja in Irsee 130 und in Kaufbeuren 200 Patienten rascher sterben. Natürlich erregte es Aufsehen, wenn jetzt monatlich ungefähr ebensoviele Anstaltsbeerdigungen waren wie sonst normalerweise jährlich... Unterschrift Joseph Wille Pfr.*«[146] Weniger als die Hälfte der aus Günzburg verlegten Patienten überlebten ihren Aufenthalt in Kaufbeuren und Irsee.

In den letzten Kriegstagen, am 15. April 1945, wurde die Stadt Günzburg von alliierten Luftverbänden bombardiert; auch die Heil- und Pflegeanstalt war davon betroffen. Dabei wurden zwei Krankengebäude fast völlig zerstört (Haus 43[147] und 42[148]). Die übrigen Gebäude wurden durch Erschütterungen ebenfalls in Mitleidenschaft gezogen. Durch Artilleriebeschuss zehn Tage später wurde auch ein Stallgebäude des Gutshofes zerstört. Zu Todesfällen kam es bei beiden Kampfereignissen nicht. Nachdem die Gebäude der Anstalt wieder aufnahmefähig gemacht waren, sind einige für mehrere Monate von der amerikanischen Militärregierung belegt worden. Auch Haus 40[149], in dem sich das I.G. Farben-Laboratorium befand, wurde von der UNRRA[150], der Nothilfe und Wiederaufbauverwaltung der Vereinten Nationen, belegt.[151]

Nach Kriegsende wurde ein Teil der überlebenden Günzburger Patienten in Kaufbeuren und Irsee im Rahmen der landesweiten Patienten-Rückführung auf Initiative von Direktor Dr. Sighart wieder an die Günzburger Anstalt zurückgeschickt.[152] Eine konsequente Aufarbeitung der Ereignisse von Patiententransporten und -tötungen, Hungerkost, Medikamentenversuchen und Zwangssterilisation fand in den Nachkriegsjahrzehnten kaum statt. So wurden die Ereignisse und Verantwortlichkeiten nicht zweifelsfrei geklärt, es dauerte Jahrzehnte bis zum Beginn der Aufarbeitung.

Aufräumarbeiten in der Nachkriegszeit

Nach Kriegsende wurde die Heil- und Pflegeanstalt Günzburg binnen weniger Monate vom Städtischen Krankenhaus geräumt, auch konnten ab Mai 1945 wieder psychisch Kranke aus den bisherigen Aufnahmebezirken aufgenommen werden.[153] Jedoch noch nicht alle Gebäude standen ihren ursprünglichen Aufgaben bereits wieder zur Verfügung. So war ein Haus von einer US-amerikanischen Sanitätskompanie belegt, in drei weiteren war die UNRRA untergebracht. Ein Gebäude wurde von der Besatzungsbehörde als Station für Geschlechtskrankheiten verwendet. In einem weiteren Trakt wurde 1946 in Haus 50[154] ein Flüchtlingskinderheim eingerichtet.[155]

Schon im Jahr 1945 begann neben den Aufräumarbeiten der Wiederaufbau der beschädigten und zerstörten Gebäude. So erwähnt ein Jahresbericht, dass »*der erhebliche Bombenschaden der Anstalt – mit Ausnahme der Häuser 21*[156] *und 23 – bis Ende 1946 behoben werden*«[157] konnte. 1947 wurden die Wiederaufbauarbeiten von Haus 43[158] soweit fortgesetzt, dass dieses 1948 wieder bezogen werden konnte. Am Südrand des Anstaltsgeländes wurde bereits 1946 mit dem Bau eines eigenen Kinderheimes begonnen. Dieses wurde 1947 fertiggestellt und dem Flüchtlingskommissar Günzburg als Kinderheilstätte übergeben. Dadurch wurde das Haus 51[159] wieder frei und mit Patientinnen belegt. Der Wiederaufbau von Haus 42[160] war 1953 abgeschlossen.

1949 wurden erstmals wieder seit Kriegsbeginn Freizeitangebote für die Patienten erwähnt. So wurden für die einzelnen Abteilungen Radioapparate beschafft, auch fanden eine volkstümliche Theateraufführung sowie zwei Tanzveranstaltungen statt, nachdem die Bombenschäden im Festsaal beseitigt worden waren. Auch die wissenschaftlichen und Fortbildungstätigkeiten des Personals wurden nach und nach wieder aufgenommen bzw. intensiviert. So hielt der kommissarische Anstaltsdirektor Dr. Maximilian Barth[161] 1952 »*für die Studenten des psychologisch-pädagogischen Seminars der theologisch-philosophischen Hochschule Dillingen einen Vortrag über therapeutische Probleme und veranstaltete anschließend eine Führung durch die Anstalt.*«[162] Auch im Jahr darauf »*waren ... die Studenten des psychologisch-pädagogischen Seminars der theologisch-philosophischen Hochschule Dillingen zu einem Vortrag mit Führung in die Anstalt gekommen.*[163]«

In den ersten Nachkriegsjahren gab es keinen amtierenden Bezirkstag. Dessen Aufgaben wurden von der Regierung von Schwaben wahrgenommen.[164] Erst im Juli 1953 wurden die Aufgabenfelder der Bezirke in einer neuen Bezirksordnung gesetzlich neu formuliert.[165] Mit der Übernahme der Trägerschaft durch den Bezirk wurden die bereits laufenden Instandsetzungsarbeiten intensiviert, suchte man nach einer Lösung der Problematik einer dauerhaften Überfüllung. Nach dem von Regierungsbaurat Wilhelm Hauenstein erarbeiteten Rahmenplan wurden in Günzburg zwischen 1954 und 1958 zuerst die Versorgungsbetriebe erneuert, danach erfolgte die Renovierung der Krankenabteilungen.[166]

Im Lauf der 1950er Jahre fanden an der Heil- und Pflegeanstalt umfangreiche Baumaßnahmen statt. 1954 wurde das Flüchtlingskinderheim (Haus 50[167]) teilweise unterkellert, umgebaut und wieder mit psychiatrischen Patienten belegt. Als im Jahr 1955 die Günzburger Heil- und Pflegeanstalt, mit einer Normalkapazität von 500 Betten, mit tatsächlich 700 Patienten untragbar überfüllt war, begann man mit der Ausführung des schon im Konzept von 1910 vorgesehenen dritten Bauabschnitts. Für die damals schon angedachte Vergrößerung auf 1200 Betten hatte seinerzeit der Landrath mit königlicher Genehmigung den Bauplatz zu diesem Zweck erworben.[168] Auf diesem wurden ab 1957 zwei neue Krankengebäude (Haus 45[169] und 55) mit einer Kapazität von je 60 Betten geplant und erbaut. In einem wurde 1959 die sogenannte Männeraufnahme eingerichtet, das andere konnte im selben Jahr als Pflegehaus chronisch kranker Frauen bezogen werden. Auch der Ankauf des ehemaligen Grosse-Anwesens (Haus Harthölzl 57[170]) am Ostrand des Geländes und dessen kompletter Innenumbau sowie Erweiterung um einen Tagessaal mit dazugehörigen Nebenräumen bot Platz als Pflegestation für 30 weitere Patienten.
Das ehemalige Labor der I.G. Farben wurde nach Kriegsende zunächst vom Chemiker Dr. Grosse weitergeführt, ab 1953 von einem Internisten als »*Durant-Laboratorium*«. In dieser Zeit wurden dort ein Chemiker und fünf Hilfskräfte beschäftigt.[171] Nach dessen Auflösung wurden im März 1957 die Räume des ehemaligen I.G. Farben-Labors in eine Luftschutz-Apotheke umgebaut, um für den Katastrophenfall für das Umland Penicillin, Supracyclin, Achnomycin, Protocid und Tetanus-Serum bereitzuhalten.[172]
In der Zeit von 1958 bis 1962 begann man die Versorgungsbetriebe zu erweitern. So wurden an den Gutshof ein Schweine- und Freiluftstall, eine Getreidesiloanlage und ein neuer Rinderstall angebaut.[173] Neben den Neubaumaßnahmen wurde in diesen Jahren eine Reihe kleinerer Umbau- und Renovierungsarbeiten durchgeführt; so zum Beispiel die Erneuerung der Zahnarztstation, der Bau eines Kiosks, die Renovierung der Kirche und des Festsaals, der Ärztewohnungen und die Erneuerung der Schließ- und Telefonanlage.[174] Neben den Kranken-, Ge-

sellschafts- und Versorgungsgebäuden wurden auch die Personalunterkünfte verbessert. So wurden mehrere Zimmer für Auszubildende in den Dachgeschossen sowie vier weitere Reihenhäuser im Pflegerdorf eingerichtet. Auch wurde auf die größere Anzahl an Ärzten reagiert und 1963 an der Reisensburger Straße vier Häuser mit je zwei Wohnungen für die Ärztefamilien eingerichtet. Insgesamt erhöhte sich durch die Neu- und Umbaumaßnahmen die Kapazität der Heil- und Pflegeanstalt von 462 auf 800 Patienten. Die Erweiterungs- und Sanierungsmaßnahmen der Wirtschaftswunderjahre *»beseitigten die ärgsten Missstände und führten zu einer deutlichen Anhebung des allgemeinen Standards.«*[175]
Standen bis Anfang der 1950er Jahre Insulin- und Krampfbehandlungen im Mittelpunkt der psychiatrisch-therapeutischen Diskussion[176], wirkte sich die Entdeckung und Einführung der Neuroleptika auch auf die Behandlungsformen an der Heil- und Pflegeanstalt Günzburg aus. Seit den 1930er Jahren wurden Therapien wie Insulinkomabehandlung (gesichert ab 1938[177]), pharmakologische Krampfbehandlung mittels Cardiazol (ab 1939[178]) und Elektrokrampfbehandlung (ab 1941[179]) eingesetzt. Mit der Einführung von Neuroleptika wurde die Insulinkomabehandlung eingeschränkt, doch habe *»dies seinen Grund vorwiegend in personellen Schwierigkeiten gehabt.«*[180] Erst zu Beginn der 1960er Jahre wurde die Insulinkomabehandlung ganz eingestellt.[181] Der Einsatz der Krampfbehandlung mittels elektrischer Stimulation wurde nach der Einführung der medikamentösen Behandlung von Psychosen mit Chlorpromazin (Megaphen) in Kombination mit dem Phenobarbital (Luminal) ab 1953[182] nur wenig reduziert *(»behauptet dagegen nach wie vor ihren Platz ...«*[183]) und verlor erst gegen Ende der 1960er Jahre an Bedeutung.[184] So waren 1961 etwa 60 Prozent[185], 1965 etwa 80 Prozent aller stationären Patienten in die Pharmakotherapie mit einbezogen.[186]
In der Phase allgemeiner Nachkriegsnot und der Beseitigung der materiellen Schäden, aber auch in den Wirtschaftswunderjahren blieben jedoch die Wiedergutmachung für psychisch Kranke sowie eine Reform der psychiatrischen Versorgung beim Wiederaufbau der Bundesrepu-

blik weit hinter anderen gesellschaftlichen Bereichen zurück. Andere Interessen standen mehr im Vordergrund: so litten die psychiatrischen Einrichtungen unter Überfüllung durch die schlechten baulichen Bedingungen und Unterbringung von Displaced Persons für die medizinische und pflegerische Versorgung stand eine nur ungenügende Anzahl von Beschäftigten zur Verfügung[187]. Der fehlende Umgang bzw. die Verantwortung für die Folgen der erst kurz zurückliegenden NS-Vergangenheit der deutschen Psychiatrie und damit auch der Günzburger Heil- und Pflegeanstalt zeigen, dass die Aufarbeitung der Verbrechen der NS-Psychiatrie eher der Verdrängung, wenn nicht gar Tabuisierung anheim gefallen war, was sich auch in den folgenden Jahren nicht so schnell ändern sollte.

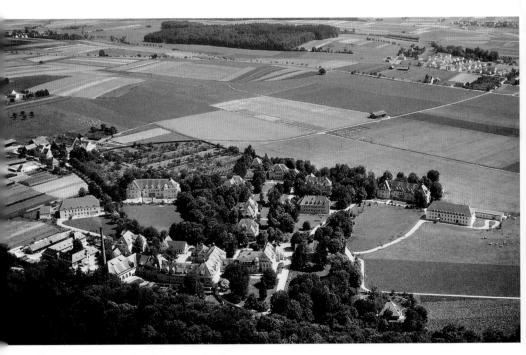

Luftaufnahme der Heil- und Pflegeanstalt 1962

Von der Heil- und Pflegeanstalt zum Nervenkrankenhaus

Auch in den 1960er Jahren erfolgten zahlreiche weitere Umbaumaßnahmen. So wurde beispielsweise die Beheizung von Kohle- auf Ölfeuerung umgestellt sowie die Eigenstromerzeugung eingerichtet. Weiter wurden die Werkstätten umgebaut, eine Müllverbrennungsanlage und ein Besucherparkplatz eingerichtet und das Pförtnerhäuschen samt Hauptzufahrt neu gestaltet. Deutlich weiterreichend waren jedoch die Änderungen in der Struktur des Hauses. Um die Umwandlung in ein Fachkrankenhaus auch äußerlich sichtbar zu machen, wurde zum 1. Januar 1964 die bisherige »Heil- und Pflegeanstalt« in »Nervenkrankenhaus« umbenannt.

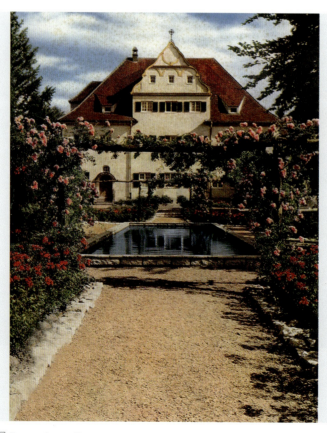

Rosengarten vor Haus 40 um 1970

Von besonderer Bedeutung war für Günzburg der Neubau der neurologischen Stationen. Nach ersten Plänen im Jahr 1963 beschloss der Bezirkstag von Schwaben im Juli 1965 den Bau einer psychiatrischen Aufnahmeklinik, eines zentralen Diagnostik- und Therapiegebäudes und einer neurologischen Abteilung. Nach kontroverser Diskussion über die mögliche Auslastung wurde dem Konzept auch ein Schwesternwohnheim beigefügt.

Auf den Vorschlag des Gründungsrektors der Universität Ulm, Prof. Dr. Heilmeyer[188] hin, im Souterrain der Klinik eine neurochirurgische Abteilung einzurichten, prüften mehrere Kommissionen und Gremien die Eignung der Räume für eine solche Abteilung.[189] Als diese Pläne Ausbauplänen des Bundeswehrlazaretts in Ulm zuwiderliefen, setzte sich der Bezirk Schwaben unter der Federführung des seinerzeitigen Günzburger Direktors Erich Schulz[190] mit dem Verteidigungsministerium in Verbindung, auch einige Bundestagsabgeordnete wurden zu diesen Verhandlungen eingeschaltet. Nach zähen Verhandlungen einigte man sich auf die Errichtung einer neurochirurgischen Abteilung in Günzburg. Ein Grund für diesen Beschluss war die Tatsache, dass sich in Bayern und dem gesamten süddeutschen Raum seinerzeit nur sehr wenige neurochirurgische Abteilungen befanden – in München, Erlangen, Würzburg und Freiburg. Auch eine Besichtigung der neurochirurgischen Abteilung bei der Universitätsklinik Freiburg brachte die Fraktionsvorsitzenden des Bezirkstages zu der Überzeugung, dass es im süddeutschen Raum keine ausreichende Versorgung der Bevölkerung in dieser Hinsicht gab. Direktor Schulz setzte sich intensiv für das Projekt ein und äußerte gegenüber der Presse, dass zwar »*eine Neurochirurgische Abteilung in Günzburg nicht vorgesehen gewesen (sei). Er müsse aber auf Grund der zahlreichen günstigen Umstände darum bitten, einen solchen Vorschlag ernstlich zu erwägen.*«[191] Nach umfassenden Debatten beschloss der Bezirkstag Schwaben im Dezember 1968, dem Nervenkrankenhaus neben einer neurologischen auch eine neurochirurgische Abteilung anzugliedern. So wurde der Bau des neuen Komplexes begonnen, und im Juni 1970 konnte das Klinikum mit Diagnostik- und Therapiezentrum, zwei psychiatrischen und einer neurologischen Sta-

tion unter dem Gründungsdirektor der Neurologie Prof. Dr. von Albert[192] in Betrieb genommen werden. Die neurochirurgische Station war zu diesem Zeitpunkt weitestgehend fertiggestellt, nahm aber aufgrund der umfangreichen technischen Einrichtungen erst im Januar 1971 unter dem ersten Direktor Prof. Dr. Schmidt[193] ihren Dienst auf. Die ursprünglich geplanten Baukosten von 19,6 Millionen fielen mit 24,5 Millionen DM deutlich höher aus.[194]
Dadurch verfügte Günzburg über das Angebot von drei Spezialabteilungen[195] der Nervenheilkunde und konnte damit eine Lücke im Versorgungsnetz schließen, welche »*die Verwirklichung eines solchen Projektes geradezu forderte.*«[196] Mit dem zu diesem Zeitpunkt in der Bundesrepublik Deutschland einmaligen »Günzburger Modell« wurde aus einer Anstalt, die der Behandlung von Menschen mit psychischen Erkrankungen galt, ein ganzes Zentrum, das alle Disziplinen der Nervenheilkunde an einem Standort vereint.[197] Eine weitere spezifische Eigenheit des »Günzburger Modells«[198] besteht daneben in der Vernetzung psychiatrischer und somatischer Krankenversorgung und Integration der Fachbereiche Neurochirurgie und Psychiatrie in die Universität Ulm, was sich seinerzeit auch im Titel »Akademisches Krankenhaus« äußerte.[199] Mit der Ausdehnung des Aufgabenbereichs wurde das Nervenkrankenhaus Günzburg schon 1970 Teil der Medizinischen Fakultät der Universität Ulm.[200] Die neuen Bereiche entwickelten sich rasch zu einem Zentrum, an dem nach neuesten wissenschaftlichen Erkenntnissen gearbeitet wurde und wichtige Entwicklungen ihren Anfang nahmen.[201] Dies beruhte unter anderem auf dem Weitblick von Prof. Heilmeyer, der schon in der Planungsphase »*die ideale Chance durch die Kombination (der Fachbereiche) Neurochirurgie, Neurologie und Psychiatrie*«[202] erkannte, wie auch auf der Initiative von Direktor Schulz, deren Grundgedanken er anlässlich seiner Verabschiedung äußerte: So habe der psychisch Kranke nur dann eine Chance, gesellschaftlicher Diskriminierung zu entgehen, »*wenn die Nervenkrankenhäuser in Allgemeinkrankenhäuser integriert werden und die Universitäts-Psychiatrie wieder zu ihrem Ausgangsort, der Nervenklinik, zurückkehrt(en).*«[203]

So bot sich das Nervenkrankenhaus Günzburg bereits 1971 für die Integration in die Universität an. Nachdem über die Personen der Direktoren enge Verbindung zur Universität Ulm hergestellt war, welche 1971 zur Einbeziehung der neurochirurgischen und neurologischen Klinik führte, traten die laufenden Verhandlungen zwischen der Universität Ulm und dem Bezirk Schwaben in ein weiteres Stadium ein. So wurden die Verbindungen zur Universität Ulm 1974 auch auf die psychiatrische Klinik erweitert. Außerdem wurden zwischen den Verwaltungen Möglichkeiten erörtert, Vorlesungen oder klinischen Unterricht in der Günzburger Klinik abzuhalten.[204]

Isolierstation für Pockenkranke in Schwaben

Als es Mitte der 1960er Jahre wiederholt zu Pockenfällen in Deutschland mit schwerwiegendem Verlauf oder gar tödlichem Ausgang kam, wurden 1967 auf Initiative der Bundesländer in den einzelnen Regierungsbezirken nach neuesten Erkenntnissen prophylaktisch Pockenisolierstationen eingerichtet.[205] Diese standen in erkrankungsfreien Zeiten den Landeskrankenhäusern zur Verfügung, sollten jedoch im Epidemiefall die Erkrankten sowie deren Kontaktpersonen aufnehmen. Auch die Regierung von Schwaben wandte sich an die Landkreise bezüglich der Einrichtung einer Pockenstation für Schwaben und sah *»eine solche Einrichtung zweckmäßig in Verbindung mit einem Nervenkrankenhaus«*[206] an. In den weiteren Verhandlungen zeichnete sich die Entscheidung für das Nervenkrankenhaus Günzburg als in Frage kommender Standort für den Regierungsbezirk Schwaben ab. In Anbetracht der zu erwartenden hohen Baukosten und der bevorstehenden Olympischen Spielen im Sommer 1972 bot die Stadt München ihre finanzielle Beteiligung an der Pockenstation an, wenn diese im Epidemiefall auch den Einwohnern Oberbayerns zur Verfügung stehen würde. Damit wollte die Münchner Stadtverwaltung der Gefahr vorbeugen, *»daß die Landeshauptstadt beim Auftreten eines Kontaktfalles zum Seuchengebiet erklärt«*[207] würde. Geplant wurde ein einstöckiges Gebäude in Atriumbauweise, welches in zehn Zimmern Platz für

20 Betten bot. Mit dieser Bauweise sollte »*man die Isolierung am besten überwachen*«[208] können. Im April 1970 stimmte der Bezirkstag von Schwaben dem Bau der Pockenstation für Schwaben und Oberbayern im Bereich des Nervenkrankenhauses Günzburg zu.[209] Diese Entscheidung war an die Voraussetzung geknüpft, dass sich der Bezirk Oberbayern entsprechend beteiligte und die Baukosten nicht über 2 Mio. DM betrügen.[210] Weitere Stationen existierten bereits für die fränkischen Bezirke in Ansbach und für Niederbayern und Oberpfalz in Regensburg[211]. Doch der Beschluss weckte gleichzeitig die Sorgen und Ängste der örtlichen Bevölkerung; so äußerte der Günzburger Stadtrat »*Bedenken gegen die Errichtung einer Pockenstation in einem dicht besiedelten Raum und in unmittelbarer Nachbarschaft*«[212] zu Krankenversorgungseinrichtungen. Weiter wurden Befürchtungen geäußert hinsichtlich »*nachteiliger psychologischer Folgen für die Stadt*«[213] und für die dort angesiedelten lebensmittelverarbeitenden Betriebe. Auf diese Bedenken wurde reagiert mit umfangreichen Informationen zur Ausführung im seinerzeit modernsten Standard der technischen Ausstattung sowie einer Verlegung der Station an einen weiter entfernten Standort vom unmittelbaren Anstaltsbereich des Nervenkrankenhaus. In Bezug auf die Befürchtungen einer Stigmatisierung durch Presseberichte in Zusammenhang mit der »Pockenstation Günzburg«, einigte man sich auf eine neutrale Bezeichnung des Hauses in »Isolierstation Schwaben-Oberbayern«.[214] Als technische Maßnahmen aufgrund weiterer Erkenntnisse durch erneute Pockenfälle in Deutschland nötig wurden, stiegen während der Bauphase die ursprünglich geplanten Kosten von 1,8 Mio. DM auf schließlich 4,2 Mio. DM an.

So konnte nach zweijähriger Bauzeit am 2. August 1972[215] das aus Fertigteilen errichtete Bauwerk termingerecht fertiggestellt werden. Damit standen kranken und krankheitsverdächtigen Personen 24 Betten zur Verfügung, und die Gefährdung der Olympischen Spiele aufgrund eines Epidemiefalls war gebannt.[216] In der pockenfreien Zeit sollte das Gebäude dem Nervenkrankenhaus Günzburg zur Belegung mit Personal oder Patienten zur Verfügung stehen.[217] Da seit dessen Errichtung bis heute noch nie ein Pockenverdächtiger aufzunehmen war, wurde diese Station von Beginn an für die Versorgung psychiatrischer Patienten genutzt.²¹⁸

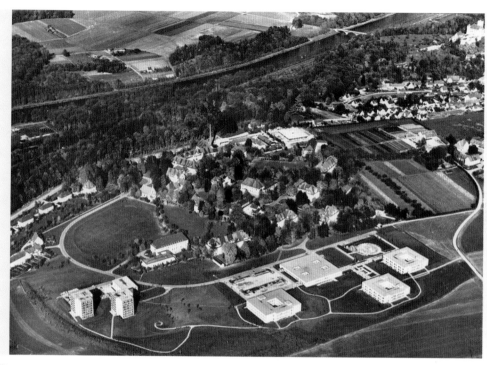

⌐ Luftaufnahme des Nervenkrankenhauses 1973

Länderübergreifende Kooperation mit der Universität Ulm

Waren schon 1970 Verhandlungen mit der Universität Ulm aufgenommen worden, wurden 1973 diese Verbindungen des Nervenkrankenhauses zur Universität mit Beschluss der Einbindung der psychiatrischen Abteilung in die Medizinische Fakultät intensiviert. 1974 erfolgte die Anbindung der Psychiatrischen Klinik an die Universität Ulm.²¹⁹ Der ab April 1974 leitende Direktor des Nervenkrankenhauses Prof. Dr. Eberhard Lungershausen²²⁰ erhielt im August des Jahres seine Ernennungsurkunde zum Honorarprofessor mit allen akademischen

Rechten und Pflichten eines ordentlichen Professors der Universität Ulm.[221] Diese neue Art der Doppelfunktion als leitender Direktor und Professor der Universität Ulm, schuf die in dieser Form in der Bundesrepublik seinerzeit kaum praktizierte Zusammenarbeit zwischen einem psychiatrischen Großkrankenhaus von 1100 Betten und einer Universität unter dem Gesichtspunkt, »*das Potential dieses Krankenhauses für Lehre und Forschung im Rahmen der Universität nutzbar zu machen.*«[222]

Zum Wintersemester 1974/75 wurde der Unterricht für Medizinstudenten der Universität Ulm in Günzburg aufgenommen. So nahmen vor Weihnachten 1974 erstmals 27 Ulmer Studenten an einem vierzehntägigen Seminar in der Psychiatrischen Abteilung im Nervenkrankenhaus teil. Auch in den Bereichen der Neurologie und Neurochirurgie sollten künftig Unterrichtseinheiten im Blocksystem angeboten werden.

Mit dieser gegenseitigen Öffnung beruht das »Günzburger Modell« neben der Überwindung der Schranken zwischen Anstalts- und Universitätspsychiatrie auch auf dem Element der Zusammenarbeit über Landesgrenzen hinweg und zählt zu den ersten Früchten der grenzüberschreitenden Planungsregion Donau-Iller, welche im Januar 1973 durch einen Staatsvertrag zwischen den Bundesländern Baden-Württemberg und Bayern eingerichtet wurde.[223]

Die Verhandlungen gerieten 1974 im Hinblick auf die vom Stuttgarter Landtag beschlossenen finanziellen Einschränkungen und die ungewisse künftige Leitung des Landeskrankenhauses Weißenau etwas ins Stocken, wurden jedoch in einer Besprechung im Stuttgarter Kultusministerium durch Bezirkstagspräsident Dr. Simnacher[224], Prof. Lungershausen und den Rektor der Universität Ulm, Prof. Helmut Baitsch,[225] fortgeführt mit dem Ziel, eine generelle Regelung in der künftigen Zusammenarbeit zwischen der Universität und dem Nervenkrankenhaus zu schaffen.[226]

Mit Unterzeichnung eines Staatsvertrages zwischen dem Bezirk Schwaben und dem Land Baden-Württemberg im September 1977 wurde die Ausbildung der Ulmer Medizinstudenten in Günzburg, die bislang ohne schriftliche vertragliche Regelung erfolgt war, auf eine schriftlich fixierte Basis gestellt. Der Stuttgarter Kultusminister Prof. Hahn[227] würdigte den Vertragsabschluss »*als sichtbares Beispiel der Praktizierung einer Zusammenarbeit in der Region Donau-Iller über die Landesgrenzen hinweg* ... *[der insofern] nicht nur sachlich-organisatorische Bedeutung [habe], sondern* ... *den politischen Willen zum Ausdruck [bringe], die Landesgrenzen durchlässig zu machen.*«[228] Durch diese Kooperation wurden die Günzburger psychiatrische und neurologische Klinik unmittelbar in den Lehrbetrieb der Universität einbezogen, die ärztliche und pflegerische Betreuung der Patienten dem Standard einer Universitätsklinik angepasst. Das Bezirkskrankenhaus Günzburg erhielt damit den Status eines Akademischen Krankenhauses für die Universität Ulm. Ärztliche Direktoren in Günzburg besaßen damit den Rang eines ordentlichen Professors der Universität Ulm und standen gleichzeitig im Dienst des Bezirks Schwaben. Die bei Forschung und Lehre anfallenden Kosten trug dagegen das Land Baden-Württemberg. Die Rahmenbedingungen der Kooperation waren über den Staatsvertrag geregelt.[229]

Im Zuge der Neuordnung des Hochschulwesens in Baden-Württemberg wurde Direktor Prof. Lungershausen später zum Prodekan der Medizinischen Fakultät der Universität Ulm gewählt.[230]

Ein neuer Umgang mit psychisch Kranken?

Mit der Gebietsreform und der Auflösung der Kaufbeurer Zweiganstalt Irsee (1972) wurde eine Reform der Einzugsbereiche der Bezirkskrankenhäuser Schwabens erforderlich. Nach der organisatorischen Neuregelung vom 23. Oktober 1972 gehörten zum Einzugsbereich des Nervenkrankenhauses Günzburg »*der Landkreis Augsburg-West, ohne den Bereich der Landespolizeistation Schwabmünchen, der Landkreis Augsburg-Ost, der Illerkreis, der Günzkreis, das Gebiet Nördlingen-Donauwörth sowie der Landkreis Dillingen.*«[231]

Diese Phase war geprägt von einer bundesweiten Debatte zur psychiatrischen Versorgung, mit ausgelöst durch den Enquete-Bericht des

Deutschen Bundestags von 1975, der von den »*brutalen und menschenverachtenden Realitäten*«[232] in den psychiatrischen Krankenhäusern sprach. Das Ziel der Diskussion war, die Unterbringung von psychiatrischen Patienten grundlegend zu verbessern, wozu in allen psychiatrischen Krankenhäusern erhebliche bauliche Veränderungen (Erweiterungen, Sanierungen und Neubauten) als notwendig angesehen wurden.[233] Diese Debatte wirkte auch in Schwaben nach, so hat im September 1975 der Bezirkstag beschlossen, neben einem neuen Versorgungszentrum auch ein neues Sozialzentrum zu errichten.[234] Ebenfalls in diese Reformphase fällt mit einer neuen »*Satzung über die Struktur der Leitung der Bezirkskrankenhäuser*«[235] die Umbenennung des Nervenkrankenhauses mit Beschluss des Bezirkstags im Mai 1976 in »Bezirkskrankenhaus – Fachkrankenhaus für Psychiatrie, Neurologie und Neurochirurgie«.

Nach Bezirkstagsbeschluss im Oktober 1977 wurden die Behandlungs- und Pflegebereiche getrennt. Parallel dazu wurde ein neuer Generalsanierungsplan zur Renovierung und Erweiterung der Klinik verabschiedet. Darin sah Regierungsdirektor Bessler[236] einen »*historischen Beschluss für die schwäbische Psychiatrie mit Wirkung für die Zukunft*«,[237] welcher auch für andere psychiatrische Einrichtungen Modell stehen sollte.

Dieser Plan sah auch die Renovierung des Pflegebereichs für psychisch kranke Senioren vor. Neben der Renovierung[238] von Haus 40 wurde ein Neubau[239] errichtet, da die Kapazität des gesamten Pflegebereiches bislang auf 100 Betten beschränkt war. Die in diesem Teil der Einrichtung betreuten Bewohner waren in zwei verschiedenen Gruppen untergebracht. Der kleinere Anteil war aufgrund psychischer Erkrankungen nach Günzburg gekommen und sind dort alt geworden – für sie »*stellt das Haus deshalb eine Art ›Ersatzfamilie‹ dar*«[240] – oder sie sind im höheren Alter aufgrund psychischer Störungen ins Haus gekommen und werden dort behandelt.

Mit den Umbauarbeiten an den Häusern 55[241] und 44[242] wurden 1978 weitere umfangreiche Bauprojekte begonnen. Beide Häuser wurden 1980 ihrem Zweck übergeben.[243] Die Gebäude der ehemaligen Schwes-

ternvorschule wurden für Zwecke der geplanten Berufsfachschulen im pflegerischen und therapeutischen Arbeitsbereich umgebaut. So konnte nach Bezirkstagsbeschluss zur Errichtung einer bezirkseigenen Berufsfachschule für Beschäftigungs- und Arbeitstherapeuten in Günzburg im Februar 1980[244] diese im Oktober 1980 ihren Betrieb aufnehmen. Als Folgeeinrichtung wurde außerdem in Trägerschaft des Bayerischen Roten Kreuzes eine private Berufsfachschule für Altenpflege errichtet.[245] Daneben gliederte sich eine Berufsfachschule für Krankenpflege mit 180 Ausbildungsplätzen an, im gemeinsamen Betrieb des Bezirks Schwaben und des Landkreises Günzburg.
Gleichzeitig wurden 1980 die umfangreichen Arbeiten an den Freizeitanlagen beendet; damit standen neben einer Minigolfanlage und Eisstockbahn auch ein Fußballplatz und ein Hartplatz für Ballspiele zur Verfügung. Als Kuriosum dieser Zeit erscheint der 1980 am Bezirkskrankenhaus eingerichtete Streichelzoo mit Lamas, Hängebauchschweinen, Flamingos, Zwergkühen und Ponys mit dem Ziel, den *»Patienten in ihrer Freizeitgestaltung etwas zu bieten. Zudem sollten die Tiere auch ein Mittel sein, die Günzburger Bürger und vor allem Kinder auf das Klinikareal zu locken.«*[246] Dieser Zoo wurde allerdings nach drei Jahren wegen *»Geruchsbelästigung, ästhetischen Gründen und hygienischer Missstände«*[247] wieder aufgelöst. Stattdessen wurde auf dem Gelände des Freizeitzentrums eine Vogel-Voliere mit 80 kleinen Vögeln errichtet.
Laut Jahresbericht für 1981 erreichte die neurochirurgische Abteilung des Bezirkskrankenhauses im elften Jahr ihres Bestehens eine Kapazität von 40 Betten. In den drei vollausgerüsteten Operationssälen wurden in jenem Jahr 1860 Operationen durchgeführt, um die Patienten kümmerten sich neben dem Chefarzt fünf Oberärzte und sechs Assistenzärzte sowie 62 Pflegekräfte, welche von 21 Krankenpflegeschülern unterstützt wurden.[248]

Kooperationen und weitere Entwicklungen

Im Jahr 1978 erfolgte eine Vereinbarung zwischen dem Landkreis Günzburg und dem Bezirk Schwaben über den Bau eines neuen Kreiskrankenhauses auf dem Gelände des Bezirkskrankenhauses. Gemeinsam mit diesem somatischen Krankenhaus, das ungefähr 240 Betten umfassen sollte, wurde eine Verbundversorgung beider Häuser geplant. Diese war jedoch mit den bestehenden Versorgungseinheiten nicht realisierbar, auch eine Erweiterung der vorhandenen Einrichtungen war aufgrund der beengten Platzverhältnisse kaum möglich.[249] Daneben stellte sich auch die Standortfrage. So reifte schließlich die Überzeugung, dass eine gemeinsame Versorgung am besten durch eine neuerbaute Energiezentrale sowie ein Versorgungszentrum zu realisieren sei. Diese Bauarbeiten begannen im Jahr 1980.

Im Verlauf dieser Projektphase wechselte die Ärztliche Direktion des Hauses. So nahm Direktor Prof. Lungershausen einen Ruf auf den Lehrstuhl für Psychiatrie in Erlangen an.[250] Prof. Schüttler[251], der am 1. Juli 1982 seine Nachfolge antrat, sollte laut Pressebericht »*auch Sinn für Wirtschaftlichkeit*«[252] mitbringen. Zugleich begann nun eine Phase der intensiven baulichen Sanierung und differentiellen Strukturierung der Gesamtklinik in überschaubare, teils chefärztlich geführte therapeutische Abteilungen. So wurde im renovierten Haus 45[253] eine Spezialabteilung für die medizinische Rehabilitation von Schlaganfallpatienten und Schädel-Hirn-Verletzten eröffnet[254], welche im Juli 1984 ihre enge Zusammenarbeit mit der neurologischen, neurochirurgischen und psychiatrischen Abteilung aufnahm. Weiter wurden in diesen Jahren die Krankenhauskirchen saniert sowie eine psychosomatische Station eingerichtet.

Das Großprojekt eines Versorgungszentrums für das Bezirkskrankenhaus wie das geplante Kreiskrankenhaus entstand auf dem zwischen Klinikum und Gutshof des Bezirkskrankenhauses gelegenen Areal und sollte neben der Versorgung der Günzburger Häuser auch die Teilversorgung der Kreiskrankenhäuser Krumbach und Ichenhausen übernehmen.[255] Finanziert wurde es gemeinsam durch den Landkreis Günzburg und den Bezirk Schwaben. In diesem Gebäudekomplex wurden verschiedene eigenständige Betriebsbereiche wie Küche, Apotheke und Wäscherei zusammengefasst. So wurden im Bereich der Speisenversorgung eine Spülzentrale, eine eigene Metzgerei und Bäckerei eingerichtet. Seitdem versorgt die Speisenzentrale täglich mit »*bis zu 1350 Mahlzeiten nicht nur ... alle Kliniken Günzburgs, sondern auch [die] Kindergärten und das Casino.*«[256] In der Energiezentrale wurden die Elektrozentrale, die Wasserver- und Abwasserentsorgung, die Abfallbeseitigung sowie die Zentrale für das Gebäudeleitsystem untergebracht.[257] Sie sollte neben der Strom- auch die Wärmeversorgung mittels Wärmepumpe und Gas übernehmen. Zu weiteren Bereichen des Versorgungszentrums zählen seitdem die Medizintechnik, der EDV- und IT-Bereich, die Werkstätten und die Gärtnerei. Die Bauarbeiten wurden 1985 beendet, so dass am 14. Oktober 1985 gleichzeitig die Einweihungsfeierlichkeiten des Versorgungszentrums wie auch des gleich in direkter Nachbarschaft erbauten Kreiskrankenhauses stattfinden konnten. Seit 2008 ist dieses Versorgungszentrum wesentlicher Teil des DLZ (Dienstleistungs- und Logistikzentrum) der Bezirkskliniken Schwaben.

Die unmittelbare Nähe des somatischen Krankenhauses zur psychiatrischen Klinik wurde zu Beginn in Günzburg durchaus kontrovers diskutiert. Doch ein Ziel des Gesamtkonzepts lag laut Bezirkstagspräsidium auch darin, die »*Stigmatisierung geistig kranker Menschen aufzuheben und sie aus ihrem Ghetto zu holen.*«[258]

Zwischen dem neuen Kreisversorgungskrankenhaus und dem bestehenden Bezirkskrankenhaus wurde zeitgleich ein gemeinsames Begegnungszentrum eröffnet. Dessen Bau wurde im April 1984 in einer gemeinsamen Sitzung von Landkreis und Bezirk einstimmig beschlossen. Das Baukonzept umfasste Ladenräume (Selbstbedienungsladen und Friseur), einen Personalspeiseraum sowie eine Cafeteria, die sowohl psychiatrischen wie somatischen Patienten, Besuchern und dem Personal offensteht.[259]

Die Verwirklichung dieses Neubaukomplexes, dessen Spatenstich am 8. Mai 1981 der damalige Bundespräsident Karl Carstens vollzogen hatte, erforderte 170 Millionen DM[260] und war damit die größte Baumaßnahme in der Geschichte des Landkreises. Die Kooperation der

Günzburger Kliniken diente – so Bezirkstagspräsident Dr. Simnacher – als »*Modell der Zusammenarbeit zwischen kommunalen Trägern, aber auch der Integration psychiatrischer und somatischer Krankenversorgung.*«[261] Auf dieser unmittelbaren Nachbarschaft und Vernetzung von somatischer und psychiatrischer Patientenversorgung in direkter Kooperation mit der Universität Ulm beruht das seinerzeit bundesweit Aufsehen erregende »Günzburger Modell«.[262] Dessen verbindende Symbolik hat auch in der gemeinsamen Pforte des Gebäudekomplexes Ausdruck gefunden.[263]

Im Jahr 1986 errichtete der Bezirk Schwaben im Pfortenbereich eine Kapelle als Gedenkstätte an die Opfer der NS-Medizin auf dem Areal der seinerzeitigen Heil- und Pflegeanstalt, welche im November 1987 eingeweiht wurde. Damit setzte die Bezirksklinik ein erstes sichtbares Zeichen in der Auseinandersetzung der Günzburger Psychiatrie mit ihrer NS-Vergangenheit.

Ebenfalls in diese Jahre fallen die Renovierung und Erweiterung von Haus 50 sowie die Vorbereitungen zum Neubau einer therapeutischen Wohnstation[264], sowie der einstimmige Beschluss des Bezirkstages[265], erstmalig eine Institutsambulanz am Günzburger Krankenhaus einzurichten. Mit dessen Umsetzung erweiterte sich das Angebot der Klinik dahingehend, dass Patienten seitdem multiprofessionelle ambulante psychiatrisch-psychotherapeutische Behandlungsangebote in Anspruch nehmen können.[266]

Der Ärztliche Direktor der Bezirkskrankenhauses Günzburg, Prof. Schüttler erhielt 1996 den Kurt-Schneider-Wissenschaftspreis für international herausragende Forschung auf dem Gebiet der Psychosen. In der Neurologie fand in diesem Jahr ein Wechsel statt, so lag seit 1996 die Leitung der Neurologischen Klinik in den Händen von Prof. Widder[267].

Im Juli 1997 beschloss der Bezirkstag Schwaben, die seit Jahren andauernde Zusammenarbeit zwischen dem Bezirk Schwaben und der Universität Ulm in den Bereichen Psychiatrie, Neurologie und Neurochirurgie weiter auszubauen und eine Station für Kinder- und Jugendpsychiatrie am Bezirkskrankenhaus einzurichten. Ein Bedarfsfeststellungsverfahren wurde daraufhin eingeleitet[268], das Projekt kam jedoch nicht zu Stande. Die Neurochirurgie wurde in den folgenden Jahren grundlegend renoviert. Im selben Jahr erhielt der therapeutische Wohnbereich des Bezirkskrankenhauses Heimstatus und ist seitdem als psychiatrisches Pflege- bzw. heilpädagogisches Heim zunächst noch dem Bezirkskrankenhaus mit 124 Plätzen sowie einer Wohngruppe mit 7 Plätzen angegliedert.

1998 vernichtete ein Großbrand eine Stallung im Gutshof des Bezirkskrankenhauses, in der große Mengen Stroh gelagert waren. Ein Aufgebot von 120 Feuerwehrleuten kämpfte eine ganze Nacht gegen den Brand. Sie konnten jedoch nicht verhindern, dass das Gebäude fast vollständig niederbrannte.[269] Der Günzburger Gutshof des Bezirks Schwaben wurde zwei Jahre später privatisiert. Von Herbst 2000 an bewirtschafteten private Landwirte die 120 Hektar großen Freiflächen der Umgebung des Bezirkskrankenhauses. Die zum Gutshof gehörenden Maschinen wurden verkauft, das Gelände blieb dagegen im Eigentum des Bezirks. Das Hauptgebäude des Gutshofes wurde betreuten Wohngruppen von psychisch Kranken zur Verfügung gestellt. An der Stelle des abgebrannten Stadels sollte eine neue Berufsfachschule für Krankenpflege und Beschäftigungstherapie entstehen[270]

Zur Jahrtausendwende wurde ein weiteres sichtbares Zeichen des Gedenkens an die Ereignisse der NS-Vergangenheit an der Günzburger Psychiatrie gesetzt. So erinnert seit Juli 2000 eine Gedenktafel an der Außenseite der kleinen Kapelle im Pfortenbereich an »die stummen Opfer des Dritten Reiches«. Zwar wurde bereits 1987 mit der Errichtung der Kapelle ein Zeichen gesetzt, doch erst durch diese Tafel wurde die Bestimmung nach außen hin deutlich.[271]

Zukunftsweisende Entwicklungen um die Jahrtausendwende

Die Erfordernisse des Universitätsklinikums als Krankenhaus der Maximalversorgung führten zur Einrichtung einer neurochirurgischen Abteilung in Ulm, die von Günzburg aus geleitet wird. Seit Oktober 2003 bestand die neurochirurgische Abteilung im Universitätsklini-

kum am Safransberg mit 14 Betten. Sie zog 2013 mit den weiteren chirurgischen Kliniken und der Universitätshautklinik in das neue Chirurgische Zentrum am Oberen Eselsberg um. Der Leiter der Günzburger Neurochirurgie Prof. Richter[272] setzte sich angesichts der Bedeutung und Akzeptanz des Günzburger Standorts in einem ausführlichen Bericht für dessen Beibehaltung ein.[273] Dies bereitete den Weg zu einer engeren Verflechtung der Günzburger Neurochirurgie mit dem Universitätsklinikum Ulm seit Ende 2006 und hat auch zu einer Intensivierung der Kooperation beigetragen.[274]
Im Frühjahr 2002 begann die Generalsanierung des Klinikgebäudes für die neurologischen Bettenstationen, die vom Freistaat Bayern mit 5,3 Millionen Euro gefördert wurde und bis Anfang 2004 geplant war. Die Forensische Psychiatrie und Psychotherapie wurde seit 2002 mit 80 Betten als eigenständige Klinik geführt. Zum Ärztlichen Direktor wurde in diesem Jahr Dr. Ernst Baljer bestellt. Zur Erhöhung der Sicherheit der forensischen Stationen wurde Haus 44 mit Fenstergittern versehen. Der Gartenbereich des Hauses erhielt einen Sicherheitszaun. Außerdem wurde eine Sicherheitsschleuse eingerichtet. Grund für diese Sicherheits-Maßnahmen waren wiederholte Entweichungen von Forensik-Patienten in den vorhergehenden Jahren.
Im September 2002 wurde in einem Festakt der Leitende Ärztliche Direktor Prof. Schüttler verabschiedet. Seitdem liegt die Ärztliche Direktion der Klinik für Psychiatrie und Psychotherapie II in den Händen von Prof. Dr. Thomas Becker.[275]
Im Oktober des Jahres 2001 wurde an der Donau-Ries Klinik Donauwörth eine Psychiatrische Abteilung mit 16 vollstationären und 20 teilstationären Plätzen eröffnet. Bereits am 8. Oktober wurden die ersten Patienten aufgenommen. Zum Chefarzt der Abteilung wurde Priv.-Doz. Dr. Norbert-Ullrich Neumann bestellt.
Als bedeutende Baumaßnahme wurde 2002 eine Kanalsanierung begonnen. Sowohl das Kanalsystem mit einer Länge von insgesamt 10 km wie auch die Trinkwasserversorgung, bestanden zum Teil seit dem Jahr 1915 sowie seit den Erweiterungen 1968 und 1982 und waren dringend sanierungsbedürftig. Diese Maßnahmen wurden 2006 abge-

schlossen und verursachten Kosten in Höhe von 6,2 Millionen Euro. Als weiteres Großprojekt dieser Zeit gilt die Migration der Gebäudeleittechnik und der zentralen Leittechnik, durch welche in der Energiezentrale auch ein vernetztes Energieverbundsystem geschaffen wurde. Diese und zahlreiche andere Maßnahmen führten dazu, dass der Klinik die höchste europäische Qualitätsauszeichnung im Umweltschutz (EMAS[276]) verliehen wurde.

Auch fanden im Jahr 2002 einige Umzüge in der Psychiatrie und im Heimbereich statt. Im Psychiatrischen Bereich ist Anfang der 2000er Jahre zu beobachten, dass zwar die Zahl der Betten im stationären Bereich abnimmt, sich jedoch die Zahl der Patienten stetig erhöht. Hintergrund dafür sind kürzere Verweildauern und der Ausbau dezentraler und ambulanter Angebote.[277] Insbesondere im Bereich der Psychiatrie wurde als zukünftiges zunehmend maßgebliches Qualitätsmerkmal erwartet, ambulante Angebote in das Spektrum zu integrieren und auch außerhalb der Klinik zu agieren. Mit der Einrichtung einer Substitutionsambulanz zur außerklinischen Behandlung suchterkrankter Patienten mit Ersatzstoffen wurde im August 2005 ein wichtiger Schritt in diese Richtung getan. Eine weitere Entwicklung in gleicher Richtung erfolgte im November 2005 mit der Arbeitsaufnahme des Bereichs »Home Treatment« (Mobiles Krisenteam) als Alternative zur stationären Akutbehandlung für eine Gruppe von bis zu 15 Patienten. Das Modell der häuslich-psychiatrischen Akutbehandlung basiert auf der Erkenntnis, dass Krisen nicht in jedem Fall einer stationären Behandlung bedürfen.

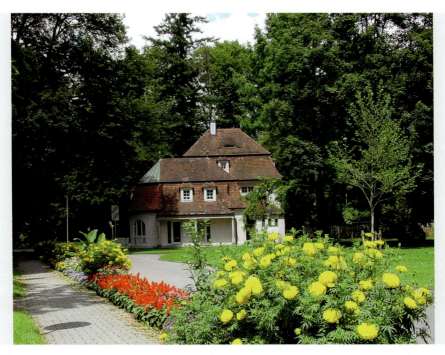

◦ Altes Pförtnerhäuschen

Im September 2005 fanden Feierlichkeiten zum 90-jährigen Gründungsjubiläum des Bezirkskrankenhauses statt. Nach den Eröffnungsvorträgen, unter anderem durch den Bezirkstagspräsidenten Jürgen Reichert,[278] gab es ein breites Angebot an wissenschaftlichen Vorträgen, Führungen durch Arbeitsbereiche und Stationen sowie Vorführungen und Informationsständen.[279] Bei diesem Tag der offenen Tür präsentierte jede einzelne Abteilung für sich ihre Arbeitsfelder und Fortschritte.

Die zurückliegenden zehn Jahre waren geprägt von weiteren Entwicklungen, welche im Folgenden jedoch nur kurz angerissen werden. Beispielsweise fanden zu Beginn des neuen Jahrtausends im Bereich des Umweltschutzes wesentliche Entwicklungen statt. Im Juli 2007 ist das Bezirkskrankenhaus dem »Umweltpakt Bayern« beigetreten. Hierbei handelt es sich um eine Vereinbarung zwischen dem bayerischen

Staatsministerium für Umwelt und der Wirtschaft, welche auf einer freiwilligen Selbstverpflichtung zur Einsparung von Ressourcen und Anwendung umweltschonender Technologien beruht. Auch im ambulanten Versorgungsangebot sind weitere Fortschritte zu verzeichnen. Seit Oktober 2007 wird in der »alten Pforte« an der Reisensburger Straße (durch den Geschäftsbereich WOHNEN und FÖRDERN der Bezirkskliniken Schwaben) eine Tagesstätte für seelische Gesundheit betrieben. Sie dient vor allem als Anlaufstelle für psychisch Erkrankte, denen es schwer fällt, am Erwerbsleben voll teilzunehmen. Ziel ist die Stärkung der Teilhabe am sozialen Leben.

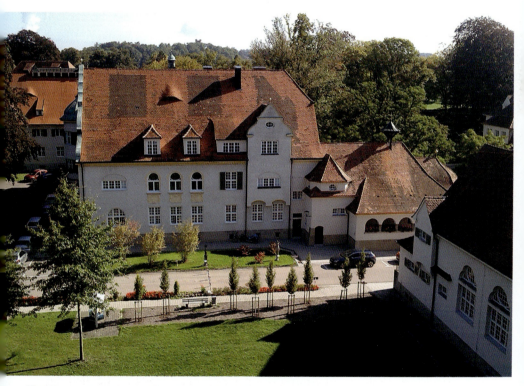

Blick auf das Verwaltungsgebäude des Bezirkskrankenhauses Günzburg

Im Mai 2008 wurden die Forschungsaktivitäten der Klinik für Psychiatrie und Psychotherapie II durch die Arbeitsgruppe Gerontopsychiatrie ergänzt. Weiterhin gehören zum Bezirkskrankenhaus Günzburg eine Abteilung für Neuroanästhesiologie und eine Abteilung Pathologie/ Neuropathologie. Die Leitung der Neurochirurgischen Klinik liegt seit diesem Jahr in den Händen von Prof. Christian Rainer Wirtz[280], der in diesem Jahr auf den Lehrstuhl für Neurochirurgie der Universität Ulm und damit zum Direktor der Klinik berufen wurde. Die Neurochirurgische Klinik nahm im Dezember 2007 ein neues OP-Gebäude in Betrieb. In diesem stehen vier voll ausgerüstete Operationssäle zur Verfügung.

Ebenso zeigte sich auch im Bereich der Ausbildung in den letzten Jahren eine große Weiterentwicklung. Im November 2009 wurde nach langem Warten ein neues Schulzentrum eröffnet. Damit bietet die Klinik Ausbildungsmöglichkeiten in einer Berufsfachschule für Krankenpflege, einer Berufsfachschule für Ergotherapie sowie einer Berufsfachschule für Physiotherapie.

Im Dezember 2010 zertifizierte sich die Klinik für Psychiatrie, Psychotherapie und Psychosomatik (einschließlich der Abteilung an der Donau-Ries-Klinik in Donauwörth) nach den Qualitätsmanagementkriterien der DIN ISO 2008. Nach dem Jahreswechsel begannen im Frühjahr 2011 der Bau der neuen Psychiatrischen Ambulanz sowie der neuen Klinik für Forensik, welche im Frühjahr 2012 bzw. im November 2013 eingeweiht wurden. Heute ist das Bezirkskrankenhaus Günzburg mit knapp 1400 Beschäftigten der größte Arbeitgeber in Günzburg und einer der größten im Landkreis. Nach der umfassenden Sanierung der somatischen Kliniken wie der forensischen Psychiatrie, soll im Jahr 2016 auf dem Günzburger Klinikgelände ein Neubau der Psychiatrischen Klinik begonnen werden.

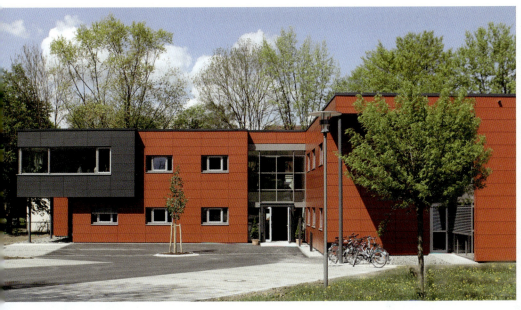

◧ Neubau der Psychiatrischen Institutsambulanz (PIA)

Neben dem Blick auf die zukünftige Entwicklung des Hauses gerät trotzdem der Blick auf die Vergangenheit nicht aus den Augen. Über Jahre geriet das Geschehene der NS-Zeit wohl in Vergessenheit. Doch fanden einzelne Vorgänge in kritischen Werken von Gernot Römer, Ernst Klee, Götz Aly und anderen Erwähnung. Ein verändertes Bewusstsein in der Aufarbeitung zeigte sich mit der Schrift von von Cranach und Siemen zur Rolle der Psychiatrie im Nationalsozialismus[281] sowie mit einer 2008 eingereichten Dissertation von Andreas Görgl[282] sowie durch mehrere Artikel zur Rolle der Günzburger Psychiatrie im Zusammenhang mit der »Aktion T4«.[283] Tabuisierung und Verdrängung der Nachkriegsjahrzehnte sind einer offenen Erinnerungskultur gewichen. Die verantwortungsvolle Aufarbeitung und ein würdevolles Gedenken an die dunklen Jahre der Psychiatriegeschichte wie auch die Erinnerung an die erfolgreiche Geschichte des Hauses finden neben dem weit reichenden Feld psychiatrischer und neurowissenschaftlich-somatischer Versorgung und Forschung ihren angemessenen Platz.

Akademisches Krankenhaus für die Universität Ulm

Georg Simnacher

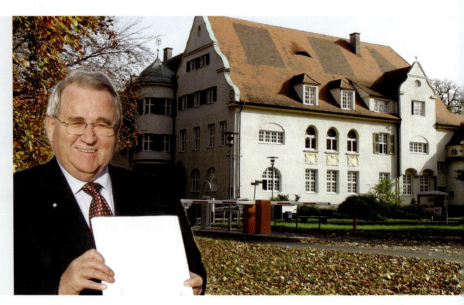

◦ **Georg Simnacher**

Als 1910 der Landrath von Schwaben und Neuburg, der Vorgänger des heutigen Bezirkstags, sich für den zweiten Standort einer schwäbischen Heil- und Pflegeanstalt entschied und sich dabei für Günzburg aussprach, war eines der wenigen Gegenargumente die nahe württembergische Grenze. 1967 wurde ich zum Landrat gewählt. Nun herrschte eine völlig andere Stimmung. Zu den württembergischen Kommunen bestand ein gutes nachbarliches Verhältnis. Das Denken und Handeln bezog sich eher auf raumordnerische und strukturelle Formen. Dies galt ganz besonders hinsichtlich der Stadt Ulm. Die Landesgrenze sollte durch kommunales Zusammenwirken überwunden werden. Deswegen war sogar ein grenzüberschreitender Planungsverband vorgesehen, der auch Wirklichkeit wurde. Zur gleichen Zeit war die neue Universität Ulm im Aufbau, die 1967 ihre Pforten öffnete. Der Bezirk Schwaben hatte zuvor schon in beachtlichem Umfang – noch vor der Psychiatrie-Enquete des Bundes – die während der Kriegs- und Nachkriegszeit vernachlässigte Bausubstanz saniert und modernisiert. Seinerzeit bedurfte es beträchtlicher, auch finanzieller Anstrengungen, um der Psychiatrie wieder zu neuem Ansehen zu verhelfen. Um aber weiter zu kommen, fehlte der akademische Glanz. Der Ärztliche Direktor des Bezirkskrankenhauses, der Psychiater Dr. Dr. Hans Erich Schulz, nahm 1968 erste vorsichtige Kontakte zu der jungen Universität Ulm auf. Sie kamen aber ins Stocken. Obwohl ich damals noch nicht im Bezirkstag war, bat er auch mich, den jungen Landrat, um Unterstützung. Ich war sofort begeistert. Mein Ziel war es, die Günzburger Psychiatrie zu einer Psychiatrie der neuen Universität Ulm aufzuwerten und der fast visionäre, zunächst unvorstellbar erscheinende Plan war zudem, die Ulmer Universitäts-Neurochirurgie in Günzburg anzusiedeln. Dabei fand ich einen entschiedenen Helfer in Prof. Dr. Ludwig Heilmeyer, dem Gründungsrektor der Universität Ulm. Ihn kannte ich bereits. Er hatte sich für seine Arbeit als Rektor ausbedungen, seinen Jugendtraum verwirklichen zu dürfen und die vom Verfall bedrohte Reisensburg zum Gästehaus der Universität und zum Zentrum für internationale wissenschaftliche Zusammenarbeit zu machen. In dem von ihm gegründeten Verein »Internationales Institut für wissenschaftliche Zusammenarbeit Schloss Reisensburg« war ich einer seiner engsten Mitstreiter bei der Restaurierung und dem Ausbau der ehrwürdigen Reisensburg. Wir standen uns freundschaftlich nahe. In manchem Gespräch auf der Burg entwickelten wir die Ideen von der Günzburger Dependance der jungen Ulmer Universität im Nervenkrankenhaus Günzburg, vor allem für die Disziplinen der Psychiatrie und Neurochirurgie.

Leider verstarb Prof. Heilmeyer 1969 viel zu früh. Noch mit seiner Hilfe gelang es, im Günzburger Nervenkrankenhaus die Psychiatrie und die Neurochirurgie als universitäre Lehrstühle zu begründen. Dadurch erhielt das Günzburger Bezirksklinikum als akademisches Krankenhaus der Universität Ulm eine unentbehrliche und wertvolle Ergän-

zung in Forschung, Behandlung und Ausbildung und konnte den Menschen in unserer Region eine bestmögliche Versorgung bieten, wie sie sonst nur in Großstädten vorhanden war, eine einzigartige Einheit, um die uns viele beneideten. Zum Nachfolger von Prof. Heilmeyer auf der Reisensburg wurde Prof. Dr. Theodor M. Fliedner ernannt. Zusammen konnten wir die Achse Ulm-Günzburg weiter ausbauen.
Bereits mit Beschluss des Bezirkstags von Schwaben vom 12. Mai 1976 war die Umbenennung des Nervenkrankenhauses in »*Bezirkskrankenhaus Günzburg – Fachkrankenhaus für Psychiatrie, Neurologie und Neurochirurgie. Akademisches Krankenhaus für die Universität Ulm*« erfolgt. Das Unglaubliche wurde wahr. Unvergesslich ist mir die Stunde in Erinnerung, in der ich dann – schon als Bezirkstagspräsident – am 12. September 1977 im Wissenschaftsministerium in Stuttgart mit dem baden-württembergischen Wissenschaftsminister Prof. Dr. Wilhelm Hahn den Staatsvertrag zwischen dem Land Baden-Württemberg und dem Bezirk Schwaben unterzeichnete, mit dem das Bezirkskrankenhaus Günzburg zum akademischen Krankenhaus für die Universität Ulm wurde. Ein einmaliges Modell der Zusammenarbeit über Landesgrenzen hinweg entstand, wie es im Interesse der Menschen notwendig und sinnvoll ist.
In der Präambel des Staatsvertrages heißt es:
»*Der Bezirk Schwaben ... und das Land Baden-Württemberg ... beabsichtigen, die Zusammenarbeit zwischen dem Bezirkskrankenhaus Günzburg und der Universität Ulm als Einrichtungen innerhalb der Region Donau-Iller zu verstärken durch die Einbeziehung des Bezirkskrankenhauses Günzburg in die medizinische Forschung der Universität Ulm einerseits und die Einbeziehung des Krankengutes des Bezirkskrankenhauses in die Ausbildung der Medizinstudierenden der Universität andererseits und schließen deshalb die folgende Rahmenvereinbarung ...*«
Erstmalig in Deutschland nahm in Günzburg eine allgemeine Klinik für Psychiatrie gleichzeitig Universitätsaufgaben wahr. Auch für die Neurochirurgie wurde von Anfang an höchster akademischer Standard gewährleistet. Für diese Disziplin mussten erst die räumlichen

Voraussetzungen geschaffen werden. Mit der räumliche Nähe des somatischen Kreiskrankenhauses an das Bezirkskrankenhaus war das »Günzburger Modell« geschaffen. Auch diesen Rat verdanke ich Prof. Heilmeyer.

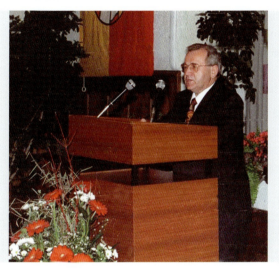

Georg Simnacher war Festredner bei der Jubiläumsfeier zum 75-jährigen Bestehen des Bezirkskrankenhauses Günzburg.

Die beiden Chefärzte für Psychiatrie und Neurochirurgie wurden nun Professoren der Universität Ulm mit allen Rechten und Pflichten eines Ordinarius. Die Berufung erfolgt aufgrund einer Ausschreibung der Universität im Rahmen eines ordentlichen Berufungsverfahrens und der Endbestellung durch den Bezirkstag von Schwaben. Die Zusammenarbeit funktioniert bis heute reibungslos und verständnisvoll. Die Landesgrenze hat sich nie als Hindernis erwiesen. Eine Vielzahl von Einzelheiten im personellen und Sachaufwandsbereich wurden zusätzlich im Vertrag mit einer gleichzeitigen Rahmenvereinbarung geregelt. Mittlerweile hat sich angesichts der weiteren Spezialisierung des Faches Psychiatrie der akademische Rang des Bezirkskrankenhauses Günzburg erheblich erweitert. Dies gilt besonders für die Gerontopsychiatrie und die forensische Psychiatrie.

Die Neurologie als Zwillingsschwester der Psychiatrie konnte zunächst noch nicht mit Ulmer akademischen Würden eröffnet werden. Sie richtete der Bezirk im Rahmen der angestrebten Ganzheitlichkeit der Nervendisziplinen im Jahr 1970 in einem der Neubauten ein, in der Folge erhielt die Klinik ein saniertes neues Gebäude. Die Kombination mit einer Honorarprofessur ist im Rahmen der Neubesetzung der Stelle des Ärztlichen Direktors durch Prof. Dr. Gerhard Hamann, welche am 1. Juli 2014 erfolgt, vorgesehen.

Menschen und ihre Klinik

Gesunde Kooperation. Eine Kurzbetrachtung des Patientenfürsprechers

Günter Klas

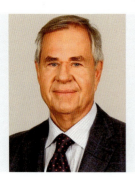

Günter Klas

Das Bezirkskrankenhaus Günzburg erfreut sich einer langjährigen Tradition der Arbeit des Patientenfürsprechers, dessen Aufgaben an dieser Stelle kurz dargestellt werden.
Lange Zeit war dessen Hauptaugenmerk auf die vermittelnde Fürsorge gegenüber den Patienten der Psychiatrie ausgerichtet. Mittlerweile hat sich sein Aufgabengebiet erweitert und inhaltlich verändert. Der demographische und ethische Wandel innerhalb der Gesellschaft, damit einhergehend die Weiterentwicklung von Patientenrechten, veränderte politische und neue, gesetzliche Vorgaben. Nunmehr erstreckt sich sein Tätigkeitsfeld auf alle Kliniken und Bereiche des Bezirkskrankenhauses Günzburg (Psychiatrie, Psychotherapie und Forensische Psychiatrie; Gerontopsychiatrie; Neurologie und Neurochirurgie). Dadurch gewinnt seine Vermittlerrolle immer stärker an Bedeutung.
Der Patientenfürsprecher ist vernetzt mit und erfährt kompetente Unterstützung vom Bayerischen Staatsministerium für Gesundheit, dem Verband Bayerischer Bezirke-München sowie den »amtierenden« Patientenfürsprechern, die in den anderen Bayerischen Bezirkskran-

kenhäusern ihre Aufgaben qualifiziert und engagiert wahrnehmen. In besonders gravierenden Fällen kann er, über den hausinternen Dialog hinausreichend, die Beschwerdestelle für Patientenfürsprecher einschalten. Der Patientenfürsprecher arbeitet ehrenamtlich und ist nicht weisungsgebunden!
Seine Vermittlerrolle ist umfassend und bezieht Patienten, deren Angehörige, den Pflegedienst, die behandelnden Ärzte und nicht zuletzt die Krankenhausleitung in die Prozesse der Problemlösung ein. Er stellt ein sogenanntes niederschwelliges Beschwerde- und Beratungsangebot für alle Betroffenen und Beteiligten bereit. Ausgeschlossen von diesem Angebot sind selbstverständlich Rechtsauskünfte und medizinisch-fachliche Beratungen und Bewertungen. Auf Verlangen erhält er Einsicht in Krankenakten und unterliegt nicht zuletzt deswegen der absoluten Schweigepflicht und hat ebenso die hier relevanten, gesetzlichen Vorgaben des Datenschutzes zu berücksichtigen. Alle wichtigen Gespräche werden dokumentiert, um die Inhalte auch zu einem späteren Zeitpunkt abrufen zu können. Das ist ein Teil von Qualitätssicherung bei der Arbeit des Patientenfürsprechers.
Ganz in diesem Sinne engagiert er sich ehrenamtlich und neutral. Sein Anliegen ist es, zwischen allen Beteiligten auf der Basis selbstgewonnener Lebenserfahrung unter besonderer Berücksichtigung christlich-ethischer Grundwerte zwischen allen Beteiligten vermittelnd zu wirken. Dieser komplexe, zielorientierte Kommunikationsprozess verlangt von allen Beteiligten vorbehaltloses Vertrauen, stete Kooperationsbereitschaft und ein gutes Verständnis dieses Amtes. Erst eine solche Kommunikation, geprägt von Offenheit und Klarheit, ermöglicht es, anderen Mitmenschen Zuversicht zu vermitteln und ihnen die persönliche Zuwendung zuteilwerden zu lassen, die sie insbesondere als Patienten und Angehörige häufiger benötigen, als vielleicht angenommen wird.
Die folgenden Zeilen gewähren einen Einblick in den konkreten Arbeitsalltag des Patientenfürsprechers am Bezirkskrankenhaus.

Aus dem Alltag

Ohne zeitliche Begrenzung für meine Gespräche mit Patienten bzw. Angehörigen versuche ich ihr Vertrauen zu erwerben. Gelingt mir das, sprudeln die individuellen Erlebnisse, die persönlichen Sorgen und Nöte ihres Lebens oftmals gleich der Quelle eines Flusses. Die Patienten spüren, dass der Patientenfürsprecher nicht unter Zeitdruck steht. Er ist jetzt nur für sie allein da und hört ihnen zu. Oft habe ich am Ende von Gesprächen vernommen: »So viel wie jetzt habe ich schon lange nicht mehr von mir erzählt« oder »So lange hat mir noch kein anderer Mensch aufmerksam zugehört«.

Patienten reflektieren ihre gegenwärtige Situation und erhoffen sich durch meine Unterstützung auch die Lösung ihres Anliegens. Gelingt es, ihre Besorgnisse gemeinsam zu einer guten Lösung zu bringen, oder verlassen sie resigniert und unverrichteter Dinge den Ort unseres Gespräches? Leider möchten viele Ratsuchende einfach weggehen, wenn ihre Probleme nicht auf der Stelle zu ihrer Zufriedenheit gelöst werden können. Dann bleibt mir nur die Hoffnung, zu einem späteren Zeitpunkt mit ihnen das Gespräch erneut zu suchen, um doch noch eine tragfähige Lösung herbeizuführen.

Gelegentlich ertappe ich mich dabei, dass es mir genau so ergeht wie dem Patienten. Ich bin von dem gerade Gehörten tief betroffen, sitze im Stuhl und schaue gedankenverloren ins Leere. Ich möchte am liebsten auch einfach aufstehen und gehen; allein sein, mit meinen Gedanken, sie neu ordnen und eine Lösung für das vorgetragene Problem suchen. Dabei sollte ich doch wissen, dass ich mitunter gar nichts bewirke, sondern dass manch ein Problem ausschließlich in ärztliche Hände gehört. Oftmals heilt auch nur die Zeit die Wunden.

Plötzlich klopft es an der Türe und ich werde jäh aus meinen Gedanken gerissen. Es ist ein alter »Bekannter«. Er war schon mehrmals bei mir, hat keine großen Probleme, möchte nur reden, sich einfach dem allgemeinen Klinikalltag für kurze Zeit entziehen. Ärzte, Pflegedienst, Essen alles prima! Nur hat er zu wenig Geld für Zigaretten. Einmal mehr fragt er mich als Nichtraucher nach Zigaretten und schimpft auf seinen Betreuer, der ihm zu wenig Geld gibt. Plötzlich wird er namentlich über

Lautsprecher genannt, springt auf, lacht und freut sich: »Da kommt meine Frau, hoffentlich hat sie Zigaretten für mich dabei!« Und tatsächlich: Sie hatte!
So suchen mich häufiger Patienten in guter Verfassung auf. Andere hingegen sind völlig verzweifelt. Sie verstehen überhaupt nicht, warum sie in der Klinik und unter ärztlicher Obhut sind. Sie drängen nur zurück in die häusliche Umgebung, zum Partner oder zu den Kindern. Ich versuche, sie mit überlegten, ruhigen Worten von der Notwendigkeit ihres Krankenhausaufenthaltes zu überzeugen. Es gilt, ihnen Vertrauen und Hoffnung in die medizinische Leistungsfähigkeit unserer Ärzte und des Fachpersonals nachhaltig zu vermitteln. Denn nur so erfahren Patienten wieder Glauben an ihre Zukunft und neue, bessere Lebensperspektiven nach ihrer Genesung. Sehr oft sind meine Anstrengungen jedoch vergebens, und der Patient verlässt unser Gespräch ohne jegliche Hoffnung für sich. Aber es kommen neue Tage; vielleicht erreiche ich ihn dann besser.
Zwischenzeitlich wird die Kaffeezeit angekündigt. Dadurch scheinen viele vermeintliche Probleme wie weggeblasen. Niemand verlangt mehr nach mir. Es wird Zeit für mich, in meinen Briefkasten zu schauen, der sich auf der Station befindet. Hier kann während meiner Abwesenheit Post für den Patientenfürsprecher eingeworfen werden. Eine gute Gelegenheit, sich ein wenig abzulenken und nachzuschauen, was der Inhalt heute an Überraschungen bereithält: Schnürsenkel, Zigarette oder gar ein Meckerbrief? Nichts von alledem finde ich diesmal vor. Es liegt nur ein einziges, beschriebenes Blatt Papier darin, das mich beim Lesen sofort wieder fröhlich stimmt. Geschrieben in großer, zittriger Schrift ist zu lesen:

An den Patientenfürsprecher! »Danke an die Ärzte und den Pflegedienst für ihre Arbeit. Die Psychiatrie hat mich gesund gemacht. Ich kann nach Hause gehen«. Erfreut darüber las ich die »Botschaft« auch gleich dem anwesenden Pflegedienst vor und verließ dann die Station. Als ich eine Woche später wieder meine Sprechstunde abhalte und nach der Patientin suche, welche beim letzten mal so verzweifelt wirkte, treffe ich sie diesmal in einem ansprechenden Gesundheitszustand an. Daher sieht sie nun auch keinen Anlass mehr für ein weiteres Gespräch. Nach solchen Erlebnissen bin ich immer wieder erstaunt und überrascht, wie häufig Patienten durch ärztliche und pflegerische Maßnahmen nach einer relativ kurzen Verweildauer in unserer Klinik Genesung erfahren. So gibt es in diesem Fall nichts weiter für mich zu tun, als diese Akte zu schließen.

Natürlich ließen sich noch zahlreiche Erlebnisse aus den anderen Kliniken des Bezirkskrankenhauses Günzburg schildern. Jedoch würde das den Rahmen dieser Festschrift überschreiten. Dieser Beitrag möchte einen Einblick vermitteln, dass der Patientenfürsprecher sich um Patienten und Angehörige kümmert, dass er sich als Vermittler zwischen allen am Genesungsprozess Beteiligten versteht. Das gelingt ihm nur, wenn er die bestmögliche Unterstützung bei der Wahrnehmung seiner Aufgaben erfährt. In erster Linie versteht er sich als Fürsprecher der Patienten und steht den Ratsuchenden während ihres Klinikaufenthaltes gerne zur Verfügung. Er kann und darf keine juristische und medizinische Einzelfallberatung anbieten. Bei alledem ist er insbesondere angewiesen auf gegenseitigen Respekt, wechselseitiges Vertrauen und einvernehmliche Zusammenarbeit mit Ärzten, Pflegepersonal und den Klinikleitungen. Es ist mir eine Freude, all das erfahren zu dürfen. Ihnen allen möchte ich anlässlich dieses Jubiläums für die immer wieder gewährte, wertvolle Unterstützung recht herzlich danken.

Freundliche Grüße
Ihr

Günter Klas

Einblicke in die Vereinsgeschichte – Eine Geschichte von Kummer und Ringen um ein Leben in Würde.

Verein der Angehörigen psychisch Kranker in Augsburg e.V.

Gründung des Vereins der Angehörigen psychisch Kranker Augsburg e.V.

In der zweiten Hälfte des vorigen Jahrhunderts setzte eine große Wende in der Geschichte der Psychiatrie ein. Durch die Offenlegung der Zustände in den Heil- und Pflegeanstalten hat der Deutsche Bundestag eine Neustrukturierung in der Versorgung und Behandlung der psychisch Kranken eingeleitet. Zögerlich wurden die betroffenen Familien auch offener im Umgang mit ihren kranken Familienangehörigen. Die damalige Leitung des Psychosozialen Dienstes der Diakonie hat in jenen Jahren Kontakt mit Angehörigen aufgenommen. Sie gab helfende Informationen im richtigen Umgang mit psychisch Kranken. Ein bisschen Trost tat jedem gut, wie auch das Wissen nicht allein zu sein im tragischen Schicksal psychisch kranker Familienangehöriger.
Aus der Not der vom Schicksal betroffenen Familien suchten wir Hilfe. Hilfe aus der Krankheit, Hilfe fürs Leben. In vielen Gesprächen haben eine Handvoll Angehörige mit dem Leiter des Sozialpsychiatrischen Dienstes, Herrn Schulze, und dem Landesvorsitzenden, Herrn Hammer, über die Notwendigkeit der Selbsthilfe gesprochen. Wir wurden überzeugt, dass wir selbst aktiv werden müssten um die Nöte unserer Familien bewältigen zu können.

So gründeten wir 1991 unseren Verein mit Ernst Wehr (1991 –1995) als ersten Vorstand. Und wir machten uns an die Arbeit, Schwerpunkte zu setzen für unser Handeln. Nach dem Wechsel des Vorstands zu Hans Fuchs (1996 –2007) konnte sich der Verein etablieren.

Schwerpunkt Information zur Bewältigung psychischer Erkrankungen
Zunächst war es das Wichtigste allen Angehörigen Informationen zu geben, die Krankheit zu verstehen, sie anzunehmen und mit erkrankten Angehörigen richtig umzugehen. Um dies bewältigen zu können haben wir Fachvertreter und Vertreter der Ämter eingeladen, die uns Einblicke in die Erkrankungen und in die medizinische Versorgung gaben. Wir haben Fachleute aus den Sozialpsychiatrischen Diensten, Rechtsanwälte, Experten fürs Sozialrecht eingeladen, die uns Einblick in die Vielfalt der Versorgungsmöglichkeiten vermittelten. Dazu lernten wir durch Besuche verschiedene Einrichtungen kennen, wie das Thomas-Breit-Haus, Tagesstätten und viele andere im Bezirk Schwaben.

Unter dem Slogan »Angehörige informieren Angehörige« haben wir in einer Vortragsreihe Informationen zum gesamten Komplex psychischer Erkrankungen gegeben. In ein von Psychiatrie-Fachleuten entwickelten mehrstufigen Informationsprogramm für Patienten und Angehörige hat sich Beate Ragnit als Moderatorin am Klinikum rechts der Isar in München ausbilden lassen. Unter dem Slogan »Angehörige informieren Angehörige« gab sie in einer Vortragsreihe Aufschlüsse zum gesamten Komplex Psychosen aus dem schizophrenen Formenkreis. Besondere Bedeutung haben für uns Angehörige die Gruppengespräche, wie sie unser Verein, die Wohlfahrtseinrichtungen und das Bezirkskrankenhaus Augsburg anbieten. Durch die offenen Aussprachen und Diskussionen lernen wir dabei die Situation jedes Einzelnen und den Umgang der Familien mit den Kranken kennen und können daraus wertvolle Erfahrungen für unser eigenes Handeln gewinnen. Unser Informationsangebot umfasst Fragen wie »Was sind psychische Erkrankungen?«, »Dürfen Kranke fixiert werden?«, »Die Bedeutung des Behindertentestamentes«, »Anspruch auf Kindergeld«, »Heimatnahe Versorgung psychisch Kranker«, »Wohnformen für Betroffene«, »Beschäftigungs- und Arbeitsmöglichkeiten«, »Freizeitangebote der Wohlfahrtsverbände«

und vieles mehr. Früher wie heute ist es für uns von großer Bedeutung mit allen öffentlichen Einrichtungen der Gesellschaft ins Gespräch zu kommen.

Die Selbsthilfegruppe Günzburg wurde von Kurt Baugut von 2000 bis kurz vor seinem Tode 2008 als assoziierte selbständige Außenstelle des Angehörigenvereins Augsburg mit großem Einsatz und bewundernswerter Hingabe geleitet. Für seine monatlichen Treffen organisierte er medizinisch-therapeutische und sozialrechtliche Fachgespräche. Ebenso pflegte er zur Bewältigung der Nöte und Probleme der Angehörigen einen intensiven offenen Austausch von Erfahrungen wie auch das informelle Zusammensein. In seiner hilfsbereiten Art war er ständiger Ansprechpartner. Er nahm sich Zeit zum Zuhören und hatte ein offenes Herz für alle bedrückenden Sorgen. Dafür danken wir ihm von Herzen.

Die wirtschaftliche Existenz psychisch Kranker

Ein weiterer Schwerpunkt unserer Arbeit für die erkrankten Angehörigen war die Sicherstellung ihrer wirtschaftlichen Existenz. Die damalige Sozialhilfe war sicherlich eine wertvolle Hilfe für Menschen, die vorübergehend in Not geraten waren. Für lebenslang Kranke und Behinderte war diese Form der Unterstützung bedrückend, da die Kranken keine Chance hatten, je aus eigenen Kräften wieder zu einem selbst bestimmten Leben zurückzukehren. Sie fühlten sich als unnütz abgestempelt und von der Gesellschaft ausgegrenzt. Und wie sollten wir Angehörige uns als gleichwertig anerkannte Bürger unseres Landes fühlen können, wenn wir nach den damaligen Sozialhilferichtlinien verpflichtet waren zur teilweisen oder vollständigen Rückzahlung der Sozialhilfe entsprechend unseres Einkommens. So konnten wir das Gefühl nicht loswerden, dass wir als Schuldige für ein Schicksal bis zu unserem Tode bezahlen sollten.

Wir waren der Überzeugung, dass Staat und Gesellschaft die Verpflichtung hätten, für alle volljährigen, erwerbsunfähigen behinderten Bürger in Solidarität für deren Versorgung auf zu kommen. In dieser Hal-

tung wurden wir bestärkt durch eine Erklärung der beiden großen Kirchen Deutschlands zur sozialen Lage in unserem Land. Sie forderten vom Staat Solidarität und Gerechtigkeit für alle in Not befindlichen Menschen ein.
Der Psychiater Prof. Dr. Klaus Dörner nahm zu dieser ethischen Frage ebenfalls Stellung. Er sagte: »In der Schweiz ist es längst Gesetz, dass der Staat allen erwerbsunfähigen Menschen Hilfe leisten muss.« Und er fügte hinzu: »Was haben wir nicht alles gefordert für die Neugestaltung der Psychiatrie nach 1975, bessere Räumlichkeiten, mehr Personal. Aber die primitivste, die primäre Forderung für eine wirtschaftliche Absicherung der psychisch Kranken haben wir vergessen. Menschen, die lebenslang mit einer psychischen Behinderung leben müssen, sollten Ihre Existenz selbst bezahlen können. Nur so könnten sie auch Selbstbewusstsein und Selbstvertrauen gewinnen.«
Zu dieser Zeit hatte unser Vereinsvorstand bereits eine Denkschrift zur Übernahme der Versorgung schwer behinderter Menschen durch den Staat erarbeitet. Die Grundsätze dieser Schrift haben wir mit Politikern des Bundestages diskutiert. Unser Augsburger Abgeordneter Dr. Christian Ruck hat uns Beistand geleistet und unsere Vorschläge insbesondere dem Sozialministerium nahe gelegt. Zugleich haben wir unsere Idee in einer Petition zur Neugestaltung der Versorgung psychisch Kranker und Behinderter über den Landes- und Bundesverband im Bundestag eingebracht. Darin haben wir klar gelegt, dass sich chronisch Kranke und Behinderte in unserem Land durch das geltende Sozialhilfegesetz als unmündige Bürger ausgegrenzt fühlten. Zugleich empfanden wir Angehörigen, dass wir durch die Verpflichtung der lebenslangen Unterhaltszahlungen gesellschaftlich benachteiligt wären und uns für das zu tragende Schicksal bestraft fühlten. Entscheidenden Einfluss zur Verabschiedung unserer Petition hatten die schwäbischen Abgeordneten, Claudia Roth, Oswald und Klaus Holetschek, der sich persönlich einsetzte, die Petition in die beratenden Ausschüsse des Bundestages einzubringen.
Das Gesetz zur Einführung einer Grundsicherung für dauerhaft Erwerbsunfähige zwischen dem 18. und 65. Lebensjahr wurde zusammen

mit dem für eine Grundsicherung für arme Alte in Kraft gesetzt. Ab dem 1.1.2003 bekamen ca. 340.000 Erwerbsunfähige eine Grundsicherung zur Abdeckung ihres Lebensunterhaltes und konnten sich somit als selbstverantwortliche und selbständige Bürger fühlen. Doch seit 2007 werden wir fortgesetzt mit neuen Problemen konfrontiert.

Aus den acht Gründungsmitgliedern sind heute rund 170 Mitglieder geworden. Der Vorstand hat inzwischen (2007) gewechselt, aber die Arbeit geht unter Beate Ragnit weiter. Es stehen viele Ziele auf der Agenda. Dabei geht es Ihnen neben dem sozialrechtlichen Aspekt auch wesentlich darum, den Angehörigen in emotionaler Hinsicht zu helfen. Wieder müssen wir darum bangen, dass unsere so mühsam errungenen sozialen Verbesserungen für psychisch Kranke und Angehörige scheibchenweise wieder rückgängig gemacht werden. Staat und Gesellschaft wären gut beraten, wenn sie sich die Schweizer Verfassung zum Vorbild menschlichen Handelns nehmen würden, wo zu lesen ist: »Die Stärke eines Volkes misst sich am Wohl der Schwachen.«

Die Geschichte lehrt uns immer wieder von neuem, dass Solidarität und Gerechtigkeit die Grundlagen für ein dauerhaft friedvolles Zusammenleben möglich machen. Um dies zu errreichen, brauchen wir mutige, selbstlose Persönlichkeiten aus Politik und Gesellschaft, die uns helfen.

Wir Angehörigen werden auch in Zukunft für ein faires Sozialrecht kämpfen, denn nur »wer kämpft, kann verlieren. **Wer aber nicht kämpft, hat schon verloren**« (BERTOLT BRECHT).

Selbsthilfe in den umliegenden Landkreisen

Was sind Selbsthilfegruppen?

Selbsthilfegruppen sind freiwillige, meist lose Zusammenschlüsse von Menschen, deren Aktivitäten sich auf die gemeinsame Bewältigung von Krankheiten, psychischen oder sozialen Problemen richten, von denen sie – entweder selber oder als Angehörige – betroffen sind.

Sie wollen mit ihrer Arbeit keinen Gewinn erwirtschaften. Ihr Ziel ist eine Veränderung der persönlichen Lebensumstände ihrer Gruppenmitglieder und häufig auch ein Hineinwirken in ihr soziales und politisches Umfeld.

In der regelmäßigen Gruppenarbeit betonen sie Authentizität, Gleichberechtigung, gemeinsames Gespräch und gegenseitige Hilfe. Die Gruppe ist dabei ein Mittel, die äußere (soziale, gesellschaftliche) und die innere (persönliche, seelische) Isolation aufzuheben[284].

»Selbsthilfe Seelische Gesundheit« (SeSeGe) stellt sich vor

Isabell Schick

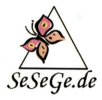

Wer sind wir?

Die SeSeGe wurde im Jahr 2013 unter der Leitung von Isabell Schick über die Diakonie Neu-Ulm gegründet. Die Mitglieder setzen sich aus Menschen zusammen, die ein spezielles Interesse an seelischer Gesundheit haben: Sei es, weil sie als Betroffene selbst an einer psychischen Störung leiden, weil sie Angehörige oder Bekannte von Betroffenen sind, oder weil sie ganz einfach mehr über diese weit verbreiteten psychischen Krankheiten wissen möchten.

Seelische Gesundheit bedeutet ein »Gleichgewicht« zu finden. Zu einem psychischen, physischen und sozialen Gleichgewicht möchten wir unseren Teilnehmern helfen.

Die SeSeGe hat ausschließlich gemeinnützige Ziele, steht allen offen und ist politisch und konfessionell neutral.

Unsere Ziele

- Unser oberstes Ziel ist die gemeinsame Bewältigung von seelischen Krankheiten in all ihren Erscheinungsformen.
- Wir vermitteln Informationen über Entstehung, Verlauf und Therapiemöglichkeiten von psychischen Krankheiten.
- Wir setzen uns für eine zeitgemäße Psychiatrie und Psychologie ein, in welcher auch alternative Methoden ihren Platz haben sollen.
- Wir bieten Informationsabende für Betroffene und Angehörige an, in denen verschiedenste Themen rund um die psychischen Krankheiten bearbeitet werden.

- Wir fördern die Zusammenarbeit mit Organisationen mit gleichen oder ähnlichen Zielsetzungen.

Warum zur SeSeGe?

Es können die unterschiedlichsten Erwartungen zur SeSeGe führen
- Man möchte mehr über sich erfahren
- Man will mehr Wissen über die Krankheit
- Man sucht ein tragendes Netz in Krisensituationen
- Man möchte darüber reden
- Man möchte lernen, mit der Krankheit zu leben
- Man sucht Kontakte für die Freizeitgestaltung
- Man möchte gerne anderen Betroffenen helfen
- man möchte sich in der Öffentlichkeit für Enttabuisierung engagieren

Selbsthilfegruppe »TRANSMITTER – Die Psychiatrieerfahrenen« stellt sich vor

Arno Gutmair, Ulrike Wenger

Unsere Selbsthilfegruppe »TRANSMITTER – Die Psychiatrieerfahrenen« (lat. transmittere – übersetzen, hinübertragen) besteht seit 2009. Seit dieser Zeit haben wir uns mit der Stigmatisierung psychisch Kranker, ihrer sozialpsychiatrischen Situation und Neuigkeiten in der Behandlung befasst. In der Zeit mangelte es uns nie an Unterstützung von Seiten der Caritas, der Selbsthilfekontaktstelle Augsburg und besonders des Bezirkskrankenhauses Günzburg unter Leitung von Prof. Dr. Becker. Diese Unterstützung gewann mit der Zeit an Tiefe und so können wir in Zusammenarbeit mit dem Bezirkskrankenhaus Günzburg jeden Oktober eine Woche der seelischen Gesundheit ausrufen. Die Tatsache, dass sich psychisch Kranke in der Öffentlichkeit unter anderem schämen müssen, lag uns immer am Herzen. Auch hier wurde von unserer Seite aus Öffentlichkeitsarbeit betrieben und wir haben mit unserem Stammtisch in Gaststätten des Landkreises Dillingen und Aktionen, die sich im öffentlichen Raum bewegten, ganze Arbeit in Zusammenarbeit mit dem Bezirkskrankenhaus Günzburg geleistet. Überdies wurde am Bezirkskrankenhaus Günzburg in den letzten zehn Jahren ein großer Schritt nach Vorn in Richtung sozialer Psychiatrie geleistet. Erwähnen darf man hier die neu eingerichtete Tagesstätte, der Bereich »WOHNEN und FÖRDERN« und die neue »Psychiatrische Institutsambulanz«, die ambulant allen psychisch Kranken offensteht und eine sinnvolle Ergänzung zu den niedergelassenen Psychiatern und Psychologen bietet. Überaus erfreulich sind auch andere Neuerungen in der übrigen Psychiatrielandschaft. Die Abschaffung der Entmündigung hin zum modulartigen Betreuungssystem und unter anderem die Schaffung des ambulant betreuten Wohnens, das dem Grundsatz »Ambulant vor Stationär« verpflichtet ist. Weiter erwähnen wir die Schaffung von Zuverdienstarbeitsplätzen in Günzburg und umliegenden Landkreisen und die Förderung und Initiierung von Selbsthilfegruppen und das neue EX-IN-Programm in Schwaben, das es psychisch Belasteten sowohl ermöglicht, die eigene Krankheitsgeschichte zu reflektieren und daraus zu lernen als auch anderen psychisch Erkrankten Hilfestellung in ihrer Genesung beiseite zu stehen. Es hat sich also einiges getan in den letzten Jahren. Dass aber einiges (immer noch?) im Argen liegt, möchten wir hier aber auch nicht verschweigen. Unter anderem werden die Gelder immer knapper, die psychisch Kranken zu Verfügung stehen, insbesondere durch Kürzungen der Leistungen des Staates und immer niedrigeren Renten und Arbeitslosenunterstützungen. Auch auf die prekäre Wohnsituation für Geringverdiener möchten wir zum Schluss noch hinweisen. Da es wohl auch auf längere Sicht immer wieder Probleme psychisch Erkrankter gibt, wird auch unsere Selbsthilfegruppe auch in Zukunft Bestand haben.

Jessicas besondere 100

**16-Jährige aus Illertissen gewinnt Malwettbewerb.
Ihr Bild dient als Vorlage für das Jubiläumslogo
des Bezirkskrankenhauses Günzburg**

Georg Schalk

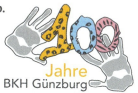

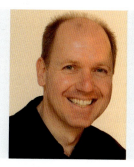

◦ **Georg Schalk**

Mit Kindern hat das Bezirkskrankenhaus Günzburg, wenn überhaupt, nur indirekt zu tun. Mädchen und Buben werden hier in der Regel nicht behandelt. Es gibt aber sehr wohl Anlaufstellen wie die Kindersprechstunde »Fips«, die eine Beratung für Familien mit einem psychisch erkrankten Elternteil anbietet.

Was böte sich also mehr an, als anlässlich des 100. Geburtstages der Klinik auch die Kinder zu berücksichtigen. Das dachte sich der Vorstandsvorsitzende der Bezirkskliniken Schwaben, Thomas Düll, und überzeugte sofort die Krankenhausleitung des Bezirkskrankenhauses. Im Nu war eine Idee geboren: Mädchen und Buben sollten das Jubiläumslogo mitgestalten und die Zahl 100 malen. »Um dieses für uns besondere Jahr auch optisch hervorzuheben, möchten wir an unser bekanntes Logo im Jahr 2015 die Zahl 100 anhängen«, so Leitender Ärztlicher Direktor Prof. Thomas Becker, Pflegedirektor Georg Baur und Regionalleiter Gerhard Kramer in ihrem Initiativschreiben an mehrere Einrichtungen der Kinder- und Jugendhilfe in Günzburg: »Wir hoffen nun, Sie greifen unsere Idee auf und freuen uns schon auf die Ergebnisse.«

Der Kindergarten St. Elisabeth im Stadtteil Reisensburg, die Kinderkrippe kids & company an der Ludwig-Heilmeyer-Straße und »Fips«, die Beratungsstelle für Familien mit einem psychisch erkrankten Elternteil am Bezirkskrankenhaus, waren die Adressaten des Schreibens. Die Kinder erhielten noch einen separaten Brief. »Man kann die Zahl 100 natürlich mit dem Computer schreiben, aber das wäre langweilig und nicht so schön«, heißt es darin. »Viel schöner ist es, wenn die Zahl 100 gemalt ist. Habt Ihr Lust, die Zahl 100 zu malen?«
Die Kinder hatten Lust. Sogleich machten sie sich frisch ans Werk. Die Ergebnisse, die dabei entstanden, können sich sehen lassen. Kunsttherapeut Thomas Wohlwend, der die Aktion federführend begleitete, ist sehr angetan: »Die Kinder waren sehr kreativ. Die einen haben die Zahl, die ihnen die Erzieher vorgezeichnet hatten, ausgemalt. Andere zeichneten die 100 verdreht oder gespiegelt. Manche haben ihre Werke zusätzlich mit Händen, Augen und viel Farben gestaltet.« Für den Kunsttherapeuten war es selbst interessant zu sehen, was da alles auf Papier entstand.
Die Jury, bestehend aus der Krankenhausleitung und dem Vorstandsvorsitzendem Düll, hatte schließlich die nicht ganz leichte Aufgabe, aus 25 Bildern das schönste herauszusuchen. Mitgemacht haben ausschließlich Mädchen und Buben, die keine Kinder von Mitarbeitern des Bezirkskrankenhauses sind. Am Ende wurde es die Arbeit der 16-jährigen Jessica Schwegler. Sie stammt aus der Kindersprechstunde »Fips«. Malen ist schon lange ihr Hobby, erzählt Jessica, die aus Illertissen stammt. Zuhause hat sie einige Mappen mit selbst gemalten Bildern. Als sie begann, ein Bild für das Bezirkskrankenhaus zu gestalten, dachte sie daran, wie wichtig es ist, im Leben zufrieden zu sein. Mit einigen Symbolen hat sie die Familie dargestellt, die für sie große Bedeutung hat. »Das Krankenhaus ist wichtig, damit man sich wieder was traut«, berichtet die 16-Jährige. Aus diesem Grund findet sich in der ersten Null der Zahl 100 eine Leiter, auf der ein Fallschirmspringer hochklettert und am anderen Ende sich traut, hinunterzuspringen. »Mir hat es Spaß gemacht, mich an diesem Wettbewerb zu beteiligen«, resümiert sie. »Ihr Bild ist sehr bunt. Sie hat eine Collage gemacht und den Hintergrund ornamentiert«, beschreibt Pflegedirektor Baur das

Siegerwerk. Zum Dank luden er und Kunsttherapeut Wohlwend die Preisträgerin ein und überreichten ihr ein Buch über allerlei Maltechniken sowie einen Blumenstrauß.

Ursula Nerlinger (Bezirkskliniken Schwaben) und Margarete Förster (Diplom-Designerin FH) machten sich anschließend daran, das prämierte Bild grafisch aufzubereiten. Sie sorgten dafür, dass aus dem bunten Originalbild ein kleines, aussagekräftiges Logo wurde. Es soll während des gesamten Jubiläumsjahres des Bezirkskrankenhauses Günzburg verwendet werden – angefangen von den Briefköpfen bis hin zu allen Publikationen. »Eine tolle Sache«, findet Vorstandsvorsitzender Düll, »wie eine spontane Idee hoch kreative Aktivitäten auslösen und dementsprechende Ergebnisse hervorbringen kann«.

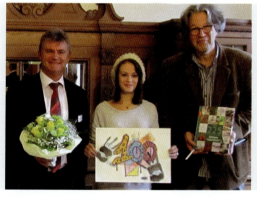

Pflegedirektor Georg Baur (links) und Kunsttherapeut Thomas Wohlwend überreichten der Siegerin des Malwettbewerbs, Jessica Schwegler, Blumen und ein Buch.

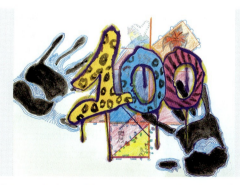

Das ist das Siegerbild von Jessica, aus dem das Jubiläumslogo kreiert wurde.

Familie in der Psychiatrie

Susanne Kilian, Maren Pfetsch, Karsten Tschauner

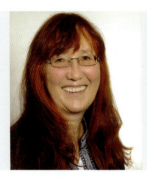

Susanne Kilian

Vor hundert Jahren wurden Kinder nicht als betroffene Angehörige psychisch belasteter Menschen angesehen. Zum einen gab es Hinweise, dass Menschen mit psychischen Erkrankungen damals seltener Kinder hatten, zum anderen kompensierten die damals häufiger bestehenden Großfamilien vermutlich die psychosozialen Auswirkungen der Erkrankung. Durch das Recht von psychisch kranken Menschen, Kinder zu haben und aufzuziehen, gibt es seit Kriegsende neue Aufgaben für die Psychiatrie.

Zwar werden Patienten, die an einer psychischen Störung leiden, grundsätzlich nach der familiären Belastung befragt – aber daraus den Schluss zu ziehen, dass es eine familiäre Belastung gibt und es deshalb Prävention insbesondere auch für die Kinder psychisch belasteter Eltern geben muss, war erst durch den Impuls der Jugendhilfe möglich. Es fehlte bundesweit an spezifischen Hilfen für die Kinder, die vor allem erst als Betroffene wahrgenommen wurden, wenn sie auffällig wurden.

Darüber hinaus gab es für psychisch kranke Eltern bis 1995 kaum ambulante Hilfen durch die Jugendhilfe. Eine psychische Erkrankung eines Elternteils galt als Ausschlusskriterium für eine sozialpädagogische

Familienhilfe. Nur im Extremfall gab es Hilfen durch das Jugendamt. Diese mündeten oft in einen Entzug des Sorgerechts. So entwickelten sich auf beiden Seiten Vorbehalte. Aus Sicht der Erwachsenenpsychiatrie unterstützt die Jugendhilfe die Patienten nicht, und aus Sicht der Jugendhilfe gestaltet sich die Kooperation schwierig, da man nicht rechtzeitig Informationen erhält, wenn ein Kind gefährdet ist. Darüber hinaus gibt es weitere Hindernisse: Beide Systeme unterscheiden sich hinsichtlich der Aufträge, der Organisation, der Zeitvorstellung und der Sprache. Kooperation ist daher oft geprägt durch die daraus resultierenden Irritationen. Allerdings ist die Klinik der Ort, an dem die Eltern am ehesten Hilfe suchen und vor allem annehmen.

Die Klinik für Psychiatrie, Psychotherapie und Psychosomatik am Bezirkskrankenhaus Günzburg stellt sich dieser Verantwortung seit 2004. In diesem Jahr wurde der Arbeitskreis »Kinder psychisch belasteter Eltern« gegründet, in dem sich regelmäßig Vertreter der Jugendhilfe und der Klinik treffen, um gemeinsam zu beraten, wie die Kinder besser unterstützt werden können.

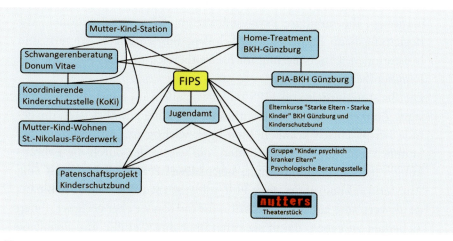

Netzwerk an Hilfen, die aus dem Arbeitskreis »Kinder psychisch belasteter Eltern« entstanden sind

FIPS – Beratung für Familien mit einem psychisch belasteten Elternteil

Durch Spenden gelang eine Anschubfinanzierung für FIPS (Familie in der Psychiatrie) im Jahr 2006. Seit 2008 ist FIPS ein Bestandteil der psychiatrischen Ambulanz. Bis Ende 2013 nahmen 240 Familien mit psychisch belasteten Elternteilen die Hilfen von FIPS in Anspruch.

An erster Stelle der möglichen Veränderungen standen für die Familien eine bessere Krankheitseinsicht des betroffenen Elternteils und der offenere innerfamiliäre Umgang mit der Erkrankung mit dem Ziel einer Veränderung der familiären Kommunikation. Darüber hinaus wurden weitere Hilfen gesucht zur Unterstützung bei Erziehungsaufgaben der Eltern sowie Hilfen im psychosozialen Bereich bei Bedarf initiiert.

Unter Beteiligung aller Betroffenen, auch von anderen Helfern sowie wichtigen Bezugspersonen für die Familie, soll erreicht werden, individuelle Lösungswege für die Familien zu finden und vorhandene Ressourcen zu nutzen und zu stärken. Diese neue Form der Hilfe bedeutet eine Entlastung aller Familienangehörigen durch die vielseitigen Informationen, die familiäre Psychoedukation, Kriseninterventionen, die Begleitung beim Besuchen von Schulen, Einrichtungen, Ämtern und Institutionen, Unterstützung im Freizeitbereich und das Angebot von Familientherapie.

Die Beratungsarbeit von FIPS findet vor allem im häuslichen Umfeld statt. Zum einen ist so die Kontinuität der Hilfe gewährleistet, die gerade bei psychisch kranken Menschen wichtig ist, zum anderen bekommen auch die Familien Hilfen, die wegen der durch die Erkrankung verursachte Immobilität, beispielsweise verursacht durch eine Angsterkrankung, sonst ohne Hilfen bleiben würden. Darüber hinaus ist die vertraute häusliche Situation für die Kinder eher geeignet, ihnen Sicherheit zu geben, damit sie offen über ihre Gefühle und Probleme sprechen können.

Die Beratungsstelle ist zudem ein Ansprechpartner für Ämter, Institutionen und für andere Hilfsangebote und Beratungsmöglichkeiten, die oftmals Schwierigkeiten bei der Kontaktaufnahme und vor allem der inhaltlichen Arbeit mit den betroffenen Familien haben. Insbesondere soll FIPS helfen, den Institutionen der Jugendhilfe eine Brücke zu bauen.

In Günzburg entstand zusätzlich eine Gruppe für Kinder, die außerhalb der Klinik von der psychologischen Beratungsstelle der katholischen Jugendfürsorge Augsburg unter Leitung von Herrn Geis angeboten wird.

Bundesweit gibt es keine vergleichbare Unterstützung für Familien mit einem psychisch belasteten Elternteil, wie sie von FIPS angeboten wird. Die Besonderheit der aufsuchenden Hilfe aus der Psychiatrie heraus ist ein Teil des erfolgreichen Konzeptes. Kinder werden in ihrem Umfeld besucht und sprechen daher offener und leichter über ihre Sorgen.

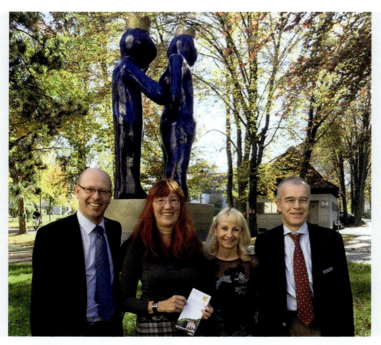

Sie engagieren sich von Anfang an für das Netzwerk, das Kindern psychisch kranker Eltern hilft: (von links) Thomas Düll, Vorstandsvorsitzender der Bezirkskliniken Schwaben, die Mentorin Susanne Kilian von der Beratungsstelle FIPS, Barbara Hellenthal von der Fachstelle Sozialdienst beim Landratsamt Günzburg sowie Thomas Becker, Leitender Ärztlicher Direktor des Bezirkskrankenhauses.

Elterngruppe »Starke Eltern – Starke Kinder«

Im Frühjahr 2012 entstand durch Gespräche mit dem Kinderschutzbund Günzburg die Idee für ein neues Angebot in der Klinik: eine Gruppe anzubieten für solche Patienten, die Eltern von minderjährigen Kindern sind und ihnen einen regelmäßigen Austausch zu ermöglichen. In Kooperation mit dem Kinderschutzbund gibt es nun seit Mai 2012 einen fortlaufenden Elternkurs, der sich an das Konzept »Starke Eltern – Starke Kinder« anlehnt. Die dort behandelten Themen sind unter anderem: Kommunikation in der Familie, Konfliktbewältigung, Umgang mit Gefühlen, Grenzen setzen, aber auch der Umgang mit der psychischen Belastung und die Auswirkungen auf die Kinder. Im Bedarfsfall kann auf bestehende Hilfsmöglichkeiten hingewiesen und diese können vermittelt werden. Die Gruppe trifft sich wöchentlich, Patienten in ambulanter oder stationärer Behandlung können in Absprache mit ihrem Therapeuten jederzeit als Teilnehmer einsteigen.

Das Angebot wird gut angenommen und inzwischen von durchschnittlich jeweils acht Teilnehmern besucht, gleichermaßen Frauen und Männer. Die Rückmeldungen der Teilnehmer zeigen, dass der Austausch mit anderen Eltern entlastend wirkt und dass sie hilfreiche, neue Impulse für ihren Familienalltag mitnehmen können. Auch äußern einige Teilnehmer Interesse, einen Elternkurs außerhalb der Klinik zu besuchen.

Mutter-Kind-Einheit auf Station 42

Seit Februar 2011 gibt es im Bezirkskrankenhaus Günzburg auf Station 42 die Möglichkeit einer Mutter-Kind-Behandlung. Was zunächst auf einer anderen Station begonnen hatte als »Rooming in«-Möglichkeit für psychisch erkrankte Mütter, die sich nicht von ihrem Kind trennen wollten, wurde schrittweise zu einer multiprofessionellen Mutter-Kind-Behandlung ausgebaut. Es gibt drei Behandlungsplätze, integriert auf einer offenen Station, mit Schwerpunkt affektive Erkrankungen. Die Aufnahme mit Kind bis zum Alter von 2 Jahren ist möglich.

Die Station bietet folgende spezielle Angebote für Eltern mit Kind:
- Entwicklungspsychologische Beratung mit Mutter-Kind-Interaktionsanalyse
- pflegerische Unterstützung und Anleitung bei der Versorgung des Kindes
- Kunst-und Musiktherapie mit Kind
- klinikinterner Elternkurs nach dem Konzept »Starke Eltern – Starke Kinder«
- externe Unterstützung durch eine Hebamme und einen Kinderarzt
- physiotherapeutische Angebote für Eltern und Kind
- Angehörigengespräche.

Folgende Behandlungsziele werden verfolgt:
- umfassende Behandlung der zugrundeliegenden psychischen Erkrankung
- Verbesserung der Eltern-Kind-Interaktion, Aufbau einer positiven Beziehung
- Stärkung der familiären Kompetenzen
- Hilfe beim Aufbau eines stabilen sozialen Netzwerkes

Eine die Kinder belastende Trennung von der Hauptbezugsperson kann so vermieden werden. Auch können Mütter, die eine stationäre psychiatrische Behandlung benötigen, durch die Möglichkeit der Mitaufnahme des Kindes eher motiviert werden, sich in Behandlung zu begeben. Die drei Plätze sind permanent belegt, es besteht also eine hohe Nachfrage.

Fazit

Es hat sich in den letzten Jahren bei der Familienhilfe für psychisch erkrankte Eltern viel getan. Jedoch ist es erforderlich, dass in der Klinik die Kinder der Patientinnen und Patienten noch stärker wahrgenommen werden, um rechtzeitig helfen zu können, und damit die Kinder nicht selbst noch zu Patienten werden.

Von der Kreisirrenanstalt zum Bezirkskrankenhaus Günzburg

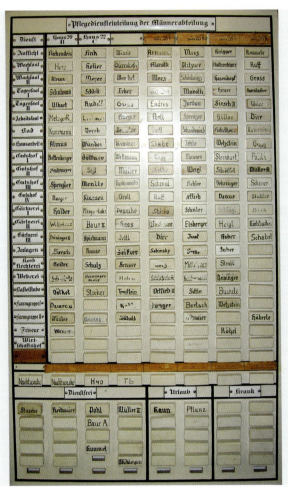

1920er Jahre: Historische Dienstplantafel des Pflegedienstes

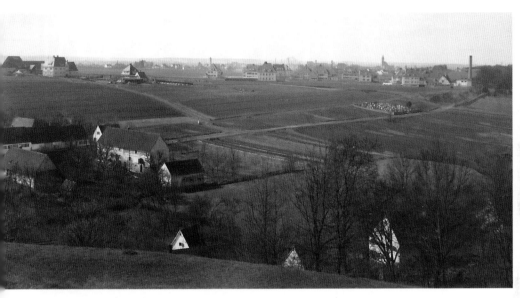

⊙ Um 1940: Blick von der Reisensburg auf die Anstalt

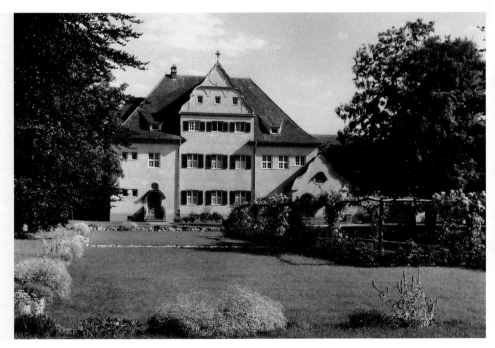

⊙ Um 1970: Haus 40 mit Rosengarten

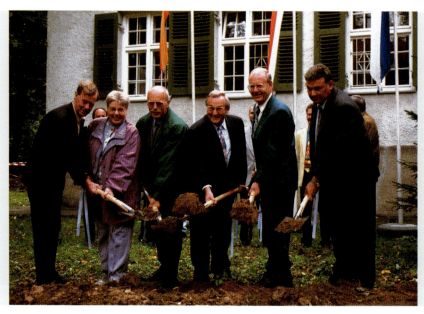

1994: Spatenstich zu Haus 41:
(von links) Direktor Reinhold Schüttler, stellvertretende Pflegedirektorin Theresia Schlott, Bau-Architekt, Bezirkstagspräsident Georg Simnacher, Oberbürgermeister Rudolf Köppler sowie Bezirksrat und Krankenhausreferent Helmuth Zengerle.

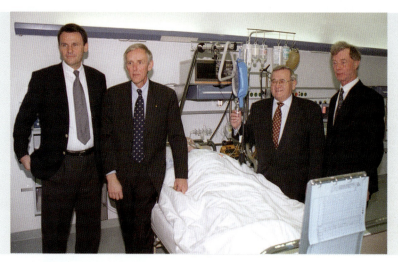

1997: Einweihung der ersten Schlaganfallstation »Stroke Unit«:
(von links) Bernhard Widder, Hans-Peter Richter, Georg Simnacher, Reinhold Schüttler.

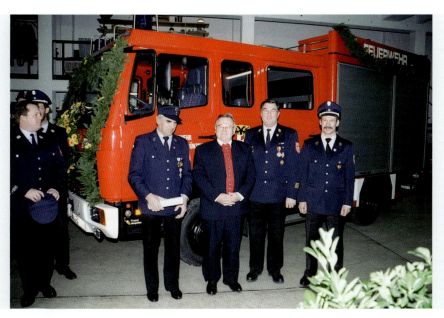

◦ 1997: Einweihung des neuen Feuerwehr-Autos:
(von links) Kreisbrandmeister Albert Müller, Joseph Seibold (Werkfeuerwehr Bezirkskrankenhaus),
Bezirkstagspräsident Georg Simnacher, Kreisbrandrat Siegbert Wieser,
Kommandant Gerhard Müller (Werkfeuerwehr des Bezirkskrankenhauses).

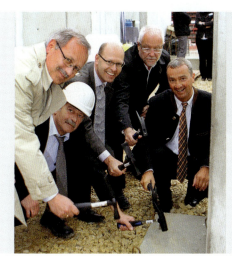

◦ 2011: Grundsteinlegung zur neuen Forensik am Bezirkskrankenhaus Günzburg:.
(von links) Landrat Hubert Hafner, Architekt Martin Feldengut, Vorstandsvorsitzender Thomas Düll,
stellvertretender Direktor der Forensik Rüdiger Vogel, Oberbürgermeister Gerhard Jauernig.

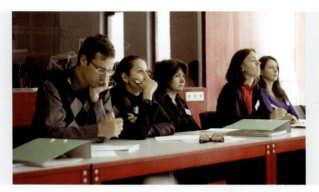

⌐ 2011: Junge Psychiater und Psychologen aus Deutschland, Polen und der Ukraine kamen 2011 auf Schloss Reisensburg zur ersten »Summer School Psychiatrie« zusammen.

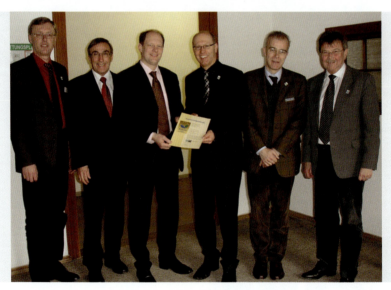

⌐ 2012: Umweltschutz ist ein wichtiges Unternehmensziel am Bezirkskrankenhaus Günzburg. Nun wurde das Bezirkskrankenhaus Günzburg für nachhaltiges Umwelt-Management als EMAS-Betrieb (Eco-Management and Audit Scheme) ausgezeichnet.

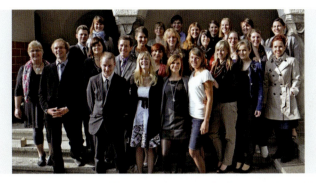

◦ 2013: 20 Schülerinnen und fünf junge Männer haben ihr Examen an der Berufsfachschule für Krankenpflege der Bezirkskliniken Schwaben am Bezirkskrankenhaus Günzburg erfolgreich absolviert. Das Foto zeigt die Abschlussklasse mit ihrer Lehrerin Astrid Kindermann.

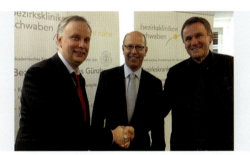

◦ 2014: Thomas Düll (Mitte), Vorstandsvorsitzender der Bezirkskliniken Schwaben, freut sich, dass der Stabwechsel in der Günzburger Neurologie von Bernhard Widder (rechts) zu Gerhard Hamann so harmonisch verlaufen ist.

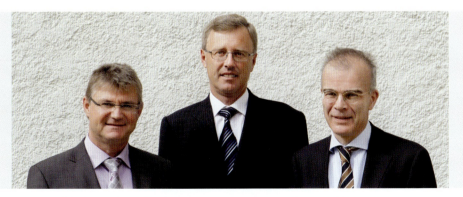

◦ 2014: Krankenhausleitung: (von links) Pflegedirektor Georg Baur, Regionalleiter Nord Gerhard Kramer, Leitender Ärztlicher Direktor Thomas Becker.

Psychiatrie – Klinik

Psychiatrie – Klinik
Thomas Becker, Jürgen Schübel

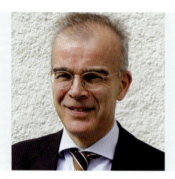

Thomas Becker

Die Klinik für Psychiatrie, Psychotherapie und Psychosomatik im Bezirkskrankenhaus Günzburg versorgt Menschen mit psychischen Erkrankungen, die der stationären, teilstationären oder (Instituts-)ambulanten Behandlung bedürfen und in einem Einzugsgebiet von ca. 650.000 Einwohnern im überwiegend ländlichen Nord- und Mittelschwaben wohnen. Selbstverständlich erreichen die Angebote der Klinik auch Menschen, die außerhalb des Einzugsgebietes wohnen. Die Gründung der Abteilung Allgemeine Psychiatrie und Psychotherapie an der Donau Ries-Klinik Donauwörth im Jahr 2001 markierte einen mutigen Schritt zur Dezentralisierung im ausgedehnten ländlichen Einzugsgebiet.

Die Gründungen der Psychiatrischen Institutsambulanzen in den Jahren 1993 (Günzburg) und 2001 (in Donauwörth) haben das Angebot psychiatrisch-psychotherapeutischer Behandlung in der Region wesentlich bereichert, die multiprofessionelle Behandlung von Patienten mit schweren Beeinträchtigungen ist hinzugetreten – und der Hausbesuch ein Standardbestandteil der Behandlung geworden. Die Arbeit der Psychiatrischen Institutsambulanz wird seit 2005 sinnvoll durch das Angebot wohnortbasierter Akutbehandlung, des sogenannten Home

Treatment, ergänzt. Inzwischen sind Home Treatment Teams an beiden Standorten (in Günzburg und Donauwörth) tätig. Hinzugetreten sind mit dem Jahr 2004 die Beratungsstelle FIPS (Familien in psychosozialen Krisen) zur Betreuung von Familien mit einem psychisch erkrankten Elternteil (oder mit beiden Eltern mit psychischen Erkrankungen) und im Jahr 2010 eine Mutter-Kind-Einheit mit Rooming-in der Kinder und einem multiprofessionellen Spezialangebot im Rahmen einer größeren Krankenstation.

Wesentliche weitere Impulse für die Gestaltung der Krankenversorgung waren die Gründung der Abteilung Psychotherapeutische Medizin und Psychosomatik im Jahr 1980, die auf eine 40jährige Geschichte psychotherapeutischer Medizin bei nicht-psychotischen und psychotischen psychischen Störungen zurückblicken kann. Mit der Gründung einer chefärztlich geleiteten Abteilung wurde der dort geleisteten Pionierarbeit Rechnung getragen. Ebenso hat die Gründung der Abteilung Gerontopsychiatrie und Akutgeriatrie im Jahr 2010 einen wesentlichen Neuerungsimpuls bedeutet; die Klinik freut sich, einer der wenigen Anbieter stationärer akutgeriatrischer Versorgung aus der Gerontopsychiatrie heraus zu sein. Wichtige Synergieeffekte ergeben sich durch die Kooperation mit der traumatologisch orientierten akutgeriatrischen Einheit im Kreiskrankenhaus Günzburg.

Der Aufbau eines zeitgemäßen Teams zur Durchführung der Elektrokonvulsionstherapie im Jahr 2006 wurde durch die Kooperation mit der Abteilung Neuroanästhesie ermöglicht, so dass die Klinik Zuweisungen im Indikationsgebiet so genannter therapieresistenter Depressionen erhält. Seit 2009 trat in der Behandlung von Menschen mit Opiatabhängigkeit (in niedriger Zahl) die Substitutionsbehandlung mit Opioiden hinzu. Eine Tagesklinik für Menschen mit psychischen Erkrankungen, z. B. in den Indikationsbereichen Allgemein- und Gerontopsychiatrie würde die Angebote am Standort Günzburg sinnvoll ergänzen, die Abteilung in Donauwörth verfügt bereits über ein solches Behandlungsangebot. Der Neubau der Psychiatrischen Institutsambulanz in Günzburg, der im Jahr 2012 eröffnet wurde, hat das Bauensemble sinnvoll ergänzt, die verkehrsgünstige Lage und der

lichte Innenraum der Psychiatrischen Institutsambulanz sind überzeugend.
Aktuell ist die Planung eines Neubaus für die Klinik für Psychiatrie, Psychotherapie und Psychosomatik das größte Einzelprojekt der Klinik – die Herausforderung kann genau benannt werden: Es geht um die Neugestaltung stationärer, teilstationärer, ambulanter und gemeindepsychiatrischer Psychiatrieversorgung nach genau einhundert Jahren des Bestehens.

Tabelle 1 **Funktionsbereiche / Abteilungen der Klinik für Psychiatrie, Psychotherapie und Psychosomatik / Klinik für Psychiatrie und Psychotherapie II der Universität Ulm**

- Allgemeinpsychiatrie
- Abhängigkeitserkrankungen
- Psychiatrische Institutsambulanz (PIA)
- Mobiles Krisenteam (Home Treatment)
- Abteilung für Gerontopsychiatrie / Akutgeriatrie
- Abteilung für Psychotherapeutische Medizin und Psychosomatik
- Abteilung für Psychiatrie und Psychotherapie an der Donau-Ries-Klinik in Donauwörth

Tabelle 2 **Behandlungsplan (mögliche Therapiekomponenten)**

- ärztliche und psychologische Gespräche
- Psychotherapie im engeren Sinne
- medikamentöse Therapie
- Elektrokonvulsionstherapie *
- Ergotherapie
- Kunsttherapie
- Musiktherapie
- Sport- und Bewegungstherapie
- Physiotherapie
- kognitives Training
- Entspannungsverfahren

- psychosoziale Angebote durch Sozialpädagogen
- psychoedukative Gruppen
- soziales Kompetenztraining
- Gespräche mit Angehörigen
- Akupunktur
- Hilfe aus eigener Erfahrung (Peer-Beratung)

* ein Verfahren der Depressionsbehandlung bei sogenannter Therapieresistenz; genutzt wird – im Rahmen einer Kurznarkose – die antidepressive Wirkung synchronisierter Nervenzellentladungen

Tabelle 3 **Multiprofessionelle Teamarbeit**

- Ärztlicher und psychologischer Dienst
- Pflegedienst
- Sozialdienst
- Ergotherapie
- Kunsttherapie
- Sport- und Bewegungstherapie
- Musiktherapie
- Peer-Beratung (Ex-In-Beratung)

Tabelle 4 **Aufgaben und Zielgruppe des Bereichs Allgemeinpsychiatrie**

Der Bereich Allgemeine Psychiatrie und Psychotherapie bietet rasche Aufnahmemöglichkeiten für Menschen in Lebenskrisen und mit unterschiedlichen psychischen Erkrankungen.
Zu diesen Erkrankungen zählen insbesondere:

- depressive Erkrankungen
- bipolare affektive Störungen (manisch-depressive Erkrankungen)
- Psychoseerkrankungen
- Lebenskrisen in Konfliktsituationen
- psychische Probleme im Rahmen körperlicher Erkrankungen
- Angst- und Zwangserkrankungen
- Persönlichkeitsstörungen

Psychiatrische Institutsambulanz (PIA)
Einblick in eine gewachsene ambulante psychiatrisch-psychotherapeutische Versorgung

Jürgen Schübel, Thomas Becker

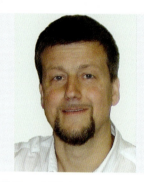

Jürgen Schübel

Historie

Im letzten Drittel des 20. Jahrhunderts etablierte sich am Standort Günzburg neben den obligatorischen stationären und teilstationären Behandlungsangeboten der Klinik für Psychiatrie, Psychotherapie und Psychosomatik eine regelhafte, rasch anwachsende psychiatrisch-psychotherapeutische Ambulanz.

Mit Wirkung vom 1.4.1993 wurde vom Zulassungsausschuss Ärzte Schwaben das Bezirkskrankenhaus Günzburg zur ambulanten psychiatrischen und psychotherapeutischen Behandlung der Versicherten im Sinne einer *Psychiatrischen Institutsambulanz* ermächtigt.

Die Ära einer an eine persönliche Ermächtigung des jeweiligen Ärztlichen Direktors gebundenen ambulanten Tätigkeit wurde somit abgelöst durch einen geeigneten institutionalisierten Rahmen. Dieser bildete die Grundlage für den Aufbau einer planvollen, wirtschaftlich auskömmlichen, vom multiprofessionellen Gedanken getragenen und der Größe der Klinik angemessenen Ambulanz. Damit zählte die hiesige Klinik zu den ersten bayerischen Fachkliniken, die eine Psychiatrische Institutsambulanz gründeten.

Grundlagen

Die gesetzliche Grundlage für Psychiatrische Institutsambulanzen an Fachkrankenhäusern bildet der Paragraph 118, Absatz 1, SGB V. Die Psychiatrische Institutsambulanz erfüllt einen spezifischen Versorgungsauftrag für psychisch kranke Menschen, die wegen der Art, Schwere oder Dauer ihrer Erkrankung eines solchen besonderen, krankenhausnahen Versorgungsangebotes bedürfen. Das Angebot soll sich an Kranke richten, die von anderen Versorgungsangeboten nur unzureichend erfasst werden. Eine zentrale Aufgabe der Psychiatrischen Institutsambulanz besteht darin, Krankenhausaufnahmen zu vermeiden, stationäre Behandlungszeiten zu verkürzen und Behandlungsabläufe zu optimieren, um dadurch letztlich die soziale Integration der Kranken zu stabilisieren. Dazu gehört auch die Einleitung gezielter therapeutischer Maßnahmen in Wohnortnähe. Ein wesentliches Instrument zur Erreichung dieser Ziele ist die Gewährleistung der Behandlungskontinuität.

Die vertragsgemäße Konzentration der Psychiatrischen Institutsambulanz auf dieses besondere Patientenklientel stellt sicher, dass neben der durch Vertragsärzte sichergestellten ambulanten psychiatrisch-psychotherapeutischen Versorgung keine zusätzlichen Angebote im Sinne ungünstiger Doppelstrukturen aufgebaut werden. Der Behandlung in einer PIA bedürfen Personen, bei denen einerseits in der Regel eine langfristige, kontinuierliche Behandlung medizinisch notwendig ist und andererseits mangelndes Krankheitsgefühl und/oder mangelnde Krankheitseinsicht und/oder mangelnde Impulskontrolle der Wahrnehmung dieser kontinuierlichen Behandlung entgegenstehen. Der vertraglich vorgesehene Facharztstandard wird seit Gründung der Institutsambulanz kontinuierlich vorgehalten.

Wachstum

Der auch gesellschaftlich gewollten vermehrten Ambulantisierung des Fachgebietes Psychiatrie und Psychotherapie folgend ist nicht nur die Zahl der ambulanten Behandlungsfälle am Standort Günzburg beinahe jährlich gestiegen. Auch in Bayern und im Bereich des Bundesgebietes hat sich die Zahl der psychiatrischen Institutsambulanzen vervielfacht. Ein Beispiel hierfür ist die Eröffnung einer eigenständigen Psychiatrischen Institutsambulanz an der der Klinik zugehörigen Abteilung für Allgemeine Psychiatrie und Psychotherapie an der Donau-Ries-Klinik in Donauwörth am 14.11.2001 Eine besondere Herausforderung stellt die Rekrutierung hochqualifizierten Fachpersonals dar. Das Vorhandensein von Fachpflegeschulen in Günzburg und an anderen Standorten der Bezirkskliniken Schwaben sowie die kontinuierliche Weiterbildung zu Fachärztinnen und Fachärzten an einer Weiterbildungsstätte mit voller Weiterbildungsermächtigung des Ärztlichen Direktors und seines Stellvertreters sind bei der Bewältigung dieser Aufgabe von Vorteil.

Einzugsgebiet

Das Versorgungsgebiet der Psychiatrischen Institutsambulanz am Standort Günzburg erstreckt sich ebenso wie für den stationären Bereich auf die Kernlandkreise Günzburg, Neu-Ulm und Dillingen sowie partiell auf die Landkreise Donau-Ries, Augsburg und Aichach-Friedberg. Für die Versorgung der letztgenannten Landkreise sind neben der Klinikambulanz am Standort Donauwörth die Ambulanzen der Bezirkskrankenhäuser Augsburg und Kaufbeuren zuständig. Aufgrund der räumlichen Nähe und der vorgehaltenen Spezialkompetenzen suchen auch Menschen aus den benachbarten baden-württembergischen Landkreisen – die Landesgrenze ist teilweise nur wenige Kilometer entfernt – die PIA Günzburg auf. Der Anteil dieser Patientinnen und Patienten am Gesamtklientel beträgt etwa 10 %.

Patienten

An der PIA der Klinik für Psychiatrie, Psychotherapie und Psychosomatik des Bezirkskrankenhaus Günzburg am Standort Günzburg wurden im Jahre 2012 knapp 3000 Patientinnen und Patienten ambulant behandelt.
Die Zuweisung der Kranken erfolgte durch psychiatrische Fachkrankenhäuser, aber auch durch die Klinik vor Ort, des Weiteren durch niedergelassene Psychiater oder Nervenärzte sowie durch die Hausärzte.

Multiprofessionelles Team

Das seit der Gründung stark gewachsene PIA-Team folgt den Grundsätzen der Multiprofessionalität unter dem Motto: »Hand in Hand geht's leichter«.
Das multiprofessionelle Team besteht aus Ärzten, Pflegekräften, Psychologen, Sozialpädagogen sowie Sekretariatsmitarbeiterinnen und Arzthelferinnen. Dieses hochqualifizierte, annähernd 30-köpfige Kernteam stellt das personelle Rückgrat der Psychiatrischen Institutsambulanz Günzburg dar.
Das Team wird darüber hinaus ergänzt durch Ergotherapeuten, Musiktherapeuten, Kunsttherapeuten und Bewegungstherapeuten.

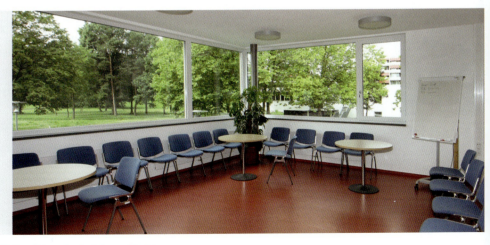

Neue Räume des Ambulanzgebäudes

Bauliche Unterbringung

Nach einer langjährigen Unterbringung der Psychiatrischen Institutsambulanz im Diagnostikgebäude, Haus 22, in unmittelbarer Nachbarschaft zu den Neurochirurgischen und Neurologischen Ambulanzen sowie zur Röntgenabteilung konnte im April 2012 ein mit Eigenmitteln errichtetes Ambulanzgebäude bezogen werden. Durch dieses klar strukturierte, hochfunktionelle neue Gebäude konnte die Raumkapazität geschaffen werden, die der über die Jahre stark gestiegenen Patientenzahl und dem deutlich angewachsenen Behandlungsteam Rechnung trug.
Die Psychiatrische Institutsambulanz ist weiterhin sehr gut im Klinikgelände platziert, mit kurzen Wegen zum Diagnostikgebäude, aber auch zu den wichtigsten Behandlungsstationen.
Auf beiden Ebenen des neuen Ambulanzgebäudes, das die Bezeichnung Haus 27 trägt, existiert ein behindertengerechter Zugang zu den Ambulanzräumen. Ein großzügiger Wartebereich, ein ausreichendes Notfallinstrumentarium inklusive Defibrillator sowie eine Kinderspielecke konnten integriert werden.

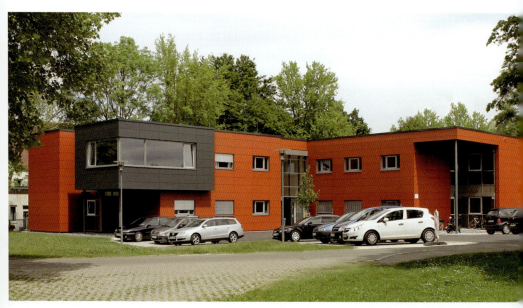

Gebäude der Psychiatrischen Institutsambulanz

Kooperation

Es besteht eine enge Kooperation mit den sozialpsychiatrischen Diensten und psychosozialen Beratungsstellen der Region.
Das eng mit der psychiatrischen Institutsambulanz verzahnte Home-Treatment-Team schafft ein wichtiges Angebot wohnortbasierter Akutbehandlung, die nicht selten eine stationäre psychiatrische Behandlung vermeiden hilft.
Die gute Vernetzung mit den regionalen Einrichtungen der Jugendhilfe ist wesentlich für die Tätigkeit von FIPS. Diese Tätigkeit beinhaltet unter anderem die Beratung von Familien mit einem psychisch belasteten Elternteil, der PIA-Patient ist.

Therapeutische Angebote

Die allgemeinpsychiatrische Sprechstunde dominiert zahlenmäßig. Spezialambulanzen halten ein suchttherapeutisches Angebot inklusive Methadonsubstitution, eine Gedächtnissprechstunde und eine spezifische Demenzdiagnostik vor – letztere auch mit der Möglichkeit zur Bestimmung von Demenzmarkern im Liquor.
Die Nutzung moderner Medien (Telepflege) wird praktiziert.

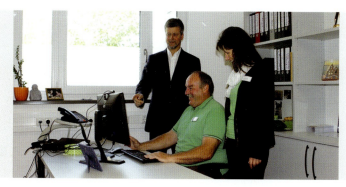

Pflege via Bildschirm: Hubert Kießling, Fachpfleger für Gerontopsychiatrie nimmt Kontakt mit einem Patienten auf. Jürgen Schübel, der Leiter der PIA, und Pflegeleiterin Heike Häfele schauen ihm über die Schulter.

Eine muttersprachliche Migrantensprechstunde schafft ein besonders vorteilhaftes Diagnostik- und Behandlungsangebot vor allem für türkischsprachige Patientinnen und Patienten.

Neben den Einzelbehandlungen stehen zahlreiche gruppentherapeutische Angebote zur Verfügung. Heimvisiten, Hausbesuche und Abendsprechstunden werden regelmäßig durchgeführt.

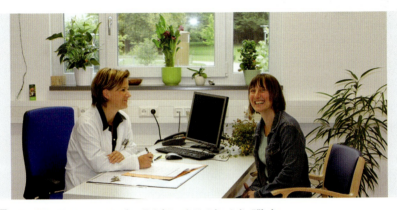

Persönliche Beratung vor Ort: (von links) Henriette Jahn, Anita Zähnle

Psychotherapeutische Medizin und Psychosomatik

Karl Bechter

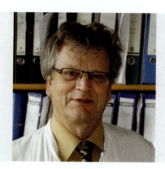

Karl Bechter

Aktuelle Situation

Die Abteilung für Psychotherapie und Psychosomatik ist Teil der Klinik für Psychiatrie, Psychotherapie und Psychosomatik des Bezirkskrankenhauses Günzburg, Klinik der Universität Ulm beteiligt an der Primärversorgung der Bevölkerung in den Landkreisen Günzburg, Donau-Ries, Neu-Ulm, Dillingen, Augsburg und des Altlandkreises Aichach-Friedberg. Es werden aber auch Patienten aus ganz Deutschland behandelt in Zusammenhang mit der Spezialisierung Psychoimmunologie.

Insgesamt stehen 59 stationäre Behandlungsplätze und zusätzliche teilstationäre Behandlungsplätze zur Verfügung, nach Bedarf auf drei thematisch unterschiedlich ausgerichteten Stationen, alle lokalisiert in Haus 55, nämlich:
- Station 55 I für psychosomatische Störungen und Persönlichkeitsprobleme
- Station 55 II für Depressionen
- Station 55 III für Psychosen bei Jüngeren

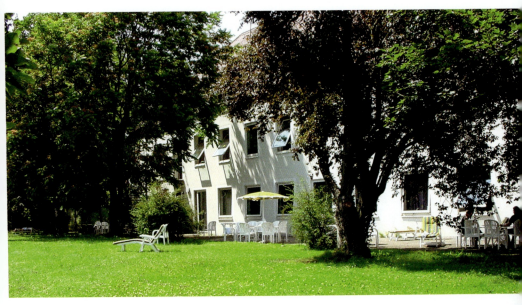

◦ Außenansicht Haus 55

Diagnostik / Therapie

Vor dem Beginn einer gezielten Therapie steht eine sorgfältige **Diagnostik**, diese umfasst alle wichtigen modernen Verfahren neuropsychiatrischer und psychosomatischer Diagnostik, welche im Klinikum verfügbar sind (unter anderem Computertomographie, Kernspintomographie, Labor, EEG, EKG, testpsychologische Verfahren).
Konsiliarische Untersuchungen erfolgen häufig, aber immer nur nach Bedarf des Einzelfalles, durch Ärzte anderer Fachrichtungen, bevorzugt in den Nachbarkliniken des Bezirkskrankenhauses Günzburg (Neurochirurgie, Neurologie) und den Kreiskliniken Günzburg und Krumbach (internistisch, chirurgisch, urologisch, HNO-ärztlich, orthopädisch, dermatologisch) sowie im Universitätsklinikum Ulm.
Die Nähe der Neurochirurgischen Klinik und der Klinik für Neurologie und Neurologische Rehabilitation des Bezirkskrankenhauses und der verschiedenen Fachabteilungen der Kreiskliniken Günzburg und

auch niedergelassener Fachärzte – insbesondere im nahe gelegenen Ärztehaus – erleichtert die interdisziplinäre medizinische Versorgung in Diagnostik und Therapie. Es werden interdisziplinäre Fallkonferenzen mit Patientenvorstellungen in Zusammenarbeit mit den anderen Kliniken durchgeführt.

Forschungsprojekte zu psychoimmunologischen Fragestellungen und bezüglich **erregerbedingter psychischer Erkrankungen** werden seit Jahren durchgeführt und erlauben eine verbesserte Aufklärung ursächlich oft noch unzureichend verstandener psychischer Erkrankungen (mit über die Routinediagnostik hinausgehenden Methoden).

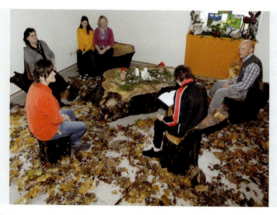

Momente der Besinnung und des Nachdenkens im Rahmen der Märchengruppe auf 400 Jahre alten »Märchenmöbeln«

Behandlung

In der Abteilung werden vorwiegend Patienten von 18 bis etwa 65 Jahren behandelt.

Im Zentrum der Behandlung steht immer der einzelne Patient mit seinen Symptomen, Beschwerden, Einschränkungen, Wünschen und Bedürfnissen, an denen sich das Behandlungsteam individuell orientiert. Das Behandlungsangebot ist vielfältig. Die hier angewandten Psychotherapieverfahren sind Verhaltenstherapie und tiefenpsychologisch fundierte Psychotherapie im Einzelgesprächssetting, unterschiedliche Gruppengesprächstherapien (einschließlich Angstgruppe, Märchengruppe, Hypnose, Entspannung) und verschiedene spezielle Therapieformen (Ergotherapie, Kunsttherapie, Gedächtnistraining, Sporttherapie, Musiktherapie, verschiedene Arbeitstherapien und weitere). An biologischen Verfahren kommt insbesondere die medikamentöse Behandlung in Frage, individuell in Abhängigkeit von der Art der Erkrankung. Bei überwiegend psychologisch verstehbaren Krankheitsbildern wird möglichst auf medikamentöse Zusatzbehandlung verzichtet. An Körpertherapien sind verschiedene übende und trainierende Verfahren verfügbar, beispielsweise Physiotherapie und verschiedene Entspannungstherapien, auch in Zusammenarbeit mit dem Schmerzzentrum der Klinik und der Physiotherapieschule. Hinzu kommen die Angebote der kreativen Therapieverfahren (Kunst- und Musiktherapie).

Neben anfänglicher Diagnostik und darauf beruhender gezielter Verbesserung von Krankheitssymptomen geht es zum Ende einer stationären Behandlung hin häufig um einen gelingenden Übergang zur **Wiedereingliederung ins Arbeits- und Berufsleben** und oftmals die Klärung der weiteren Lebensplanung eines Patienten. Hierzu können besondere soziotherapeutische Maßnahmen von großer Bedeutung sein, was gegebenenfalls von unserem Fachpersonal (Sozialpädagogik) zur aktiven Umsetzung unterstützt wird.

Neben der **vollstationären** Behandlung besteht die **Möglichkeit einer tagklinischen Behandlung**, welche besonders zum Ende einer stationären Therapie hin sinnvoll sein kann. Häufig wird nach Abschluss einer stationären Behandlung eine **ambulante Weiterbehandlung** notwendig sein, welche meist in Zusammenarbeit mit weiterbehandelnden niedergelassenen Ärzten etabliert wird; eine ambulante Weiterbehandlung in der Psychiatrisch/Psychotherapeutischen Institutsambulanz der Klinik kann organisiert werden.

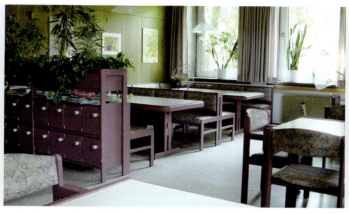

Blick in die Station 55 I

Besonderheiten

Prof. Bechter, Chefarzt der Abteilung Psychotherapie und Psychosomatik, verfügt über langjährige Erfahrungen in der Erforschung und der klinischen Anwendung von Forschungsergebnissen der Psychoimmunologie und der Diagnostik infektionsbedingter psychischer Erkrankungen. Die Forschungsarbeiten zu dieser Thematik sind international anerkannt. Die Forschungen beziehen sich beispielsweise auf vermutete Erkrankungen durch Borna Disease Virus, durch Borreliose, und durch verschiedene andere virale oder bakterielle Erreger, etwa Streptokokken. Eine verbesserte Diagnostik psychischer Erkrankungen mit Hilfe neuer Methoden der Nervenwasser-Liquor-Untersuchung und von Blutuntersuchungen gelingt in Zusammenarbeit mit verschiedenen Forschungsgruppen der Universität Ulm und anderer Universitäten und Forschungseinrichtungen.

Historische Aspekte

Die jetzige Abteilung psychotherapeutische Medizin und Psychosomatik wurde 1980 unter der Direktion von Prof. Eberhardt Lungershausen mit ausdrücklicher Unterstützung des Bezirkstagspräsidenten Dr. Georg

Simnacher neu eingerichtet, erstmalig in einem bayerischen Bezirkskrankenhaus. Der erste zuständige Oberarzt war Dr. Peter Joraschky, Nervenarzt in psychoanalytischer Ausbildung in der Abteilung Psychotherapie der Universität Ulm (Prof. Dr. Helmut Thomä, Prof. Dr. Horst Kächele). Der Oberarztbereich Psychotherapie bestand zunächst aus zwei Stationen, nämlich Station 55 I für psychosomatische Erkrankungen und Persönlichkeitsstörungen und Station 55 III für Patienten mit Psychosen, wobei hier in einem neuen Ansatz die Psychotherapie und Rehabilitation bei psychotischen Erkrankungen konzeptuell zu etablieren war. Diese beiden psychotherapeutischen Settings wirkten in einer traditionell orientierten psychiatrischen Klinik innovativ, manche tradierten Ansichten waren zu überwinden und stießen zum Teil auf Widerstand (Themen waren unter anderem Geschlechtertrennung, Eigenverantwortung des Patienten, Umgang mit den Rechten des Patienten). Diesen psychotherapeutischen Stationen kam Pionierfunktion auch für die Entwicklung neuer therapeutischer Konzepte in der Gesamtklinik zu. Aus persönlicher Sicht wurde diese Entwicklung über mehr als 20 Jahre von einer Krankenschwester der ersten Stunde in einem Referat der Fachpflegeweiterbildung ausführlich dargestellt. Andere Bezirkskliniken in Bayern folgten mit der Einrichtung entsprechender psychotherapeutischer Stationen, inzwischen sind in allen bayerischen Bezirkskliniken spezielle Psychotherapiestationen oder entsprechende Abteilungen eingerichtet.

Nach dem Ausscheiden von Dr. Joraschky, welcher Prof. Lungershausen an dessen neue Wirkungsstätte an die Universität Erlangen folgte und dort die Abteilung Psychosomatik übernahm, wurde der bisherige Assistenzarzt Dr. Ekkehard Gaus unter der Direktion von Prof. Dr. Reinhold Schüttler zum neuen Oberarzt der Psychotherapiestationen 55 I, 55 II und 55 III bestellt. Dr. Gaus hatte zuvor jahrelang klinisch und wissenschaftlich in der Abteilung Psychosomatik der Universität Ulm, Direktion Prof. Thure von Uexküll, gearbeitet. Die therapeutische Ausrichtung blieb bevorzugt tiefenpsychologisch-psychoanalytisch, verbunden mit psychiatrischem Erfahrungshintergrund. Nach vier Jahren wurde Dr. Gaus Chefarzt der Abteilung Psychosomatik am Klinikum

Esslingen. Als Nachfolger in der Oberarztfunktion wurde Prof. Bechter bestellt, bisher Assistenzarzt der Station 55 III, in Weiterbildung zum Psychotherapeuten in der Abteilung Psychotherapie der Universität Ulm (Prof. Thomä, Prof. Kächele). Die programmatische Weiterentwicklung erfolgte kontinuierlich in der bisherigen Tradition mit einem Fokus auf tiefenpsychologisch fundierter Psychotherapie, verbunden mit tradierten psychiatrischen Erkenntnissen und verhaltenstherapeutischen Elementen sowie anderen wissenschaftlich fundierten Methoden, ein sogenannter eklektischer Ansatz.

Bei der Weiterentwicklung der psychotherapeutischen Konzepte war auch der Austausch mit Kollegen auf medizinischen Kongressen und durch direkte Begegnung der verschiedenen Berufsgruppen der Psychotherapiestationen der Bezirkskliniken wichtig. Ein erstes Treffen der Psychotherapiestationen bayerischer Bezirkskrankenhäuser fand im Bezirkskrankenhaus Günzburg im Dezember 1995 statt, unter Beteiligung der entsprechenden Psychotherapiestationen aus den Bezirkskrankenhäusern Gabersee, Haar und Regensburg sowie des Klinikum Ingolstadt. Diese Treffen werden seitdem regelmäßig weitergeführt und haben sowohl zur Weiterentwicklung der Konzepte als auch einer zunehmend wissenschaftlich geprägten Ausrichtung der Psychotherapie-Stationen und -Abteilungen in bayerischen Bezirkskliniken beigetragen.

Während der 35 Jahre des Bestehens des psychotherapeutisch/psychosomatischen Bereiches beziehungsweise der Abteilung (15 Jahre) kam es selbstverständlich zu einer stetigen Weiterentwicklung der therapeutischen und diagnostischen Konzepte unter Einbezug neuer wissenschaftlicher Erkenntnisse. Auch auf der Grundlage eigener Forschungen zur möglichen Virusätiologie von psychischen Erkrankungen und zu autoimmunen beziehungsweise psychoimmunologischen Mechanismen, erarbeitet in Kooperation mit Arbeitsgruppen verschiedener anderer Universitäten, ergaben sich ganz neue therapeutische Ansätze. In diesem Zeitraum änderte sich generell in der Medizin sehr viel, beispielsweise die Sicht zur Ätiologie (Ursache) der Magen- und Duodenalgeschwüre, welche inzwischen wesentlich als durch ein Bakterium ausgelöster immunologischer oder auch entzündlicher Prozess verstanden werden. Eine ähnliche Entwicklung zeichnet sich in den letzten Jahren für verschiedene schwere psychiatrische Erkrankungen ab, etwa für Zwangssyndrome, schwere Depressionen oder Psychosen. Der Autor trug hierzu eigene Hypothesen bei (Milde Encephalitis-Hypothese und Periphere Liquorausfluss-Hypothese), die durch Studien zunehmend Bestätigung finden. Er habilitierte sich 1996 mit Arbeiten zu diesen Themen und wurde 2003 zum außerplanmäßigen Professor der Medizinischen Fakultät der Universität Ulm bestellt.

Gerontopsychiatrie und Akutgeriatrie
Matthias W. Riepe

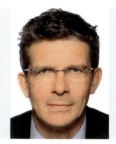

Matthias W. Riepe

Die Abteilung für Akutgeriatrie und Gerontopsychiatrie der Universität Ulm wird am Bezirkskrankenhaus Günzburg als hochschulmedizinische Einrichtung betrieben und setzt den neuesten Stand der Diagnose- und Behandlungsverfahren ein. Die gerontopsychiatrische Abteilung ist in ihrer Form in Bayern einzigartig und zukunftsweisend.
Die Gerontopsychiatrie ist unter den Bedingungen der alternden Gesellschaften Europas zusammen mit der Akutgeriatrie einer der am schnellsten wachsenden Zweige der Medizin. Beiden Teilbereichen der Altersmedizin ist gemeinsam, dass sie von den jeweiligen Stammdisziplinen, der Psychiatrie und der inneren Medizin, nur bedingt akzeptiert sind. Dies hängt sicher auch damit zusammen, dass Ärzte der jeweiligen Fachrichtungen, wenn sie sich in den Altersbereich begeben, ausbildungsfremde Aufgaben lösen müssen: Der Psychiater ist mit der Vielzahl der Komorbiditäten bei älteren Menschen nicht vertraut und häufig überfordert, und der Internist ist mit der Vielzahl der neuropsychiatrischen Symptome häufig nicht vertraut und ebenfalls überfordert. Implizit und befördert durch die demographische Entwicklung, begründet diese Unsicherheit eine Partitionierung der Population älterer – und damit insgesamt unabhängig vom Gesundheitszustand vulnerablerer Menschen, indem die spezifischen altersmedizini-

schen Bereiche in innerer Medizin und Psychiatrie marginalisiert werden auf die Versorgung der schwer pflegebedürftigen Patienten, obwohl doch gerade diese älteren Patienten mit gut erhaltenen gesundheitlichen Ressourcen von der spezifischen altersmedizinischen Expertise profitieren. Insgesamt betrachtet wird der Umgang mit älteren Patienten und der Altersmedizin in den kommenden Jahrzehnten in besonderer Weise einen Schluss auf das Wertesystem der Gesellschaft ermöglichen.

Die Prävalenz psychischer Erkrankungen im Alter ist hoch, etwa von Depressionen und Demenzerkrankungen. Annähernd ebenso hoch ist die Prävalenz internistischer Erkrankungen im Alter, etwa von Bluthochdruck und Herzrhythmusstörungen. Es ist daher wahrscheinlich, dass ein älterer Patient behandlungsbedürftige Erkrankungen sowohl des internistischen Fachgebietes als auch des psychiatrischen Fachgebietes haben wird. Dies wird auch deutlich in den klassischen Zielbereichen der Altersmedizin, den vier »I«: Impaired Intellect (kognitive Beeinträchtigung), Immobility (Immobilität), Inkontinence (Inkontinenz) und Instability (Gleichgewichtsstörungen, Stürze). Bei den vier »I« handelt es sich nicht um nosologische Entitäten, sondern um multifaktorielle Syndrome mit sowohl neuropsychiatrischen als auch internistischen und möglicherweise weiteren Ursachen. Erschwerend kommt hinzu, dass Medikamente zur Behandlung gerontopsychiatrischer Syndrome aufgrund internistischer Komorbiditäten unter Umständen nicht angewandt werden können, oder Medikamente zur Behandlung internistischer Erkrankungen gerontopsychiatrische Syndrome mit verursachen können und umgekehrt. Gleichermaßen gilt, dass zur Durchführung psychiatrischer Therapien eine gewisse körperliche Leistungsfähigkeit ebenso Voraussetzung ist, wie gewisse psychische Ressourcen Voraussetzung für somatische Rehabilitationsbehandlungen sind. Diese Verzahnung psychiatrisch-neurologischer und internistischer Randbedingungen in den häufigsten altersmedizinischen Syndromen verlangt ein interdisziplinäres Vorgehen nicht nur in der Diagnostik, sondern auch in der Therapie. Es ist daher nur folgerichtig, dass die Gerontopsychiatrie als eine psychiatrische Geriatrie und die internistische

Geriatrie in Zukunft immer mehr gemeinsam und interdisziplinär die altersmedizinische Versorgung übernehmen.

Streng genommen werden die meisten Medikamente in der Altersmedizin off-Label eingesetzt. Dies liegt nicht zuletzt daran, dass bei klinischen Studien generell Risikopopulationen gemieden werden und daher vergleichsweise wenige klinische Studien an älteren Patientenkohorten vorliegen. Der Verweis auf das »nil nocere« greift jedoch zu kurz. Im gerontopsychiatrischen Bereich haben im spontanen Verlauf Mortalität und Ko- respektive Multimorbidität primär eine hohe Ereigniswahrscheinlichkeit. Vor dem Hintergrund des unausweichbaren demographischen Wandels ist es daher die Aufgabe der Gerontopsychiatrie, darauf hinzuweisen, dass klinische Studien auch beim Auftreten unerwünschter Ereignisse fortgeführt werden sollten, wie es ja auch bei anderen Indikationen mit einer primär hohen Ereigniswahrscheinlichkeit für Komplikationen, beispielsweise der Onkologie, geschieht.

Eine spezielle methodische Schwierigkeit der chronisch progredienten Alterserkrankungen liegt darin, dass Analyseverfahren, wie sie in der Erwachsenenmedizin üblich sind, etwa die Kalkulation von Effektstärken und Metaanalysen, aufgrund der Interaktion von Progression der Erkrankung und Konstruktion der klinischen Messinstrumente als additive Skalen nicht übernommen werden können. Die unkritische Anwendung dieser Methoden geschieht in der Regel durch in der praktischen Medizin unerfahrene Berufsgruppen und trägt durch eine methodisch unbegründete Mittelung der für spezifische Krankheitsphasen nicht veränderungssensitiven Skalen zu einer systematischen Unterschätzung von Therapieerfolgen der Medizin bei und befördert so die Entärztlichung der Medizin durch bürokratische Vorgaben angeblich nicht nachgewiesener Effektivität. Die klinische Forschung, insbesondere in der Altersmedizin, steht daher vor der Aufgabe und Entwicklung neuer Messinstrumente und der Durchführung entsprechender klinischer Studien. Für die beiden größten Symptomkomplexe in der Altersmedizin, die Demenzsyndrome und depressiven Syndrome, ergeben sich daher folgende klinische Aufgaben, die in der hiesigen Abteilung und Sektion adressiert werden:

Demenzsyndrome

Die neurodegenerativen Demenzen sind durch eine typische Abfolge klinischer Symptome charakterisiert, auch wenn der Ausprägungsgrad einzelner Symptome durch prämorbide Faktoren modifiziert wird. Die Aufgabe der Gerontopsychiatrie ist die Entwicklung von Verfahren, die über alle Phasen im Verlauf der Demenzerkrankung angewandt werden können. In der hiesigen Abteilung und Sektion beschäftigen wir uns mit der Bedeutung von Aufmerksamkeitsfunktionen und der Variabilität derselben sowie mit der Messung episodischer Gedächtnisleistungen und der Untersuchung der räumlichen Orientierung.

Depressive Syndrome

Depressive Syndrome sind dadurch charakterisiert, dass die Regulation von Stimmung und Affekt beeinträchtigt ist. Bisher werden sowohl in der klinischen Forschung als auch in der täglichen klinischen Praxis Skalen angewandt, die zum Teil recht durchschaubar für den Beantwortenden sind. Hinzu kommen die auch in neuen Klassifikationssystemen wie dem DSM 5 bereits nachgewiesene geringe Inter-Rater-Reliabilität der Kriterienkataloge zur Diagnose einer depressiven Erkrankung. In der hiesigen Abteilung und Sektion beschäftigen wir uns daher auch mit der Entwicklung von Verfahren zur objektiven Messung gestörter Stimmung und Affektregulation, beispielsweise durch Emotionsinduktion und Messung der Auswirkungen auf Blickfolgecharakteristik.

Technische Hilfsmittel in der Altersmedizin

Neben den herkömmlichen und nachgewiesenen effektiven psychopharmakologischen Strategien zur Behandlung von Demenzsyndromen und depressiven Syndromen im Alter wird in der Zukunft die Nutzung neuer Medien eine herausragende Rolle spielen. Sowohl in Bezug auf Demenzsyndrome als auch in Bezug auf depressive Syndrome setzen wir diese neuen Medien ein, teils zur Unterstützung autonomer Navigation in fremden Umgebungen bei Patienten mit Demenzsyndromen, teils durch computerbasierte, verhaltenstherapeutisch ausgerichtete interaktive Computerprogramme zur Therapie depressiver Syndrome. Für die Zukunft geplant ist außerdem die Möglichkeit zur telemedizinischen Interaktion.

Psychiatrie und Psychotherapie des Bezirkskrankenhauses Günzburg an der Donau-Ries Klinik Donauwörth

Karel Frasch

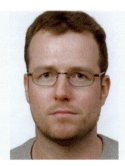

Karel Frasch

Um auch der nordschwäbischen Bevölkerung eine heimatnahe psychiatrisch-psychotherapeutische Behandlung anbieten zu können, wurde diese Abteilung im Herbst 2001 in Betrieb genommen. Durch die räumliche Integration in das Donauwörther Allgemeinkrankenhaus kann einerseits eine sehr gute interdisziplinäre medizinische Versorgung gewährleistet und andererseits der Stigmatisierung psychisch erkrankter Menschen begegnet werden (»selbe Tür«).

Die Abteilung besteht aus einer Kriseninterventionsstation (rund 360 Behandlungsfälle pro Jahr) und einer Tagesklinik (rund 200 Behandlungsfälle pro Jahr) mit jeweils 18 Behandlungsplätzen, einer Home Treatment Behandlungseinheit (mobiles Krisenteam) mit acht Plätzen sowie einer psychiatrischen Institutsambulanz, in der etwa 800 Patienten pro Quartal behandelt werden. Häufigste Diagnosen sind depressive Erkrankungen, Psychosen aus dem schizophrenen Formenkreis, Persönlichkeitsstörungen, Erlebnisreaktionen, somatoforme und Angststörungen sowie organische Psychosyndrome.

Derzeit arbeiten etwa 45 Beschäftigte in der Abteilung. Der Chefarzt, an der Medizinischen Fakultät der Universität Ulm habilitiert, verfügt gemeinsam mit dem Ärztlichen Direktor und dessen Stellvertreter über die Weiterbildungsermächtigung zum Facharzt für Psychiatrie und Psychotherapie, wobei derzeit eine Weiterbildungszeit in Donauwörth von bis zu zwei Jahren angerechnet werden kann.

Inhaltliche Arbeit

Auch in Anbetracht der engen Verzahnung mit den hier tätigen somatischen Disziplinen wird in der hiesigen Abteilung besonderer Wert auf Prävention und Behandlung komorbider körperlicher Erkrankungen gelegt; in diesem Zusammenhang sind uns die Vermittlung hilfreicher Einstellungen und Lebensweisen wichtig. Wir legen auch großen Wert darauf, Polypharmazie soweit als möglich zu vermeiden.

Psychotherapeutisch kommen kognitiv-behaviorale, tiefenpsychologisch orientierte sowie systemische Elemente zur Anwendung. Die Forschungsschwerpunkte der Abteilung knüpfen an deren besondere Situation an und befassen sich mit somatischer Komorbidität und der Evaluation spezieller therapeutischer Angebote, hier: Home Treatment und Integration Psychiatrieerfahrener mit entsprechender Qualifikation (»Ex-In Genesungsbegleiter«) in die Arbeit mit Patienten.

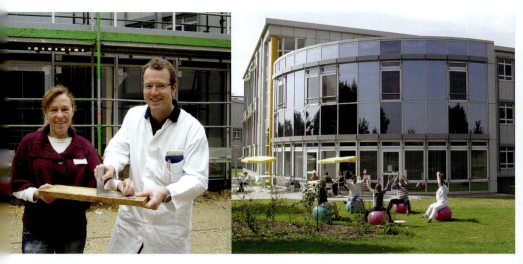

von links: Chefarzt Karel Frasch und Pflegedienstleiterin Gabriele Bachhuber, Abteilung Donauwörth

Ausblick

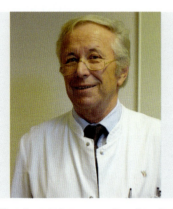

⊡ Norbert-Ulrich Neumann, ehemaliger Chefarzt der Abteilung Donauwörth an der Donau-Ries Klinik(2001–2011).

Die Abteilung wird, um der angestrebten Erfüllung des Versorgungsauftrages für den gesamten Landkreis Donau-Ries einerseits und dem Erwerb der vollen Facharztweiterbildungsermächtigung andererseits ein bedeutendes Stück näher zu kommen, im Jahr 2015 ihre stationäre Bettenkapazität um 20 Betten aufstocken und somit mehr als verdoppeln. Eine entsprechende Baumaßnahme läuft seit Mai 2013; von den 6 Millionen veranschlagten Euro bringen das lokale Donau-Rieser Krankenhausunternehmen gKU 1,5 Millionen und die Bezirkskliniken Schwaben 200 000 Euro an Eigenmitteln auf. Etwa 4,3 Millionen Euro steuert der Freistaat Bayern bei.

Home Treatment

Karel Frasch, Nicolas Rüsch

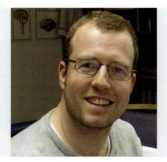

Karel Frasch

Was ist Home Treatment?

Eine akute psychische Ausnahmesituation kann jeden treffen. Doch nicht alle Krisen bedürfen einer stationären Behandlung. Home Treatment (HT) stellt eine psychiatrisch-psychotherapeutische Akutbehandlung bei Patienten zu Hause unter Einbeziehung des sozialen Netzwerkes (Angehörige, Freunde, Nachbarn und andere) anstelle der sonst üblichen Krankenhausbehandlung dar. Ein Ziel hierbei kann es auch sein, eine stationäre Behandlung zu verkürzen oder den Wiedereinstieg in das bisherige oder ein neues Wohn- und soziales Umfeld nach längerem Krankenhausaufenthalt intensiv zu unterstützen.

Mindestens dreimal pro Woche erhält der Patient einen Hausbesuch des Teams, bei Bedarf sind auch mehrmals täglich Besuche möglich. Durch eine ständige Erreichbarkeit, die nachts und am Wochenende von einer mit dem Home Treatment eng kooperierenden psychiatrischen Kriseninterventionsstation übernommen wird, kann rund um die Uhr Hilfe angeboten werden. Die Therapiedauer im Home Treatment ist zeitlich befristet und sollte die Dauer eines stationären Aufenthaltes nicht überschreiten. Nach erfolgreicher Krisenintervention werden die Patienten in aller Regel in ambulante Weiterbehandlung entlassen.

Home Treatment wurde bereits 2005 am Bezirkskrankenhaus Günzburg etabliert und wird seit Herbst 2013 auch an der Psychiatrischen Abteilung an der Donau-Ries Klinik Donauwörth angeboten.

Behandlungsgrundsätze

Das Modell der wohnumfeldbasierten psychiatrischen Akutbehandlung bietet diagnoseübergreifend für Menschen in schweren seelischen Krisen eine Behandlungsalternative zur Akutkrankenhausaufnahme an.
Die Behandlungsgrundsätze sind folgende:
- Die Patientin/der Patient steht im Mittelpunkt des therapeutischen Planens und Handelns.
- Die psychiatrische Betreuung und Behandlung findet in dem häufig von Betroffenen bevorzugten sozialen Wohnfeld statt, wobei die Angebote der Klinik genutzt werden können.
- Probleme der Betroffenen sollen möglichst unverzüglich ziel- und lebensweltorientiert angegangen werden.
- Das HT-Team arbeitet auf der Grundlage des Prinzips multiprofessioneller Kooperation. Das multiprofessionelle Mobile Krisenteam besteht aus eng zusammenarbeitenden Ärzten, Pflegekräften und Sozialpädagogen.
- Je nach individueller Problematik der Betroffenen kommen in unterschiedlichen Gewichtungen psycho-, pharmako- und soziotherapeutische Ansätze zum Tragen.
- Es besteht eine enge Zusammenarbeit mit den Angehörigen, Betreuern, Hausärzten, Nervenärzten, komplementären Diensten und Einrichtungen, der Psychiatrischen Institutsambulanz und dem Psychiatrischen Krankenhaus.

Ziele von Home Treatment

Das Konzept der Akutbehandlung psychisch kranker Menschen in ihrem häuslichen Umfeld verfolgt nachstehende Ziele:

- tragfähige Behandlungsalternative zur Krankenhausaufnahme zu schaffen
- Behandlung im vertrauten Wohnumfeld zu ermöglichen
- patientenorientierte, individualisierte Behandlung anzubieten
- Patientenzufriedenheit zu steigern
- Zufriedenheit, Unterstützung und Information (Psychoedukation) auch von Angehörigen, Bezugspersonen und Betreuern sowie die Kooperation mit diesen zu verbessern
- intrinsische, persönliche und soziale Ressourcen der Betroffenen besser zu erkennen und nutzbar zu machen
- soziale Entwurzelung und unnötige Unterbringungen zu reduzieren, Lebens- und Wohnsituation und so die Lebensqualität der Betroffenen aufrechtzuerhalten oder zu verbessern
- unnötig lange Hospitalisierungen zu vermeiden durch nahtlose Frühentlassung und Reduktion stationärer Behandlungstage
- Menschen mit akuten Krisen bei chronischen Erkrankungen bei der (Re-) Integration zu unterstützen
- Betroffene in bestehende gemeindenahe komplementäre Dienste zu vermitteln, um eine Behandlungskontinuität zu sichern und Rückfälle zu verhüten
- Stigmatisierung und Etikettierungseffekte durch die Behandlung zu verringern.

Behandlung im Home Treatment

Voraussetzung für eine Behandlung im Home Treatment ist neben anderem die Indikation zur stationären Krankenhausbehandlung sowie eine Kooperationsbereitschaft seitens des Patienten und dessen Familie. Die Behandlung soll folgende Patienten erreichen und ansprechen:
- psychisch schwer und akut erkrankte Menschen, bei denen stationäre Behandlungsnotwendigkeit besteht
- Übernahme von Patienten nach kurzzeitiger stationärer Intensivbehandlung zur Verkürzung der stationären Behandlung

- Übernahme vulnerabler Patienten aus der klinischen Regelbehandlung, bei denen sonst therapeutische Belastungserprobung aus dem stationären Bereich heraus oder teilstationäre Weiterbehandlung indiziert, aber nicht durchführbar ist oder vom Patienten abgelehnt wird
- Übernahme von Patienten zur Förderung der Enthospitalisierung bei noch bestehender Akuität nach längerem stationären Aufenthalt unter besonderer Beachtung rückfallprophylaktischer Maßnahmen und gemeindepsychiatrischer Integration.

Finanzierung

Eine Regelfinanzierung für Home Treatment ist in Deutschland bisher nicht etabliert. Derzeit wird – leider nicht kostendeckend – über das ambulante bayerische Einzelvergütungssystem für Psychiatrische Institutsambulanzen abgerechnet.

Evaluation

Eine durch das Home Treatment Team der Klinik durchgeführte Untersuchung, die 60 Home Treatment-Patienten mit zunächst 18, im weiteren Verlauf 58 vollstationären Patienten verglich, erbrachte eine Gleichwirksamkeit der innovativen Behandlungsform mit herkömmlicher Krankenhausbehandlung. Home Treatment war über eine ganze Reihe psychiatrischer Diagnosen hinweg machbar, auch bei Alleinlebenden und insbesondere bei schwer kranken Menschen.

Home Treatment – ein Erfahrungsbericht

Eine Home Treatment-Patientin, 40 Jahre
Nach einem längeren Klinikaufenthalt wurde ich Anfang April 2014 aus dem Bezirkskrankenhaus Günzburg entlassen – ich hatte gemischte Gefühle. Da ich während der Krankheit auch meine Arbeit verloren hatte, war ich etwas unsicher, wie ich den Alltag und die durch den Arbeitsplatzverlust bedingte drohende Leere alleine bewältigen sollte. Be-

reits während meines Aufenthaltes in der Klink war mir das Home Treatment vorgeschlagen und empfohlen worden. Anfangs etwas skeptisch, wie das wohl sein würde, wenn da »ständig irgendwelche Pfleger, Ärzte etc. in meiner Wohnung aus- und eingehen«, habe ich mich doch dazu entschlossen, dieses Angebot anzunehmen und diesen Entschluss noch keine Sekunde bereut.

Ich bin einerseits froh, zu Hause wieder mehr Eigenständigkeit und Freiheit zu genießen, andererseits merke ich noch sehr deutlich, dass ich noch nicht vollkommen gesund und wieder hergestellt bin. Durch das Home Treatment werde ich zwei- bis dreimal pro Woche von erfahrenen Krankenpflegern, Ärzten und Sozialarbeitern betreut und fühle mich dadurch sehr »aufgehoben« und unterstützt. Die 30- bis 45-minütigen Gespräche bei jedem Besuch tun mir sehr gut und sind mir eine wichtige Hilfe bei der Bewältigung meiner Krankheit und meines Alltags.

Den Vorteil bei dieser Art von Behandlung sehe ich vor allem darin, dass ich zu Hause in meinem gewohnten Umfeld bin und trotzdem nicht alleine und auf mich gestellt. Dies erleichterte mir, wie sicher auch anderen Home Treatment-Patienten, den Schritt aus der Klinik in den Alltag und die Bewältigung der Anforderungen zu Hause.

Normalerweise – ohne Home Treatment – ist es ein Sprung ins kalte Wasser, von der allumfassenden Versorgung und Betreuung in der Klinik wieder nach Hause entlassen zu werden, insbesondere nach einem längeren Krankenhausaufenthalt. Dies habe ich in vorangegangenen Krankheitsphasen schon öfter erlebt. Eine nach dem Klinikaufenthalt einsetzende, weiterführende Therapie – wenn man denn sofort einen Therapieplatz bekommt, was leider heutzutage, wo lange Wartezeiten an der Tagesordnung sind, nicht mehr gegeben ist – bedeutet ca. einmal pro Monat ein Gespräch bei einem Psychiater oder Psychologen.

Durch die zwei- bis dreimaligen Besuche des Home Treatments pro Woche fühle ich mich natürlich um einiges sicherer und stabiler. In Zeiten, in denen es mir schlechter geht, ist die Gewissheit, dass da »bald wieder jemand kommt« eine große Hilfe und Stütze. Alles in allem kann ich das Home Treatment nur jedem wärmstens empfehlen und hoffe, dass sich dieses Behandlungssystem mehr und mehr durchsetzt. Durch das Home Treatment könn(t)en immense Kosten eingespart werden und ein Krankenhausaufenthalt und die dadurch entstehenden Nachteile gegebenenfalls schon im Vorfeld abgekürzt oder sogar ganz vermieden werden.

Künstlerische Therapien

*Thomas Wohlwend, Flora Kadar,
Susanne Jarisch, Frederike Schludi*

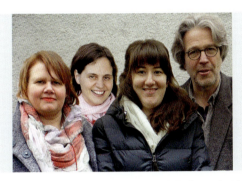

von links: Susanne Jarisch, Frederike Schludi, Flora Kadar, Thomas Wohlwend

Mit der Gründung der Patientenbühne durch den Leitenden Ärztlichen Direktor, Prof. Dr. Eberhard Lungershausen im Jahre 1976 nahmen die künstlerischen Therapien Einzug in das Behandlungsangebot am Bezirkskrankenhaus Günzburg. Heute umfassen sie die Bereiche Theater-, Musik- und Kunsttherapie.
Als praxisorientierte Wissenschaftsdisziplin, basierend auf natur- und sozialwissenschaftlicher, medizinischer und psychologischer Forschung, arbeiten die künstlerischen Therapien mit der Erkenntnis, dass das Erleben der eigenen Kreativität, sei dies aktiv-gestaltend sei dies passiv-rezeptiv, den Menschen zu berühren und zu bewegen vermag.
Die Künstlerischen Therapien gehen davon aus, dass jeder Mensch in der Lage ist, auf kreative Weise zu seiner Gesundheit beizutragen.
Am Bezirkskrankenhaus Günzburg finden die Künstlerischen Therapien im Kontext der psychiatrischen und psychotherapeutischen Therapien statt. »Kunst« steht hier für den spielerischen und spontanen Umgang mit Sprache, Gestik, Klang und Farbe.

Theatertherapie am Bezirkskrankenhaus Günzburg – Die Patientenbühne

Die »Patientenbühne« am Bezirkskrankenhaus Günzburg besteht bereits seit 1976 und ist untrennbar mit der Pädagogin Stefanie Badenheuer verknüpft. Mit großem Engagement, Idealismus und Tatendrang gelang es ihr, Unterstützer, Mitstreiter und interessierte Patienten für die Theaterarbeit zu begeistern und zu motivieren. Unter ihrer Regie wurden unter anderem abendfüllende Stücke von: George Bernard Shaw, Kurt Götz, Ephraim Kishon, Johann Nestroy und Anton Tschechow auf die Bühne gebracht.

Für ihren außerordentlichen Beitrag zur Entstigmatisierung von psychisch erkrankten Menschen in der Gesellschaft erhielt sie folgende Ehrungen:

- 1982: Auszeichnung mit dem bayerischen Sozialpreis durch Ministerpräsident Strauß
- 1999: Verleihung der »Silberdistel« der Augsburger Allgemeinen Zeitung
- 2006: Verleihung der goldenen Ehrennadel des Verbandes bayerischer Amateurtheater

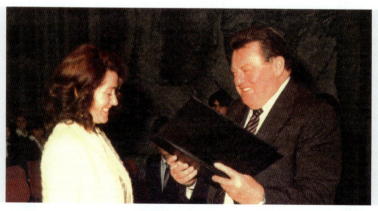

Verleihung des bayerischen Sozialpreises durch Ministerpräsident Strauß an die seinerzeitige Leiterin der Patientenbühne, Stefanie Badenheuer, in November 1982.

Seit 2006 beschäftigt sich die Patientenbühne unter der Regie von Susanne Jarisch (Fachkrankenschwester für Psychiatrie und Projektleiterin im Erfahrungsfeld Theater nach BUT) vorwiegend mit experimentellen Ausdrucksformen, wie z. B. dem Maskentheater, der Pantomime, dem Puppenspiel sowie dem Schatten- und Improvisationstheater.

Am Anfang steht bei jedem Theaterprojekt die Vorstellung auf den einzelnen Stationen und ein stationsübergreifender Termin, bei dem alle interessierten Patienten detaillierter über das Projekt informiert werden. Bedingung neben der Bereitschaft des Patienten ist immer die Befürwortung des behandelnden Arztes oder Psychologen. Als Stückvorlage dient meist eine leicht verständliche, originelle Geschichte.

Gemeinsam in der Gruppe werden entlang eines vorläufigen Scripts zunächst Ideen gesammelt, Szenen überlegt, Effekte gesucht und Schlüsselszenen erarbeitet. Parallel dazu können die Darsteller mit Hilfe sogenannter »Warm-ups«, Konzentrations- und Statusspiele aus dem Bereich des Improvisationstheaters spielerisch mit ihren Persönlichkeitsanteilen experimentieren, Gefühlen und Zuständen Ausdruck verleihen und in der Rolle »probehandeln«.

Auf dem Weg von der Impulsgeschichte zum Bühnenstück sind, neben den Darstellern, auch Helfer für die Bereiche Licht und Ton unentbehrlich. Jeder ist wichtig! Die Gruppe motiviert und trägt.

Textbücher werden nicht verwendet. Um den Befindlichkeiten, den Stimmungs- und Tagesschwankungen Rechnung zu tragen, steht nicht der Leistungsgedanke und die Perfektion im Vordergrund, sondern die Idee, miteinander in poetischen und atmosphärischen Bildern dem Publikum eine wundervolle, ermutigende Geschichte zu erzählen. Frei nach unserem Bühnenmotto: »WIR SCHAFFEN DAS!«

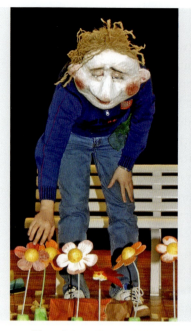 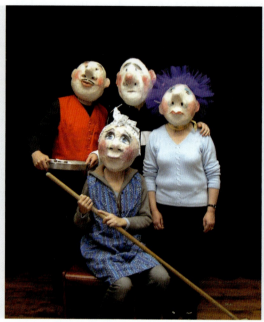

⊡ von links: Aufführung »Frühlingsgefühle« (2006), Aufführung »Bistro« (2007)

Zu den positiven Auswirkungen der Theaterarbeit mit psychisch kranken Menschen zählen unter anderem:
- Schulung der sozialen Kompetenzen wie Respekt, Eigeninitiative, Pünktlichkeit und Zuverlässigkeit,
- Erweiterung des Handlungsspielraumes, der Gestaltungskraft und der Fantasie,
- Förderung von Konzentration, Wahrnehmung und Reaktion,
- Erweiterung der Körpersprache, der Mimik und der Gestik,
- Überwindung von Hemmungen und Ängsten,
- Entfaltung der Kontakt- und Beziehungsfähigkeit sowie Anknüpfen an Ressourcen,
- Steigerung von Selbstbewusstsein und Selbstvertrauen und nicht zuletzt
- Teilhabe an und das Erleben von Gruppenzusammenhalt und Teamerfolg.

Neuere Auftritte:
- April 2006, Legoland Günzburg am »Tag der Region« und der Augsburger Frühjahrsmesse: »Frühlingsgefühle«, Eigenproduktion
- Dezember 2006, im Festsaal: »Die Königin der Farben« ein märchenhaftes Musikspektakel frei nach Jutta Bauer
- März 2007, Legoland Günzburg am »Tag der Region«: Maskenspiel »Bistro«, Eigenproduktion
- Dezember 2007, im Festsaal: »Fröhliche Weihnachten, Mr. Scrooge!«, frei nach Charles Dickens
- Dezember 2008, im Festsaal: »Des Kaisers neue Kleider«, frei nach Hans Christian Andersen
- August 2008, im Festsaal: »Doktor Deter«, frei nach Toon Tellegen
- Dezember 2009, im Festsaal: »Ophelias Schattentheater«, frei nach Michael Ende
- Dezember 2010, im Festsaal: »Vom Fischer und seiner Frau«, frei nach den Gebrüdern Grimm
- Dezember 2011, im Festsaal: »Lilli Blume oder das Leben ist kein Fundbüro«, frei nach Natali Fortier
- Dezember 2012, im Festsaal: »Circus Courage«, Eigenproduktion
- Dezember 2013 im Festsaal »Hans im Glück«, frei nach den Gebrüdern Grimm

Poetry Slam

Im Bereich der öffentlichen Veranstaltungen ist seit 2012 das Poetry Slam Projekt: »Eine Prise Poesie in der bunten Psychiatrie« hinzugekommen. Nach der ersten Aufführung im März 2012 mit Volume I haben in den darauffolgenden Jahren Volume II im März 2013 und Volume III im März 2014 stattgefunden. Mit grandiosem Erfolg konnten – bereits drei Jahre in Folge – wortgewandte Poeten und Liedermacher mit und ohne Krisenerfahrung ihre Werke öffentlich einem interessierten Publikum vorstellen.

Musiktherapie am Bezirkskrankenhaus Günzburg

Musiktherapie ist eine Behandlungsmethode mit dem Einsatz des Mediums Musik als nonverbales Ausdrucksmittel. Die Musik spricht in erster Linie den Gefühlsbereich des Patienten an, was entspannend oder anregend wirken kann.

Bei psychisch erkrankten Menschen ist Musiktherapie indiziert, um Gefühle ins Bewusstsein zu rücken und die emotionale Erlebnisfähigkeit zu stärken, sodass Konflikte, Ängste und Spannungen auf der interpersonellen Ebene bearbeitet werden können. Durch das gemeinsame Musizieren können einerseits Beziehungen erlebbar und hörbar gemacht werden, wodurch Aggressionen, Ängste oder Hemmungen verringert werden. Aufgrund der miteinander gestalteten Musik kann andererseits Geborgenheit vermittelt und das Selbstwertgefühl gesteigert werden, da häufig ein besonderes Gemeinschaftserleben entsteht. Im Umgang mit dem Instrumentarium und in der Gestaltung eines Gruppenklangs können Ressourcen zu Tage treten sowie die eigene Kreativität und Aktivität erfahren werden. Als sehr sinnliches Medium vermittelt Musik auf unterschiedliche Art und Weise Lebensfreude und kann beim Bewältigen einer Krise unterstützen.

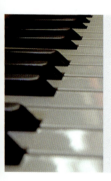
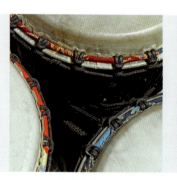
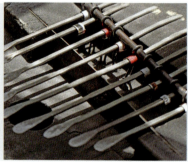

Methodisch unterscheidet man zum einen die aktive und zum anderen die rezeptive Musiktherapie.

In der aktiven Musiktherapie beteiligt sich der Patient mit einem Instrument oder seiner Stimme. Dabei geht es nicht darum, musikalische

Fertigkeiten zu üben oder zu erlernen, sondern um den eigenen kreativen und nonverbalen Ausdruck. Über die Handlungsebene wird ein rascher Zugang zur eigenen Problematik ermöglicht, sodass das Handeln auf das des Gegenübers abgestimmt, Empathie gefördert und neue Verhaltensweisen erprobt werden können.

Bei der rezeptiven Musiktherapie liegt der Fokus auf dem Hören von Musik. Bereits fertige Musikstücke werden angehört oder der Therapeut musiziert für die Patienten. Anhand der rezeptiven Musiktherapie wird die bewusste Wahrnehmung geschult und das Erleben wie auch die Verarbeitung von Gefühlen gefördert. Im anschließenden Gespräch kann man sich über das Gehörte und Erlebte austauschen.

Für die Teilnahme an der Musiktherapie sind keine musikalischen Vorkenntnisse notwendig. Jeder kann teilnehmen, ob er sich nun als musikalisch bezeichnet oder nicht. Musiktherapie wird am Bezirkskrankenhaus Günzburg vorrangig als Gruppenangebot für die einzelnen Stationen angeboten. In einzelnen Fällen kann auch Einzeltherapie indiziert sein. Einmal in der Woche findet eine Projektgruppe statt. Dies ist ein stationsübergreifendes Angebot, zu dem jeder Patient eingeladen ist zu kommen, um teilzunehmen oder zu zuhören.

Kunsttherapie am Bezirkskrankenhaus Günzburg

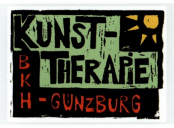

In der Kunsttherapie werden mit Hilfe bildnerischer Gestaltungen innere Prozesse anschaubar und einer bewussten Verarbeitung zugänglich. Künstlerische und ästhetische Aspekte spielen dabei keine Rolle. Die Kunsttherapie geht davon aus, dass persönliche Gestaltungen (Bilder, Plastiken, Collagen etc.) – ebenso wie Träume, Tagträume und freie Assoziationen – unbewusstes psychisches Material beinhalten, welches sich für eine psychotherapeutische Betrachtung eignet. Es geht um die Analyse und die Integration abgespaltener, unbewusster Ausdrucksformen und Motivationen. Zusätzlich zu den sprachlichen Mitteilungen werden dabei die Gestaltungen der Patienten in den therapeutischen Prozess miteinbezogen. Die Auseinandersetzung auf der bildnerischen Ebene bietet dem Patienten die Möglichkeit, sich geschützt und angstfrei mitzuteilen und zu öffnen.

Ziel der gestalterischen Arbeit im kunsttherapeutischen Kontext ist die Öffnung eines Zugangs zu Intuition, Erfindungsgabe und Vorstellungskraft. Während der Gestaltung taucht der Patient in einen Bereich ein, der abweicht von gewohnten Denkmustern, von Konventionen und eingeschliffenem Verhalten. Diese Erfahrung hilft, die Dinge des Alltags neu wahrzunehmen und die ihnen zugrunde liegenden Strukturen und Möglichkeiten zu erkennen und neue Kombinationen zu entdecken. Darin eingeschlossen ist, dass durch die Freiheit der spielerischen phantasievollen Gestaltung nicht allein Freude und lohnende Betätigung empfunden werden, sondern auch die Fähigkeit zur Lösung persönlicher Konflikte und Probleme geweckt und damit die Lebenspraxis und die Autonomie des Patienten gefördert werden.

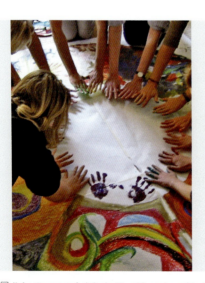
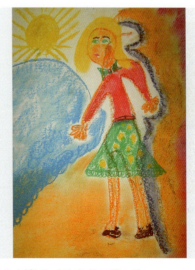

links: Gruppenarbeit in der Kunsttherapie, rechts: Beispiel für Analytische Kunsttherapie

Praxis der Kunsttherapie am Bezirkskrankenhaus Günzburg

Die Kunsttherapie findet im Kontext der psychiatrischen und psychotherapeutischen Therapien statt. Teilnehmen an der Kunsttherapie können alle Patienten, die an einer bildnerischen und sprachlichen Auseinandersetzung mit ihrer momentanen Situation interessiert sind. Besondere künstlerische Kenntnisse und Fähigkeiten werden nicht benötigt.

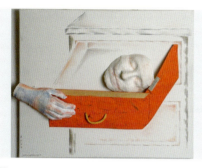

Elisabeth Reichhardt, »Weggeräumt«

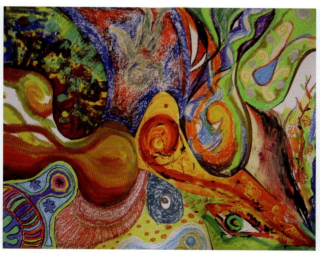

Kunsttherapie-Gruppenarbeit

Zielsetzung der Kunsttherapie am Bezirkskrankenhaus Günzburg

- Verlorengegangene kreative Fähigkeiten wiederentdecken
- Selbstvertrauen und Selbstwertgefühl aufbauen und damit psychische Stabilität und Lebensfreude gewinnen
- In der Gruppe Gemeinschaft erleben und soziale Interessen wecken
- Förderung der persönlichen Gestaltungskraft, die dem Rückzug in die Krankheit entgegenwirkt
- Mit Hilfe der bildnerischen Gestaltung einen eigenen, authentischen Ausdruck für verborgenes Seelenleben finden
- Schwer fassbare innere Prozesse anschaubar und einer bewussten Verarbeitung zugänglich machen
- Da es um das Sichtbarwerden innerer Konflikte geht, kommt der Gestaltungsarbeit eine befreiende Funktion zu

Ergotherapie
Josef Joas

Ergotherapie hat die Aufgabe, den Patienten bei der Wiedererlangung seiner größtmöglichen physischen, psychischen und sozialen Fähigkeiten in seinem Beruf und im täglichen Leben zu unterstützen. Ergotherapie im psychosozialen Bereich beinhaltet kreative, handwerkliche, lebenspraktische und kognitiv-übende Tätigkeiten zur Förderung der Gesamtpersönlichkeit. Die ergotherapeutischen Angebote dienen vor allem der psychischen Stabilisierung durch die Förderung der psychosozialen Kompetenzen und der Grundarbeitsfähigkeiten.
Zur Erreichung dieser Ziele bedient sich der psychosoziale Bereich der Ergotherapie unterschiedlicher Methoden (kompetenzzentrierte, ausdruckszentrierte und interaktionelle Methode).
Dies erfolgt auf Basis von Auseinandersetzungen mit Materialien und/ oder bestimmten Techniken. Unabhängig vom gewählten Werkstück ist die Umsetzung der einzelnen Arbeitsschritte zu planen. Dabei können Probleme in den Bereichen Ausdauer, Aufmerksamkeit, Sorgfalt oder Umgang mit Zeit beobachtet und trainiert werden. Selbständigkeit, Motivation, Verantwortungsbewusstsein sowie Problemlösefähigkeiten werden gefördert.
Ergotherapie findet sowohl dezentral in unmittelbarer Nähe der einzelnen Stationen als auch zentral im Arbeitstrainingszentrum in sieben Behandlungsbereichen mit insgesamt 100 Plätzen statt.

Arbeitstrainingszentrum

Josef Joas

Das Arbeitstraining im Rahmen der medizinischen Rehabilitation erfolgt auf ärztliche Verordnung und dient der optimalen Förderung und Wiederherstellung der Arbeitsfähigkeit.
Unter Anleitung von Arbeits- und Ergotherapeuten sowie Industrie- und Handwerksmeistern mit entsprechender Zusatzausbildung wird in enger Zusammenarbeit mit regionalen Unternehmen eine realitätsnahe Arbeitssituation erreicht. Therapeutischer Schwerpunkt sind der Umgang mit Arbeit und das Zurechtfinden in den komplexen Anforderungen des Arbeitsalltags.

Betreut werden:

Ambulante und stationäre Patienten der Klinik für Psychiatrie, Psychotherapie und Psychosomatik, der Klinik für Forensische Psychiatrie und Psychotherapie sowie Bewohner des Geschäftsbereiches WOHNEN und FÖRDERN.

Tätigkeitsmerkmale der ATZ-Abteilungen

Bürobereich
Umgang mit Geräten des Büroalltags, Erlernen und Üben von verschiedenen PC Programmen (z. B. Word, Excel, Powerpoint, Photoshop) und des Zehnfingersystems, Selbständigkeit und Eigenverantwortung stehen im Vordergrund.

Metallbereich
Serienproduktion für Industrie und Handwerk, wie z. B. spanabhebende Arbeiten, Drehen, Bohren, Sägen und Fräsen. Außerdem wird ein Fahrradverleih und Fahrradreparaturservice angeboten.

Holzbereich
Restaurierung von Möbelstücken, Einzelfertigung von Gebrauchsgegenständen, sowie Zuschnitte von Holz, Alu und Kunststoffen, Montagen in Serie.

Haushaltstrainingsbereich
Erlernen der Nahrungszubereitung, Ernährungslehre, Warenkunde, Organisation des Haushalts, Textil- und Raumpflege.

Industrielle Fertigung
Montage von Elektroartikeln, Stanzen von Kunststoffteilen, Verpacken und Einschweißen von Kleinteilen und weiteres.

Anlagengruppe
Einfache gärtnerische Tätigkeit und Pflege der Parkanlage des Bezirkskrankenhauses Günzburg.

Abteilungen des ATZ 2 (Haus 67a):

Floristikbereich:
Herstellung von Dekorations- und Gebrauchsartikeln aus floristischen und verschiedenen anderen Materialien, sowie Eigenproduktion von Glückwunschkarten zu allen Anlässen. Verkauf der Produkte.

Arbeitsförderbereich:
für Patienten der Klinik für Forensische Psychiatrie und Psychotherapie

IPS (Individuelle Platzierung und Unterstützung)

Umfangreiche Hilfen bei der Suche nach einem Arbeits- oder Ausbildungsplatz. Hierzu gehören die Erstellung eines persönlichen Profils, Hilfen bei Bewerbungen und der Stellensuche, sowie fortlaufende Unterstützung zum Erhalt des Arbeitsverhältnisses nach dem sogenannten Modell des Supported Employment.

Forschung

Psychiatrie – Forschung
Thomas Becker

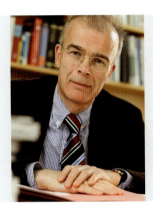

Thomas Becker

Die Klinik für Psychiatrie und Psychotherapie II der Universität Ulm am Bezirkskrankenhaus Günzburg wurde im Jahr 1977 gegründet, sie war (damals als Abteilung Psychiatrie II) an einem frühen Ulmer Sonderforschungsbereich der »Psych«-Fächer beteiligt. Die Forschungsinteressen dieser Zeit lagen im Themengebiet der strukturellen (CT-) Bildgebung bei schizophrenen Psychosen sowie entzündlichen Faktoren und Liquorauffälligkeiten bei Psychosen. Es gab Projekte zur Frage der Humanpathogenität des Borna Disease Virus sowie Projekte zur Skalenentwicklung in der Erfassung der Symptomatik schizophrener Psychosen. Die Lehrstuhlinhaber und Abteilungsleiter waren Prof. Dr. Eberhard Lungershausen (1974–1982) und Prof. Dr. Reinhold Schüttler (1982–2002) (Tabelle 1).

Die Forschungsaktivitäten sind seit dem Zwei-Jahreszeitraum 2004/2005 durch Jahresberichte (2004–2005, 2006–2007, 2008–2009, 2010–2011, 2012–2013, http://www.bkh-guenzburg.de/berichte/berichte_psychiatrie.htm) dokumentiert.

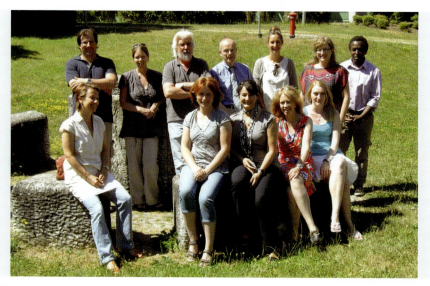

Team Versorgungsforschung 2013:
(von links, obere Reihe) Paulo Kling-Lourenço, Carmen Checchia, Reinhold Kilian, Thomas Becker, Jana Konrad, Annabel Stierlin, Hudson Kiige
(untere Reihe) Silvia Krumm, Bianka Reitenauer, Beate Dillinger, Sabine Loos, Kristina Klein.

Forschungsprojekte der psychiatrischen Versorgungsforschung bildeten eine Konstante über die Jahre, sie haben sich u.a. mit folgenden Fragen beschäftigt:
- Evaluation einer Intervention zur Verbesserung der Adhärenz bei Patienten mit schizophrenen Psychosen (QUATRO) (Europäische Kommission, mit Universität Leipzig)
- Evaluation einer Supported Employment-Intervention für Menschen mit schweren psychischen Erkrankungen (EQOLISE) (Europäische Kommission)
- Beteiligung am Mental Health Economics European Network (MHEEN) (Europäische Kommission)
- Algorithmengestützte Implementierung evidenzbasierter Leitlinien in der akutstationären Schizophreniebehandlung (Universität Ulm)
- Ergebnis-Monitoring und Ergebnis-Management in der stationären psychiatrischen Versorgung (EMM) (BMBF und Spitzenverbände der GKV)

- Einflüsse der antipsychotischen Langzeitbehandlung mit atypischen Neuroleptika auf die funktionale Beeinträchtigung und die subjektive Lebensqualität von Patienten mit schizophrenen Erkrankungen (ELAN) (AstraZeneca GmbH)
- Child and adolescent mental health in enlarged Europe: development of effective policies and practices (CAMHEE) (Europäische Kommission)
- Effectiveness and Cost-Effectiveness of Needs-oriented Discharge Planning and Monitoring for High Utilisers of Psychiatric Services (NODPAM) (DFG)
- Nutzenbewertung von selektiven Serotonin- und Noradrenalin-Wiederaufnahmehemmern bei der Depression (IQWiG)
- Familienplanung junger Frauen mit schweren psychischen Erkrankungen zwischen individueller Verantwortung und sozialer Stigmatisierung (DFG)
- Modellprojekt Beratungsstelle für Familien mit einem psychisch erkrankten Elternteil (FIPS) (Spenden)
- European Network for Promoting the Health of Residents in Psychiatric and Social Care Institutions (HELPS) (Europäische Kommission)
- Dokumentation und Vergleich der Psychiatrischen Unterbringungspraxis in ländlichen Regionen Bayerns, Baden-Württembergs und Mecklenburg-Vorpommerns (BMBF)
- Systematischer Review von Metaanalysen zur Wirksamkeit von SSRI (Meta-Metaanalyse) (BMBF)
- Entwicklung eines Verfahrens zur Messung von Empowerment in der psychiatrischen Behandlung von Patienten mit schweren psychischen Erkrankungen (BMBF)
- Generischer Notfallplan und adaptives Prozessmodell zum Schutz der Kommunalverwaltung im Pandemiefall (GENOPLAN) (BMBF)
- DGPPN S3-Leitlinie Psychosoziale Therapien bei schweren psychischen Erkrankungen (DGPPN)
- Deutsch-Chinesische Kooperation: Metaanalysen bei neueren Antidepressiva (Robert Bosch Stiftung)

- BÄKO – Bestandsaufnahme der Versorgung psychisch kranker Menschen in Deutschland: Versorgungspraxis und Kooperation der Leistungserbringer
- Klinische Entscheidungsfindung und Behandlungsergebnis in der Routineversorgung von Menschen mit schwerer psychischer Erkrankung (CEDAR) (Europäische Kommission)
- Die Entwicklung eines Verfahrens zur Messung von Empowerment in der psychiatrischen Behandlung von Patienten mit schweren psychischen Erkrankungen (Empowerment) (BMBF)
- Europäisches Profil der Krankheitsprävention und Gesundheitsförderung in der psychiatrischen Versorgung (EuroPOPP) (Europäische Kommission)
- Psychiatrischer Fachdiskurs zu Kinderwunsch und Elternschaft bei psychisch Kranken (DFG)
- Generischer Notfallplan und adaptives Prozessmodell zum Schutz der Kommunalverwaltung im Pandemiefall (GenoPlan, Teilprojekt SuSiPan = Subjektive Sicherheit im Pandemiefall) (BMBF)
- Europäisches Netzwerk zur Förderung der Gesundheit von Bewohnern psychiatrischer Behandlungs- und Pflegeeinrichtungen (HELPS) (Europäische Kommission)
- Systematische Untersuchung des »efficacy-effectiveness gap« bei der Depressionsbehandlung mit Venlafaxin und Duloxetin (BMBF)
- Lebensqualität im Alter: Normierung des WHOQoL-OLD und Erhebung der Lebensqualität in verschiedenen Subgruppen der Altenbevölkerung (DFG)
- Wirksamkeit und Effizienz von Verträgen zur Integrierten Versorgung von Menschen mit schweren psychischen Erkrankungen unter Realweltbedingungen bei besonderer Berücksichtigung der Verbesserung von Empowerment und Lebensqualität (IVPOWER) (BMG)
- Systematischer Cochrane Review zu den Effekten einer Implementation von psychiatrischen Behandlungsleitlinien (BMBF)
- Eine SMS-unterstützte achtsamkeitsbasierte Intervention zur Rückfallprävention bei Depressionen (MIND-S) (MWK Land Baden-Württemberg)

- Psychische Gesundheit und Hilfebedarf von Menschen mit intellektueller Behinderung (MEMENTA) (BMBF)
- Supportives Monitoring und Krankheitsmanagement über das Internet bei rezidivierender Depression (SUMMIT) (DFG)
- Systematische Untersuchung des »Efficacy-Effectiveness Gap« bei der Depressionsbehandlung mit Venlafaxin und Duloxetin (Nachwuchsakademie Versorgungsforschung Baden-Württemberg)
- Hausärztliche Versorgung von Patienten mit Depressionen – Gründe für die Behandlung in der eigenen Praxis bzw. für die Überweisung (Nachwuchsakademie Versorgungsforschung Baden-Württemberg)

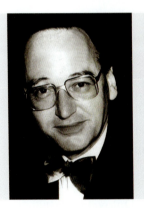 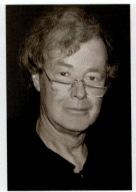 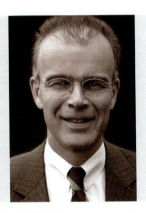

Ärztliche Direktoren der Psychiatrie Günzburg (und der Psychiatrie II der Universität Ulm) 1974–2014 (von links) Eberhard Lungershausen (1974–1982), Reinhold Schüttler (1982–2002), Thomas Becker (seit 2002).

Wiederkehrende Themengebiete sind:
- die Analyse soziologischer, ökonomischer und epidemiologischer Grundlagen psychiatrischer Versorgung,
- die (Weiter-) Entwicklung von Kriterien zur Beurteilung der Ergebnisse und Kosten psychiatrischer Versorgungsangebote sowie von wissenschaftlichen Methoden zu ihrer Erfassung und Auswertung,
- die Analyse der Inhalte, Wirksamkeit und Wirtschaftlichkeit psychiatrischer Versorgungsangebote,
- die Evaluation der Implementation, Wirksamkeit und Wirtschaftlichkeit innovativer psychiatrischer Versorgungsangebote,

- Beiträge zur Beantwortung der Frage »Welche Behandlungsmaßnahme durch wen und zu welchem Zeitpunkt führt bei diesem Individuum mit diesem spezifischen Problem unter welchen Bedingungen zu welchem Ergebnis in welcher Zeit?«
- Systematische Reviews und Metaanalysen zur Klärung von Fragen der »efficacy« und »effectiveness« psychiatrisch-psychotherapeutischer Behandlungsangebote sowie
- Qualitative Studien zur Beantwortung von Fragen im Zusammenhang mit Elternwunsch und Elternschaft psychisch kranker Menschen.

Im Themengebiet der Versorgungsforschung war die Berufung von Prof. Dr. Nicolas Rüsch auf die W3 Professur Public Mental Health im Jahr 2013 wichtig, parallel wurde die Sektion Public Mental Health gegründet. Forschungsprojckte der Sektion umfassen:

- Projekt »Stigma and poor mental health literacy as barriers to service use among unemployed people with mental illness« (DFG, 2014–17) und
- Stigma psychischer Erkrankung (von Grundlagen zu Antistigma-Interventionen)
- Einstellungen zu Behandlung und Inanspruchnahme psychiatrisch-psychotherapeutischer Versorgung
- Emotionsregulation, Selbstkonzept und Identität als »psychisch krank«
- Implizite versus explizite Kognition
- (f)MRI bei Menschen mit psychischen Erkrankungen

Mit der Berufung von Prof. Dr. Matthias W. Riepe auf die W3 Professur Gerontopsychiatrie im Jahr 2008 wurde die Sektion Gerontopsychiatrie gegründet. Dadurch wurden die Forschungsaktivitäten durch Projekte im Bereich der Gerontopsychiatrie bereichert, die in Tabelle 2 dargestellt sind.

Die Arbeitsgruppe Psychoimmunologie (Leiter Prof. Dr. Karl Bechter, Tabelle 3) und die Arbeitsgruppe Psychopathologie und Verlaufsforschung (Leiter apl. Prof. Dr. Markus Jäger, Tabelle 4) haben jeweils weitere Forschungsprojekte beigesteuert.

Parallel zum Gründungsprozess der Sektion Public Mental Health wurden im Jahr 2012 zwei weitere Sektionen mit Schwerpunkten in der psychiatrischen Versorgungsforschung gegründet:
- die Sektion Gesundheitsökonomie und Versorgungsforschung (Leiter Prof. Dr. Reinhold Kilian) sowie
- die Sektion Prozess-Ergebnis-Forschung (Leiter PD Dr. Bernd Puschner)

Herausragende Ereignisse der letzten Jahre waren zwei europäische Tagungen in den Themenbereichen Epidemiologie, Sozialpsychiatrie und Versorgungsforschung:
- die IXth ENMESH International Conference, die Tagung des European Network for Mental Health Service Evaluation, die vom 23.–25.6. 2011 stattfand sowie
- die 17. Tagung der Section of Epidemiology and Social Psychiatry der European Psychiatric Association (EPA) vom 21.–24.05.2014,

die jeweils ca. 200 Forscher/innen zusammenbrachten. Beide Tagungen fanden mit Förderung der Deutschen Forschungsgemeinschaft (DFG) im Edwin-Scharff-Haus in Neu-Ulm statt.

Tabelle 1 **Projekte Abteilung Psychiatrie II der Universität Ulm 1977 bis 2002 – eine Auswahl**

- »Sozialpsychiatrische Forschungsstelle (Sonderforschungsbereich der DFG)
- Kommunikation zwischen stationär behandelten psychiatrischen Patienten und Personen der extramuralen Umwelt – Beziehungen zwischen Kommunikations-Qualität und den Reintegrationschancen des entlassenen Patienten
- »Psychotherapeutische Prozesse – Sozialwissenschaftliche, textanalytische und psychophysiologische Analysen« (Sonderforschungsbereich 129 der DFG)
- Berufliche Integration und Reintegration erstmals stationär behandelter psychiatrischer Patienten
- Deskriptives Klassifikationskonzept: mit operationalisierten Kriterien für die Einteilung psychiatrischer Krankheiten und Störungen im Erwachsenenalter

- Kurt-Schneider-Wissenschaftspreis 1996 für international herausragende Forschung auf dem Gebiet der Psychosen

Tabelle 2 Projekte Sektion Gerontopsychiatrie

- Stationäre Kurzzeitrehabilitation zum Erhalt von Partizipation und sozialer Interaktion als Infrastrukturmaßnahme im sozialen Umfeld bei Alzheimer-Erkrankung (SKEPSIS) (BMG, Leuchtturmprojekte Demenz)
- Ulmer Leuchtturmprojekt Demenz (ULTDEM) (BMG, Leuchtturmprojekte Demenz)
- Effektivität einer optimierten Ergotherapie bei Demenz im häuslichen Setting (ERGODEM) (BMG, Leuchtturmprojekte Demenz)
- Dementia and multimorbidity in non-native German-speaking migrant populations in urban areas (MIGRANT-DEM) (BMBF)
- Effektivität einer optimierten Ergotherapie bei Demenz im häuslichen Setting (ERGODEM)
- Demenz und Multimorbidität bei Migranten mit nicht-deutscher Muttersprache im urbanen Raum (MIGRANT-DEM)
- Stationäre Kurzzeitrehabilitation zum Erhalt von Partizipation und sozialer Interaktion als Infrastrukturmaßnahme im sozialen Umfeld bei Alzheimer-Erkrankung (SKEPSIS)
- Nilvadipine add-on Therapie bei leichter bis mittelschwerer Alzheimer-Erkrankung (NILVAD) (EU-finanziert)
- Activity and Functioning in the elderly in Ulm (Actlife) (Gesundheitsministerium Baden-Württemberg, Robert-Bosch-Stiftung)
- Pilotstudie zu Aufmerksamkeitsleistungen nach nutritiver Supplementation mit Souvenaid (Sachleistung Industrie, Eigenmittel)

Tabelle 3 Projekte Arbeitsgruppe Psychoimmunologie

- Immuninflammatorische Pathogenese von Psychosen – Entwicklung neuer Therapieansätze (Margarete Ammmon Stiftung)
- Klinische Prüfung über die Wirksamkeit einer add-on-Therapie mit dem Cox-Inhibitor Cimicoxib bei Patienten mit schweren Depressionen (SECIM)

(Affectis Pharmaceuticals AG)
- Nachweis des Virus der Borna'schen Erkrankung (BDV) beim Menschen (Margarete Ammon Stiftung)
- Besserung von Persönlichkeitsstörungen durch Neurochirurgie von Arachnoidalzysten; retrospektive Diagnose geringfügiger organischer Persönlichkeitsstörungen

Tabelle 4 **Projekte Arbeitsgruppe Psychopathologie und Verlaufsforschung**

- 24-wöchige, doppelblinde, randomisierte Parallelgruppenstudie nach dem »Double-Dummy«-Verfahren zur Untersuchung der Wirkungen von Rosiglitazon (Retardtabletten), Donepezil und Placebo als Monotherapie auf die Kognition und das klinische Ansprechen bei nach *APOE e4*-stratifizierten Patienten mit leichter bis mittelschwerer Alzheimer-Demenz (REFLECT-1 und -5) (GlaxoSmithKline GmbH & Co KG)
- Sequentielle Therapiestudie bei schizophrenen Patienten mit prognostizierter Therapie-Non-Response (BMBF)
- SWITCH-Studie zur Untersuchung der Effektivität der Umstellung gegenüber der Fortsetzung der antipsychotischen Behandlung bei Patienten mit einer Schizophrenie, die nach zwei Wochen nicht ausreichend auf die Behandlung angesprochen haben
- Identifizierung psychopathologischer Verlaufstypen schizophrener Psychosen (DFG)

Psychiatrische Versorgungsforschung und Gesundheitsökonomie

Reinhold Kilian

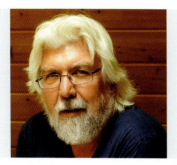

Reinhold Kilian

Die psychiatrische Versorgungsforschung untersucht die medizinischen, sozialen, psychologischen, ökonomischen und organisatorischen Grundlagen und Einflussfaktoren einer wirksamen psychiatrischen Versorgung. Die Gesundheitsökonomie geht der Frage nach, in welchem Verhältnis die für die psychiatrische Versorgung aufgewendeten finanziellen Ressourcen zu dem Ausmaß der durch die Versorgung erreichten Verbesserung der Lebensqualität der Patienten stehen. Die wissenschaftlichen Ergebnisse beider Disziplinen bilden gemeinsam eine zentrale Grundlage für die Verbesserung des psychiatrischen Versorgungssystems. Grundlage ist dabei ein biopsychosoziales Modell, welches die Entstehung und den Verlauf psychischer Erkrankungen im Kontext des Zusammenwirkens biologischer, psychologischer und sozialer Faktoren betrachtet. Vor diesem Hintergrund bilden ein interdisziplinärer Zugang und die damit verbundene Anwendung eines breiten Methodenspektrums wichtige Voraussetzungen des wissenschaftlichen Erkenntnisprozesses.

Die Notwendigkeit der Etablierung von Versorgungsforschung und Gesundheitsökonomie als eigenständige Forschungszweige neben der medizinischen Grundlagenforschung und der klinischen Forschung ergibt sich aus dem exponentiellen Anstieg der Zahl und der Komplexität medizinischer Forschungsergebnisse und der daraus resultierenden Zunahme von Optionen zur Prävention und Behandlung körperlicher und psychischer Erkrankungen.

Die zunehmende Fülle von Informationen und Handlungsmöglichkeiten übersteigt einerseits die Entscheidungskapazitäten der in der Gesundheitsversorgung tätigen Menschen, sie übersteigt andererseits aber auch die durch die Volkswirtschaft erzeugten finanziellen Ressourcen.

Für den Bereich der psychiatrischen Versorgung erhöht sich die Komplexität der Behandlungsmöglichkeiten und deren Wirkungen noch dadurch, dass psychische Erkrankungen in der Regel auch mit erheblichen Beeinträchtigungen der sozialen und beruflichen Fähigkeiten sowie mit einem hohen Risiko der gesellschaftlichen Ausgrenzung (Exklusion) verbunden sind.

Psychiatrische Versorgungsforschung muss demnach einerseits Wissen darüber liefern, in welcher Weise sich die Anwendung klinisch erprobter psychiatrischer Behandlungsmethoden in der Routineversorgung auf die psychische und die körperliche Verfassung der Patienten, aber auch auf ihre soziale und berufliche Integration und letztendlich auf ihre subjektive Lebensqualität auswirkt. Zum anderen muss Versorgungsforschung der Frage nachgehen, welche ökonomischen, sozialen, rechtlichen und politischen Auswirkungen psychiatrische Behandlungsformen auf den verschiedenen gesellschaftlichen Ebenen haben.

Um diesen Anforderungen gerecht werden zu können, muss die psychiatrische Versorgungsforschung in der Lage sein, Erkenntnisse der medizinischen Forschung im Zusammenhang mit Erkenntnissen aus den Sozial-, Wirtschafts-, Politik- und Rechtswissenschaften zu betrachten. Hieraus ergibt sich die Notwendigkeit eines interdisziplinären wissenschaftlichen Zugangs, der durch ein entsprechend breites Methodenspektrum gestützt werden muss.

Neben der Entwicklung geeigneter Instrumente zur quantitativen Erfassung globaler Indikatoren, wie beispielsweise der subjektiven Lebensqualität oder der Behandlungszufriedenheit ist bei der Analyse der subjektiven Patientenperspektive in vielen Fällen auch der Einsatz qualitativer Forschungsmethoden notwendig. Die Analyse der Behandlungseffektivität unter Routinebedingungen erfordert komplexe Untersuchungsdesigns, die es ermöglichen, einerseits der Heterogenität der Patientenmerkmale und der Vielfalt möglicher Einflussfaktoren Rechnung zu tragen und andererseits Aussagen über kausale Wirkungszusammenhänge zuzulassen. Im Unterschied zu klinischen Studien sind die Untersuchungsdesigns von Studien im Rahmen der Versorgungsforschung in der Regel durch deutlich größere Stichprobenumfänge und erheblich längere Untersuchungszeiträume gekennzeichnet. Obwohl zur Reduzierung möglicher Verzerrungen durch unbekannte Einflussfaktoren auch bei Untersuchungen im Rahmen der Versorgungsforschung eine randomisierte Zuweisung der Studienteilnehmer zu Experimental- und Kontrollgruppe grundsätzlich empfohlen wird, birgt auch die Randomisierung Gefahren, die sich nachteilig auf die Aussagekraft einer Studie auswirken können. Wird aus stichhaltigen Gründen auf eine Randomisierung der Studienteilnehmer verzichtet, so müssen mögliche Einflussfaktoren der Behandlungswirksamkeit durch die Anwendung geeigneter Auswertungsmethoden statistisch kontrolliert werden. Die Notwendigkeit langer Studienzeiträume erfordert ebenfalls den Einsatz spezieller statistischer Methoden, die insbesondere auch die Berücksichtigung von Stichprobenausfällen, d.h., des Verlustes von Studienteilnehmern im Langzeitverlauf erlauben. Auch die Einbeziehung gesundheitsökonomischer Aspekte in die Beurteilung des Nutzens medizinischer Maßnahmen erfordert die Anwendung spezifischer Methoden für die Erfassung der direkten und indirekten Krankheitskosten, die Analyse von Kostendaten und die Gegenüberstellung von Behandlungskosten und -ergebnissen.

Die Sektion Gesundheitsökonomie und Versorgungsforschung der Klinik für Psychiatrie und Psychotherapie II der Universität Ulm am Bezirkskrankenhaus Günzburg beschäftigt sich mit der Analyse der me-

dizinischen, sozialen, psychologischen, ökonomischen und organisatorischen Einflussfaktoren einer wirksamen und effizienten psychiatrischen Versorgung.
Die **Arbeitsschwerpunkte** der Sektion umfassen dabei:
- die Analyse soziologischer, ökonomischer und epidemiologischer Grundlagen psychiatrischer Versorgung;
- die Entwicklung bzw. Weiterentwicklung von Kriterien zur Beurteilung der Ergebnisse und der Kosten psychiatrischer Versorgungsangebote sowie von wissenschaftlichen Methoden zu ihrer Erfassung und Auswertung;
- die Analyse der Inhalte, der Wirksamkeit und Wirtschaftlichkeit etablierter psychiatrischer Versorgungsangebote vor dem Hintergrund ihrer ökonomischen, soziokulturellen, konzeptionellen und organisatorischen Rahmenbedingungen;
- die Evaluation der Implementation sowie der Wirksamkeit und der Wirtschaftlichkeit innovativer psychiatrischer Versorgungsangebote.

Zum **ersten Arbeitsschwerpunkt** gehören Analysen von makroökonomischen und sozialpolitischen Rahmenbedingungen der beruflichen Integration von Menschen mit psychischen Erkrankungen, von Zusammenhängen zwischen sozialökologischen Strukturmerkmalen und der Inanspruchnahme stationärer psychiatrischer Behandlung in ländlichen und städtischen Lebensräumen (LOSERT et al., 2012), zur Prävalenz und den klinischen und soziodemografischen Einflussfaktoren von gesundheitsschädlichen Lebensweisen bei Menschen mit schweren psychischen Erkrankungen sowie zur Entwicklung der Ressourcenallokation in der psychiatrischen Versorgung. Eine aktuelle Studie des Arbeitsschwerpunktes untersucht Zusammenhänge zwischen subjektivem Sicherheitsgefühl und psychischem Wohlbefinden in städtischen Ballungsräumen.

Im Mittelpunkt des **zweiten Arbeitsschwerpunktes** stehen – neben verschiedenen konzeptionellen Arbeiten zur gesundheitsökonomischen Evaluation, zu methodischen Problemen der psychiatrischen Versorgungsforschung und zur Evaluation komplexer Interventionen – vor allem die theoretische Auseinandersetzung mit subjektiven Ergebniskriterien psychiatrischer Interventionen (KILIAN, 2012), wie Lebensqualität, Patientenzufriedenheit und Empowerment sowie die Entwicklung und Erprobung von Instrumenten zu ihrer Erfassung.

Zum **dritten Arbeitsschwerpunkt** gehören Untersuchungen zur Organisation und zur Wirksamkeit ambulanter psychiatrischer Versorgungssysteme, zur Entwicklung und zur regionalen Varianz unfreiwilliger psychiatrischer Krankenhausbehandlung (BRIEGER et al., 2014), zur Häufigkeit und zu den Wirkungen von Polypharmazie in der Behandlung schizophrener Erkrankungen (LÄNGLE et al., 2012) und zur Kooperation der an der psychiatrischen Versorgung beteiligten Einrichtungen und Experten. Eine aktuelle Studie untersucht die Möglichkeiten und Probleme der hausärztlichen Versorgung von Patienten mit Depression.

Im Zentrum des **vierten Arbeitsschwerpunktes** stehen unter anderem Studien zur Wirksamkeit und zur Kostenwirksamkeit einer Intervention zur unterstützten Beschäftigung (Supported Employment) für Menschen mit schweren psychischen Erkrankungen sowie zur Wirksamkeit von Home Treatment im Vergleich zur stationären Behandlung. Aktuelle Studien untersuchen die Wirksamkeit und die Wirtschaftlichkeit von Programmen zur integrierten psychiatrischen Versorgung (Stierlin et al.,sowie einer familienorientieren Intervention für Kinder psychisch erkrankter Eltern.

Prozess-Ergebnis-Forschung

Bernd Puschner, Markus Kösters

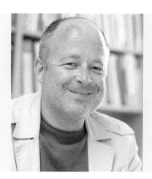

Bernd Puschner

Am 1. März 2012 ging die Sektion aus der seit 2003 bestehenden »Arbeitsgruppe psychiatrische Versorgungsforschung« hervor. Die Sektion will innovative, empirisch fundierte und zugleich praxistaugliche Antworten auf die altbekannte Spezifizitätsfrage geben (»Welche Behandlungsmaßnahme durch wen zu welchem Zeitpunkt, führt bei diesem Individuum mit diesem spezifischen Problem unter welchen Bedingungen zu welchem Ergebnis in welcher Zeit?« Meyer, S. 289[285], s. a. [286–287]). Der Therapieprozess beinhaltet formale, technische, intra- und interpersonale sowie zeitliche Aspekte der Behandlung von Menschen mit psychischen Erkrankungen mit einem besonderen Augenmerk auf der therapeutischen Arbeitsbeziehung (»helping alliance«). Das Behandlungsergebnis ist definiert durch kurz-, mittel- und langfristige Auswirkungen therapeutischer Maßnahmen auf den Patienten und dessen Umfeld (Angehörige) hinsichtlich unter anderem Symptomschwere, der Lebensqualität und den Bedarfen. Forschungsdesigns umfassen randomisierte kontrollierte Studien zur Überprüfung der Wirksamkeit komplexer Interventionen einschließlich Prozessevaluation sowie prospektive Beobachtungsstudien. Als Forschungsmethoden kommen qualitative und quantitative Methoden zum Einsatz, wobei moderne

Methoden zur Analyse von Längsschnittdaten (beispielsweise hierarchisch lineare Modelle) sowie die Weiter- und Neuentwicklung von standardisierten patienten-orientierten Instrumenten zur Erfassung von Behandlungsergebnissen Schwerpunkte bilden.

Die Sektion leitete Studien mit nationalen und internationalen Partnern zu den Themen Ergebnisrückmeldung (EMM[288]), Entlassungsplanung (NODPAM[289]) und klinische Entscheidungsfindung (CEDAR[290]) bei Menschen mit schwerer psychischer Erkrankung. Des Weiteren war und ist sie als Partner an mehreren Multicenterstudien beteiligt. Deren Forschungsfragen sind unter anderem Medikamenten-Compliance bei Menschen mit Schizophrenie (QUATRO), die Wirksamkeit internet-basierter Interventionen (SUMMIT, MIND-S) sowie die psychische Gesundheit und der Hilfebedarf von Menschen mit intellektueller Behinderung (MEMENTA).

Einen weiteren wichtigen Schwerpunkt der Sektion bildet die Überprüfung der Wirksamkeit von Interventionen für Menschen mit psychischen Erkrankungen mittels systematischer Literaturübersichten (Dr. Kösters). In systematischen Reviews und Metaanalysen wurde die Wirksamkeit von pharmakologischen und nicht-pharmakologischen Interventionen untersucht, beispielsweise mehrere Antidepressiva (Agomelatin, Duloxetin, Venlafaxin), Methylphenidat bei Erwachsenen mit Aufmerksamkeitsdefizit-/Hyperaktivitätsstörung (ADHS) sowie die Implementierung von Behandlungsleitlinien[291–294]. Gegenwärtig ist die Sektion an einer Reihe von Cochrane Reviews beteiligt, die die Wirksamkeit verschiedener pharmakologischer Interventionen bei Panikstörungen untersuchen[295–297].

Public Mental Health
Nicolas Rüsch

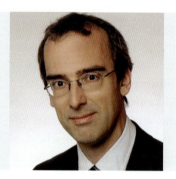

Nicolas Rüsch

Der Arbeitsschwerpunkt der 2013 neu eingerichteten Sektion ist das Thema Stigma und Diskriminierung von Menschen mit psychischen Erkrankungen. Die Bedeutung des Gegenstandes wird schon daraus deutlich, dass viele Betroffene berichten, unter Stigma genauso oder stärker zu leiden als unter den Symptomen ihrer psychischen Erkrankung. Stigma ist ein Oberbegriff, dessen drei Hauptkomponenten Stereotype (»Schizophrene sind gefährlich!«), Vorurteile samt emotionaler Reaktion (»Ja, das stimmt, und sie machen mir Angst«) sowie Diskriminierung (»Deshalb stelle ich diese Person nicht ein«) sind.

Stigma kommt in drei Formen vor: öffentliche Stigmatisierung, wenn Mitglieder der Bevölkerungsmehrheit, etwa Arbeitgeber oder Vermieter, Betroffene benachteiligen und dadurch die Teilhabe an wichtigen Lebensbereichen erschweren; Selbststigma, wenn psychisch Erkrankte selbst den Vorurteilen zustimmen und sie gegen sich wenden (»Ich bin psychisch krank, daher faul, gefährlich und schuld an meiner Erkrankung«), was das Selbstwertgefühl senkt und zu Scham, sozialem Rückzug und Demoralisierung führt; sowie schließlich strukturelle Diskriminierung, worunter gesellschaftliche Regeln und Abläufe verstanden werden, die Menschen mit psychischen Erkrankungen beabsichtigt oder unbeabsichtigt benachteiligen, etwa im Bereich der Ressourcenverteilung innerhalb des Gesundheitssystems.

Stigma hat darüber hinaus zahlreiche negative Auswirkungen, nicht nur für Menschen mit psychischen Erkrankungen, sondern auch für Gesundheitssystem und Gesellschaft. Einige Beispiele sind Stigma als Hindernis für Behandlungsteilnahme; Stigma als Barriere für die Implementierung und den Erfolg von Präventionsmaßnahmen; und Stigma als Risikofaktor für Suizidalität.

Unsere wissenschaftliche Arbeit beschäftigt sich mit kognitiven, emotionalen und behavioralen Prozessen bei Stigma und Diskriminierung, sowohl unter Mitgliedern der Öffentlichkeit als auch bei Menschen mit psychischen Erkrankungen. Das eingesetzte Methodenspektrum reicht von funktioneller Kernspintomographie (neurobiologische Korrelate von Gruppenwahrnehmung), impliziten Assoziationstests (zur Erfassung automatisch aktivierter Einstellungen), Fragebögen und Verhaltensbeobachtungen bis hin zu gesundheitsökonomischen Aspekten (etwa Stigma und Kosten von fehlender Behandlungsteilnahme oder Arbeitslosigkeit). Weitere Themen sind Stigma bei jungen Menschen mit dem Risiko, psychotisch zu erkranken, oder bei Patienten, die eine Zwangseinweisung erlebt haben, und Auswirkungen sozialpsychiatrischer Interventionen, unter anderem Supported Employment, auf Stigmabewältigung.

Basierend auf diesen Befunden arbeiten wir an der Entwicklung und Evaluation von Interventionen, um öffentliche Stigmatisierung und Selbststigma abzubauen und die Bewältigung von Stigmatisierung zu erleichtern. Ein Beispiel ist die Intervention »Coming Out Proud« (zu Deutsch »In Würde zu sich stehen«), eine peer-geleitete manualisierte Gruppenintervention zum Thema Offenlegung versus Geheimhaltung der eigenen psychischen Erkrankung, um die Belastung durch Stigma zu verringern.

All dies ist nur möglich in enger Kooperation mit verschiedenen Arbeitsgruppen in Günzburg und Ulm sowie verschiedenen internationalen Arbeitsgruppen. Unter den letzteren ist besonders wichtig die Zusammenarbeit mit Prof. Dr. Patrick Corrigan, Chicago; Prof. Dr. Graham Thornicroft, London; Prof. Dr. Wulf Rössler und KollegInnen des Zürcher Impulsprogramms; und Prof. Dr. Gianfranco Spalletta und KollegInnen in Rom. Wir sind dankbar, Räume der Ulmer Fakultät in der Parkstraße nutzen zu können, die auch räumlich eine Brückenbildung zwischen der Universität und Uniklinik Ulm einerseits sowie den Bezirkskliniken Schwaben und dem Bezirkskrankenhaus Günzburg andererseits ermöglichen.

Im Jahr 2014 befindet sich unsere Sektion noch im Aufbau. Das Forschungssekretariat in Ulm wird geführt von Frau Martina Riegg, die über langjährige Erfahrung auf diesem Gebiet verfügt und bereits früher in der Medizinischen Fakultät der Universität Ulm tätig war. Frau Dr. Ziyan Xu, bisher Beijing Medical University, arbeitet seit kurzem als Postdoktorandin bei uns und wird sich ebenfalls mit Stigma-Forschung beschäftigen unter Einbezug transkultureller Aspekte. Nadine Koslowski wird sich im Rahmen ihres Promotionsprojekts und in Kooperation mit der Ulmer Klinik für Kinder- und Jugendpsychiatrie mit der Adaptation des oben erwähnten Programms »Coming Out Proud« für Jugendliche beschäftigen. Schließlich wird die Deutsche Forschungsgemeinschaft ab Ende 2014 ein dreijähriges Forschungsprojekt zum Thema Arbeitslosigkeit und psychische Erkrankungen fördern, in dem wir in Zusammenarbeit u.a. mit der Bundesagentur für Arbeit der Frage nachgehen werden, weshalb viele arbeitslose Menschen trotz Bedarfs hierfür keine psychiatrisch-psychotherapeutische Hilfe in Anspruch nehmen und welche Art von Intervention Barrieren, Behandlung aufzunehmen, abbauen könnte.

Aktuelle und weitere Informationen zu der Sektion finden Sie online unter: http://www.uni-ulm.de/psychiatrieII/public_mental_health/start_pmh.htm

Psychopathologie und Verlaufsforschung
Markus Jäger

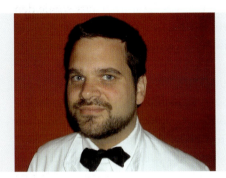

◻ Markus Jäger

Psychopathologie ist eine der wesentlichen Grundlagen des Faches Psychiatrie und Psychotherapie. Ihre wissenschaftlichen Wurzeln gehen maßgeblich auf Karl Jaspers (1883–1969) zurück, der später vor allem als Vertreter der deutschen Existenzphilosophie bekannt wurde. Psychopathologie befasst sich mit der Erfassung und Beschreibung von krankhaften Erlebens- und Verhaltensweisen. Sie sucht mit unterschiedlichen Methoden nach Ursachen, Bedingungen und Folgen der beschriebenen Phänomene. Schließlich bemüht sie sich, krankhafte Erlebens- und Verhaltensweisen zu klassifizieren und in eine sinnvolle Ordnung zu bringen. Psychopathologie versteht sich schließlich auch als eine kritische Methodenlehre.
Psychopathologie ist das Fundament von biologischer Psychiatrie, Sozialpsychiatrie und Psychotherapie. Bevor man beispielsweise nach hirnorganischen Korrelaten von psychischen Störungen suchen oder das Ergebnis von medikamentösen oder psychotherapeutischen Verfahren beurteilen kann, ist eine genaue Erfassung, Beschreibung und Klassifikation der Symptome nötig. Im Gegensatz zu den übrigen medizinischen Fachdisziplinen konnten in der Psychiatrie nur für wenige Erkrankungen konsistente naturwissenschaftliche Befunde identifiziert

werden. So kommt bei der Diagnostik der Anamnese und der psychopathologischen Befunderhebung meist die entscheidende Rolle zu, während technische Verfahren wie beispielsweise Laboruntersuchungen oder Kernspintomographie häufig nur eine eher untergeordnete Stellung einnehmen. Die Kenntnis von regelmäßig vorkommenden Verlaufsmustern psychischer Störungen ist im Fach Psychiatrie und Psychiatrie die Basis für viele klinische Entscheidungen und gutachterliche Stellungnahmen.

Die psychopathologische Forschung hat im deutschen Sprachraum eine lange Tradition. Unsere seit 2007 in Günzburg bestehende Arbeitsgruppe möchte diese Tradition weiterführen und mit modernen Forschungsansätzen verbinden. Ein Ziel der Arbeitsgruppe ist die Auseinandersetzung mit den historisch-konzeptuellen Grundlagen der psychiatrischen Krankheitslehre und Diagnostik. Hierzu sind seit 2007 zahlreiche Arbeiten entstanden. In diesem Zusammenhang haben wir uns auch mit den Konzepten der Anpassungsstörungen und der schizoaffektiven Störungen beschäftigt. Darüber hinaus haben wir uns an mehreren multizentrischen Therapiestudien beteiligt. Der aktuelle Schwerpunkt der Arbeitsgruppe liegt auf der psychopathologischen Verlaufsforschung im Bereich der schizophrenen Psychosen. Aufbauend auf zahlreichen historischen und einigen eigenen Vorarbeiten verfolgen wir das Ziel, eine klinisch verwendbare Verlaufstypologie zu etablieren. Methodisch sollen quantitativ-statistische und qualitativ-kasuistische Ansätze miteinander verbunden werden.

Zusammensetzung der Arbeitsgruppe:

Leitung
Prof. Dr. med. Markus Jäger

Mitarbeiter
Dr. med. Fabian U. Lang, Arzt, wissenschaftlicher Mitarbeiter
Hr. Dipl. Jurist Paulo J. G. Kling Lourenço, wissenschaftlicher Mitarbeiter

Hr. cand. med. Ingo Scholz, Doktorand
Fr. cand. med. Nadine Hubel, Doktorandin
Fr. cand. med. Silvana Trif, Doktorandin

Ehemalige Mitarbeiter
Priv.-Doz. Dr. med. Karel Frasch, Chefarzt Donauwörth
Dr. med. Sara Haack, Ärztin
Dr. med. Daniel Burger, Arzt

Kooperationspartner
Die Arbeitsgruppe Psychopathologie und Verlaufsforschung arbeitet mit anderen Arbeitsgruppen und Sektionen (beispielsweise Gesundheitsökonomie und Versorgungsforschung oder Public Mental Health) zusammen. Externe Kooperationen bestehen derzeit mit den psychiatrischen Kliniken der Heinrich-Heine-Universität Düsseldorf, der Universität Göttingen, der Technischen Universität München und der Universität Bern.

Arbeitsalltag

Für eine Studie geeignete Patienten werden meist während ihres Aufenthaltes im Krankenhaus auf den Stationen von den Studienmitarbeitern angesprochen und über die geplante Untersuchung aufgeklärt. Die Teilnahme an einem wissenschaftlichen Projekt erfolgt stets freiwillig nach informiertem Einverständnis und Einwilligung durch den Patienten selbst sowie bei Bedarf durch den gesetzlichen Betreuer.
Die psychopathologische Untersuchung erfolgt vor allem im Rahmen eines persönlichen Gespräches. So ist der Arbeitsalltag unserer Arbeitsgruppe auch durch ausführliche Gespräche mit den Patienten geprägt, die sich zur Studienteilnahme bereit erklärt haben. Hier wird nach der Krankheitsvorgeschichte, dem aktuellen Befinden und Beschwerden gefragt. Hierbei können auch strukturierte Interviewtechniken zum Einsatz kommen. In einigen Projekten findet eine psychologische Testung statt, um beispielsweise Funktionen wie Auffassung, Konzentration, Merkfähigkeit oder Gedächtnis zu prüfen. Gelegentlich erfolgt eine

Blutabnahme zur Bestimmung von neurobiologischen Markern. Die persönliche Untersuchung wird meist durch eine Auswertung der Krankengeschichte abgerundet. Auf diese Weise können rasch Informationen über frühere stationäre Behandlungsepisoden gewonnen werden. Verlaufsforschung setzt eine wiederholte Untersuchung voraus. Deshalb werden von uns ehemalige Patienten, die sich zur Studienteilnahme bereit erklärt haben, regelmäßig zu Nachuntersuchungen eingeladen. Auf Wunsch können diese Nachuntersuchungen in manchen Fällen auch zu Hause erfolgen.

Aktuelle und abgeschlossene Projekte

Tabelle 1 Abgeschlossene Projekte der Arbeitsgruppe

REFLECT (Rosiglitazone Efficacy in Alzheimer's disease – Clinical trial)	Randomisierte, doppelblinde Parallelgruppenstudie zur Untersuchung der Wirkungen von Rosiglitazon, Donepezil und Placebo als Monotherapie auf die Kognition und das klinische Ansprechen insgesamt bei nach APOE-stratifizierten Patienten mit leichter bis mittelschwerer Alzheimer-Demenz Initiierung und Förderung der multizentrischen Studie durch die Firma GlaxoSmithKline Projektdauer: 2007 bis 2008
SECIM (Safety and Efficacy of Cimicoxib in Combination With Sertraline Compared to Sertraline Combined With Placebo in Treatment of Major Depression)	Randomisierte, doppelblinde Studie zur Untersuchung des selektiven Cox-2-Inhibitors Cimicoxib in Kombination mit Sertalin in der Behandlung der Major Depression Initiierung und Förderung der multizentrischen Studie durch die Firma Affectis Projektdauer: 2007 bis 2010

ANPASSUNGS-STÖRUNGEN	Untersuchung der diagnostischen Reliabilität und Validität des diagnostischen Konstruktes der »Anpassungsstörungen« Initiierung der Untersuchung durch die eigene Arbeitsgruppe, Förderung durch Eigenmittel Projektdauer: 2007 bis 2010
SWITCH	Randomisierte, doppelblinde Studie zur Untersuchung der Effektivität der Umstellung gegenüber der Fortsetzung der antipsychotischen Behandlung bei Patienten mit einer Schizophrenie, die nach zwei Wochen nicht ausreichend auf die Behandlung angesprochen haben Initiierung der multizentrischen Studie durch die TU München, Förderung durch das Bundesministerium für Bildung und Forschung Projektdauer: 2010 bis 2012
EINSTELLUNG ZUR SCHIZOPHRENIE	Untersuchung zur Frage, ob durch das zweiwöchige Psychiatriepraktikum im Rahmen des Medizinstudiums eine Veränderung der Einstellung zur Schizophrenie erzielt werden kann Initiierung durch eigene Arbeitsgruppe, Förderung durch Eigenmittel Projektdauer: 2012 bis 2013

Tabelle 2 Laufende Projekte der Arbeitsgruppe

COMBINE (A randomized-controlled trial to assess the benefits of olanzapine and amisulpride combination treatment in acutely ill schizophrenia patients)	Randomisierte, doppelblinde Studie zur Untersuchung der Wirksamkeit der Kombinationsbehandlung von Olanzapin und Amisulprid jeweils mit der einfachen Behandlung einer der beiden Wirkstoffe bei Patienten mit einer Schizophrenie Initiierung der multizentrischen Studie durch die Heinrich-Heine Universität Düsseldorf, Förderung durch das Bundesministerium für Bildung und Forschung Beginn des Projektes: 2012
VERLAUFSTYPOLOGIE SCHIZOPHRENER PSYCHOSEN	Prospektive psychopathologische Follow-up-Studie (mit 5 Untersuchungszeitpunkten innerhalb von 2 Jahren) zur Identifizierung von psychopathologischen Verlaufstypen schizophrener Psychosen Initiierung der monozentrischen Studie durch die eigene Arbeitsgruppe, Förderung durch die Deutsche Forschungsgemeinschaft (Fördersumme: 360.000 Euro) Beginn des Projektes: 2013
NOTFALLPSYCHIATRIE	Retrospektive Auswertung von Einsatzprotokollen des Notarztdienstes am Standort Ulm Initiierung durch eigene Arbeitsgruppe, Förderung durch Eigenmittel Beginn des Projektes: 2013

| ELEKTROKON- | | Prospektive Beobachtungsstudie zur Wirksam-
| VULSIONSTHERAPIE | | keit und Verträglichkeit der Eletrokonvulsions-
| | therapie unter einer Etomidatnarkose
| | Initiierung durch eigene Arbeitsgruppe,
| | Förderung durch Eigenmittel
| | Beginn des Projektes: 2014

Zukunftspläne

Ein wichtiges aktuelles Ziel unserer Arbeitsgruppe ist es, eine psychopathologische Verlaufstypologie schizophrener Psychosen zu erarbeiten. Die Schizophrenie stellt eine sehr heterogene Störungsgruppe dar. Eine Subtypisierung in Hinblick auf Verlaufsaspekte könnte jedoch dazu beitragen, die individuelle Therapie der Schizophrenie zu verbessern. Aber auch für neurobiologische Forschungsvorhaben wie Genotyp-Phänotyp-Korrelationen könnte eine psychopathologische Subtypisierung von Bedeutung sein. Traditionelle Verlaufstypologien schizophrener Psychosen basieren vorwiegend auf klinischer Erfahrung, ohne dass bisher eine entsprechende Bestätigung durch systematische empirische Untersuchungen gelungen ist.

So bemühen wir uns aktuell, ein Patientenkollektiv über zwei Jahre hinweg wiederholt mit Ratingskalen zu untersuchen. Auf der Grundlage dieser Daten sollen mit Hilfe statistischer Verfahren bestimmte Verlaufstrajektorien identifiziert werden. Da die Ergebnisse solcher statistischer Modelle oft nicht eindeutig sind, müssen diese klinisch interpretiert werden. Deshalb wollen wir uns neben dem quantitativ-statistischen Zugangsweg auf psychopathologische Verlaufskasuistiken der einzelnen Patienten stützen. Methodisch kann hierbei auf eine umfangreiche historische Literatur zurückgegriffen werden. Auf diese Weise wollen wir die traditionelle qualitativ-kasuistische psychopathologische Forschung mit modernen quantitativ-statistischen Verfahren verbinden. Die Ergebnisse der psychopathologischen Typenbildung sollen dann in einem weiteren Schritt auch mit neurobiologischen Daten korreliert werden.

Psychoimmunologische Forschungsgruppe
Karl Bechter

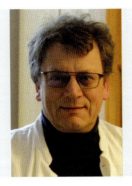

Karl Bechter

Die Arbeitsgruppe Psychoimmunologie konstituiert sich über rund 30 Jahre aus kontinuierlichen und wechselnden wissenschaftlichen Mitarbeitern und Kollegen einschließlich Promovenden unter Leitung des Autors, beginnend mit einem Einzelprojekt unter der Direktion Prof. Dr. Reinhold Schüttler und weitergefördert unter der Direktion Prof. Dr. Thomas Becker. Die Liste der Mitarbeiter über die Jahre ist dem Gesamtpublikationsverzeichnis zu entnehmen. Die finanzielle Förderung dieser Forschung erfolgte durch staatliche, industrielle und private Quellen, besonders zu erwähnen ist hierbei eine jahrelange großzügige Forschungsförderung durch die Margarete-Ammon-Stiftung München.

Mit Prof. Schüttler wurde 1984 eine seroepidemiologische Studie mit dem Institut für Virologie der Universität Gießen etabliert, der dortige Direktor Prof. Dr. Dr. Rudolf Rott war erster Lehrstuhlinhaber für Virologie in Deutschland. Die Studien wurden unterstützt vom Bundesministerium für Forschung und Technologie und der Deutschen Forschungsgemeinschaft. Nach serologisch-epidemiologischen Erhebungen zur Prävalenz von Borna Disease Virus (BDV)-Infektionen bei Patienten führte der Autor erste bildgebende Studien in der Psychiatrie mit der neu entwickelten Kernspintomographie durch, zunächst am Tomographen der Firma Bruker in Karlsruhe, später im Kernspintomographen eines niedergelassenen Neuroradiologen in Augsburg. Wegen der interessanten Ergebnisse wurde nach und nach eine neurovirologisch orientierte Forschung am Bezirkskrankenhaus Günzburg aufgebaut, es erfolgten Pionierarbeiten zur Frage der Verursachung von psychiatrischen Erkrankungen durch Viren und andere Erreger (Prof. Dr. Volker ter Meulen, Vorwort zur Habilitationsschrift Prof. Bechter 1998). Im Vordergrund der Forschungsarbeiten stand über Jahre das BD-Virus, welches in der Forschung des Instituts für Virologie Gießen seit Jahrzehnten im Mittelpunkt stand. BDV stellt in Mitteleuropa die häufigste Ursache von Meningoenzephalitiden (Hirnhautentzündungen) bei Pferd und Schaf dar. Der erstmalige Nachweis von Antikörpern gegen BDV beim Menschen war der Gießener Arbeitsgruppe um Prof. Rott und Dr. Sybille Herzog gelungen (Rott et al. 1985). In kontinuierlichen Forschungsansätzen wurde seit 1984 bis heute in Kooperation mit dem Institut für Virologie Gießen, insbesondere Dr. Herzog, eine Serie von Arbeiten zur Prävalenz und möglichen Bedeutung von BDV- Infektionen beim Menschen durchgeführt.

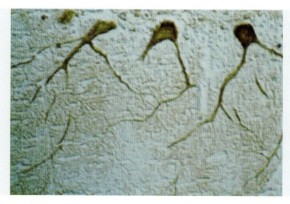

Kleinhirn Pferd. Abbildung von Gehirngewebe, infiziert mit dem Virus der Borna'schen Krankheit (Immunhistologie, Histologie)

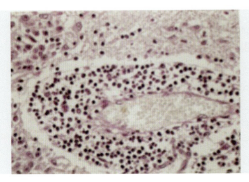

⊡ Entzündliches Infiltrat unter dem Mikroskop (Histologie) bei BDV Infektion

Der Autor habilitierte sich zum Thema der möglichen Verursachung von psychiatrischen und neurologischen Erkrankungen durch BDV (Bechter 1998): Klinisch-epidemiologische und klinisch-diagnostische Studien lassen annehmen, dass bei einer kleinen Subgruppe von Patienten eine Infektion mit BDV eine ursächliche Rolle spielt. Der letzte Beweis hierfür steht aber bislang aus. Infektionen und Autoimmunität hängen generell eng zusammen, Infektionen können anhaltende Immunreaktionen und Entzündungsvorgänge auslösen. Die Nervenwasseruntersuchung stellt die bisher empfindlichste Methode zur Abklärung von Entzündungen des Nervensystems dar und spielte in der weiteren Forschung deshalb eine wichtige Rolle. Im Rahmen solcher Studien am Nervenwasser und parallel im Blut wurden auch neue Untersuchungsmethoden entwickelt und angewandt, zusammen mit Dr. Horst Günter Maxeiner und anderen aus der eigenen Forschungsgruppe sowie der Klinik für Neurologie, RKU Ulm, Prof. Dr. Hayrettin Tumani sowie Prof. Dr. Hansotto Reiber, früher Universität Göttingen, jetzt Sao Paulo, sowie Prof. Dr. Dietmar Fuchs, Universität Innsbruck, und aktuell insbesondere mit Prof. Dr. Marion Schneider, Abteilung für experimentelle Anästhesiologie, Universität Ulm, und seit Jahren Dr. Herzog, Dr. Hiltrud Lange-Herbst, Prof. Dr. Jürgen Richt und anderen Mitarbeitern des Instituts für Virologie der Universität Gießen. Die so erreichten diagnostischen Fortschritte werden zunehmend nutzbar für neue therapeutische Ansätze und Ideen. Die Ergebnisse zeigten zusammengefasst bei rund 70% der Patienten mit schweren Depressionen und ebenso bei Patienten mit schizophrenen oder bipolaren Psychosen gewisse Auffälligkeiten im Nervenwasser, welche insgesamt zur Milden Encephalitis (ME)-Hypothese passen. Die ME-Hypothese wurde vom Autor aufgestellt unter Bezug auf die schon länger sich abzeichnenden Ergebnisse und aufgrund der Ergebnisse von Tierversuchen, dass nämlich leichtgradige entzündliche Vorgänge im Nervensystem ursächlich für verschiedenartige psychiatrische Erkrankungen oder Verhaltensstörungen sein können (Bechter 2001, 2013). Mit den neuen Ergebnissen der Nervenwasserstudien wird es nun zunehmend wahrscheinlicher, dass leichtgradige entzündliche Vorgänge einem Spektrum psychischer Krankheiten ursächlich zu Grunde liegen können. Die Symptome dieser Krankheiten sind dabei variabel, was sich in aktuellen Studien anderer Forschungsgruppen zur sogenannten Autoimmunencephalitis oder limbischen Encephalitis ganz ähnlich zeigte (vergleiche Dalmau et al. 2008, Prüss 2013). Weitere Studien zu diesen Fragestellungen der ME-Hypothese sind in Planung und entsprechende Forschungsmittel beantragt, beispielsweise mit Prof. Dr. Kjell Fuxe und Mitarbeiter, Karolinska Institut Stockholm, sowie Prof. Dr. Rafael Franco, Universität Barcelona, und anderen. Zur Weiterentwicklung der psychoimmunologischen Forschung trugen auch sechs hintereinander an der Klinik für Psychiatrie und Psychotherapie II der Universität Ulm-Günzburg durchgeführte internationale Psychoimmunology Expert Meetings bei, organisiert von Prof. Dr. Karl Bechter, Ulm/Günzburg, Prof. Dr. Bernhard Bogerts und Prof. Dr. Hans Steiner, beide Magdeburg. Die erkleckliche Zahl von 60 bis 80 international bekannten Forschern aus vier Kontinenten bei den letzten Meetings, das 12th Psychoimmunology Expert Meeting vom 6. bis 9.3.2014, belegten die aufkommende Bedeutung dieser Forschungsrichtung. Die Ergebnisse der PIE-Meetings wurden regelmäßig publiziert (siehe www.psychoimmunology-experts.de), auch als Sonderhefte der Zeitschrift Neurology, Psychiatry and Brain Research (ees.elsevier.com/npbr).

Komplementär zur ME-Hypothese wurde aufgrund überraschender Beobachtungen während experimenteller Therapien mit Liquorfiltration bei schweren Depressionen und Schmerzzuständen, die Peripheral CSF Outflow (PCOP)-Hypothese erarbeitet (Bechter 2011): Die Annahme ist, dass im Rahmen von Entzündungsprozessen des Nervensystems der Fluss des Nervenwassers eine bisher nicht ausreichend beachtete Rolle spielt. Am Ausflussweg des Nervenwassers aus dem Subarachnoidalraum (Raum um das Gehirn und um das Rückenmark) entlang der peripheren Nerven in die peripheren Gewebe können Signalmoleküle oder Mikropartikel, welche im Nervenwasser enthalten sind, die peripheren Nerven schädigen und möglicherweise Signalwirkung oder Störungen im peripheren Gewebe, wie beispielsweise den Muskeln, auslösen. Beweise für die PCOP-Hypothese stecken aber noch in ersten Anfängen (Schmitt et al. 2011, Bechter und Schmitz 2013), diese werden immerhin schon von renommierten Forschergruppen in Übersichten zitiert (z.B. Carare et al. 2014).

Die Forschungsgruppe Psychoimmunologie ist seit Jahren vernetzt mit verschiedenen internationalen Forschungsgruppen aus Österreich, Schweden, USA, Frankreich und Spanien, die Studienergebnisse werden international anerkannt (siehe ausgewählte Publikationsliste). Der Weltkongress für biologische Psychiatrie 2013 in Kyoto demonstrierte den aktuellen Stand und Aufwärtstrend dieser Forschungsrichtung in der Psychiatrie: Bereits ein Drittel der wissenschaftlichen Kongressbeiträge entstammte dem Forschungsgebiet der Psychoimmunologie. Vergleicht man die Anfänge der Psychoimmunologie vor rund 30 Jahren mit dem aktuellen Stand hochkarätiger Ergebnisse, dargelegt in vielfältigen Publikationen in führenden Zeitschriften, so zeigt sich ein grundlegender Wandel der Forschungslandschaft. Waren anfangs nur wenige Pioniere im Feld auszumachen, welche von vielen Kollegen und Wissenschaftlern vielleicht sogar belächelt wurden, widmet sich jetzt eine junge Forschergeneration mit viel Enthusiasmus diesen Fragen. So kann man im Rückblick auch zufrieden sein, bei dieser Entwicklung aktiv beteiligt gewesen zu sein. Manche Kollegen und Forscher erkannten schon früh diesen neuen Ansatz als zukunftsweisend, wie etwa die inzwischen verstorbenen Prof. Dr. Gerd Huber und Prof. Dr. Gisela Gross, Bonn. Die Unterstützung durch etablierte Forscher in den Jahren des Anfangs war sehr wichtig, so durch Verleihung des Kurt-Schneider-Preises 1996 an den Autor, auch dies sollte nicht vergessen werden. Ebenfalls nicht vergessen werden dürfen die vielfältigen Kooperationen innerhalb des Hauses mit den Kliniken für Neurochirurgie und Neurologie, den Kreiskliniken Günzburg, verschiedenen Abteilungen der Universität Ulm und mit anderen Universitäten. Besonders zu erwähnen hinsichtlich der Bedeutung für Patienten sind neue therapeutische Ansätze, welche sich aus diesen Forschungen ergeben haben, auch wenn diese noch in den Kinderschuhen stecken. Zu nennen ist unter anderem die Liquorfiltration, obwohl nur wenige Studien hierzu durchgeführt wurden. Die Methode der Liquorfiltration wurde entwickelt an der Universität Ulm von Dr. Kurt H. Wollinsky, zusammen mit der Klinik für Neurologie RKU, damals Prof. Dr. Hans Helmut Kornhuber und Mitarbeiter, sowie der Abteilung Physiologie, Prof. Reinhardt Rüdel, Prof. Heinrich Brinkmeier und Mitarbeiter. Diese Methode hat sich als wirksam erwiesen bei der neurologischen Autoimmunkrankheit Guillain-Barré-Syndrom (vergleiche Wollinsky et al. 2001) und wurde analog unter der Annahme prinzipiell ähnlicher Krankheitsentstehung (nach der ME-Hypothese) erstmals bei therapieresistenten psychiatrischen Patienten mit Psychosen und Depressionen zunächst experimentell und dann im Rahmen einer Studie (Studiennummer 39/01 Universität Ulm) angewandt. Die therapeutischen Effekte waren bei etwa zwei Drittel der Patienten positiv, die Filtration war außerordentlich rasch wirksam und zeigte bei einem erheblichen Teil der Patienten anhaltende Wirkung (Bechter et al. 1998, 1999, 2000 und 2004). Zu diesen schwierig durchzuführenden therapeutischen Ansätzen haben viele Kollegen aktiv beigetragen, nur so konnten diese Studien überhaupt verwirklicht werden. Beteiligt waren insbesondere aus der Klinik für Neurologie Dr. Norbert Breitinger und Prof. Bernhard Widder, aus der Klinik für Neurochirurgie Prof. Dr. Gregor Antoniadis und aus der eigenen Klinik Oberarzt Dr. V. Volkhard Schreiner, Dr. Andreas Bindl, Dr. Dr. Hans Christoph Estler†, Dr. Heidi Durst, Dr. Silvia von Müller, Dr. Maria Bellinger, Dr. Birgit Bayer und nicht zuletzt das Pflegepersonal, vor allem der Station 55.1, hier besonders Michael Krewing und Doris Sippl. Eine andere Therapiemethode, nämlich antibiotische Therapie, konnte in Einzelfällen hervorragende Erfolge aufweisen, nämlich bei Patienten mit erhöhten Streptokokkenantikörpern im Blut und entsprechenden Liquorbefunden bei therapieresistenter Depression oder therapieresistenten Zwangskrankheiten (Vgl. Bechter et al. 2007). Andere einfacher anwendbare therapeutische Vorgehensweisen sind in Erprobung, denn das wichtigste Ziel all dieser Forschungen ist ja die verbesserte Behandlung schwerer psychischer Erkrankungen.

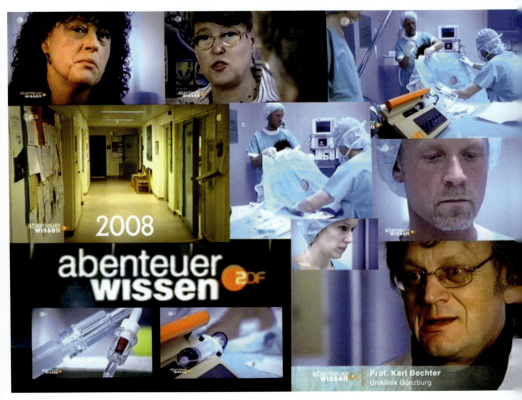

Bilder aus dem Beitrag »Jagd auf die Biokiller«, Abenteuer Wissen im Zweiten Deutschen Fernsehen 2008

Forensische Psychiatrie

Klinik für Forensische Psychiatrie und Psychotherapie

Manuela Dudeck, Rüdiger Vogel, Nenad Vasic

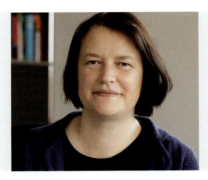

⌑ **Manuela Dudeck**

Entwicklung

Das Thema der Schuldfrage psychisch kranker Straftäter scheint beinahe so alt zu sein, wie die Menschheit selbst; bereits Aristoteles forderte, dass psychisch Kranke nicht bestraft werden sollten, wenn ihre Krankheit die Grundlage ihres Rechtsverstoßes war.

Die Geschichte des Günzburger Maßregelvollzuges ist ungleich jünger und beginnt eigentlich erst im Jahr 1999. Dem damaligen politischen Willen folgend, wurden gerichtlich untergebrachte Patienten, welche bis dahin ihrem Krankheitsbild entsprechend auf verschiedenen Stationen des Bezirkskrankenhauses untergebracht und behandelt wurden, nunmehr in einem Haus beziehungsweise einer Abteilung zusammengefasst. Seit Beginn des Jahres 1999 wurden zwei Stationen für die Behandlung suchtkranker und psychisch kranker Straftäter vorgehalten, die eine Kapazität von 40 Planbetten auswies. Die Startbedingungen waren damals eher »bescheiden«, da es noch an fachlicher Expertise und notwendigen baulichen Voraussetzungen fehlte. Das Engagement der dort tätigen Mitarbeiter war groß und unermüdlich, wenngleich sie immer wieder mit ihren Grenzen konfrontiert wurden. Dr. Hartmut Franz wurde abteilungsleitender Chefarzt innerhalb der Klinik für Psychiatrie, Psychotherapie und Psychosomatik. In der Folge nutzten nicht wenige Patienten die völlig unzureichenden baulichen Gegebenheiten und »entzogen sich« – wie es damals schamhaft bezeichnet wurde – der Behandlung; dies manchmal über einen längeren Zeitraum hinweg, und ohne dass das mit Konsequenzen verbunden gewesen wäre. Der Fall Schmökel in Brandenburg (2000), einer der sogenannten »großen Kriminalfälle«, änderte die Situation nahezu schlagartig. Der Ruf nach mehr Sicherheit in der Forensik des Bezirkskrankenhauses wurde laut und letztendlich unüberhörbar. In der Folge wurden während des laufenden Betriebes die Fenster vergittert, der Garten mit einem viereinhalb Meter hohen, mit »Nato-Draht« bewehrten Zaun begrenzt, die »neuralgischen« Stellen des Hauses mit Kameras überwacht und eine Sicherheitsfirma unter Vertrag genommen.

Am 1.10.2002 wurde die Abteilung für forensische Psychiatrie in eine eigenständige Klinik umgewandelt und Dr. Ernst Baljer, ein erfahrener forensischer Psychiater und Klinikleiter, als ärztlicher Direktor eingestellt. Mit ihm begann eine Zeit der organisatorischen und inhaltlichen Neustrukturierung. Die Folgejahre waren durch Professionalisierung und den Ausbau der Klinik geprägt. So wurde die Klinik bis zum 20.11.2007 um zwei Stationen erweitert und das Behandlungsangebot entscheidend differenziert. Es gelang die Binnendifferenzierung der Abteilung für Suchtmedizin in eine aufnehmende und in eine Rehabilitationsabteilung – das Haus 80 wurde eröffnet und bot nun Platz für weitere 20 Patienten. Gleiches geschah mit dem Behandlungsbereich für psychisch kranke Straftäter, die aufgrund anderer psychischer Störungen untergebracht waren.

Die Folgejahre waren gekennzeichnet durch einen hohen Aufnahmedruck und durch die daraus resultierende Überbelegung, was folgerichtig Planungen für einen Neubau entstehen ließ, welche durch das Bayerische Staatsministerium für Arbeit und Soziales, Familie und Integration umgesetzt wurden. Bis zur Fertigstellung und dem Bezug des

Neubaus vergingen mehrere Jahre; Jahre, welche neben der Konsolidierung und der Verbesserung des Kontakts zu Justiz- und Polizeibehörden dazu genutzt wurden, nicht nur baulich ein Ausrufezeichen zu setzen, sondern auch das Ziel voranzutreiben, einen Lehrstuhl für Forensische Psychiatrie und Psychotherapie zu etablieren und somit die forensisch-psychiatrische Expertise am Bezirkskrankenhaus Günzburg weiter zu erweitern. Vom »Schlusslicht zum Scheinwerfer« hieß selbstbewusst die letzte vom damaligen ärztlichen Direktor organisierte wissenschaftliche Tagung, die alle relevanten Themen einer modernen forensischen Psychiatrie aufgriff. Mit dem im Mai 2013 neugegründeten Lehrstuhl für Forensische Psychiatrie und Psychotherapie an der Universität Ulm ist die Klinik universitäre Klinik und Prof. Dr. Manuela Dudeck bundeslandübergreifend sowohl Lehrstuhlinhaberin als auch Ärztliche Direktorin geworden, verantwortlich für Forschung, Lehre und Klinik – eine bundes- wie europaweit einmalige Konstellation.

Am 1.4.2014 wurde der Umzug in das neue Gebäude realisiert. Es stehen für die Behandlung nun 116 stationäre Plätze auf insgesamt fünf Stationen zur Verfügung. Hinzu kommt eine Forensische Nachsorgeambulanz mit derzeit 60 Patienten.

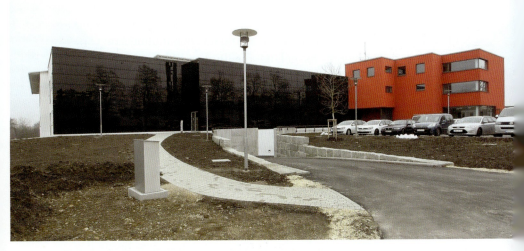

Neubau der Klink für Forensische Psychiatrie und Psychotherapie

Der Behandlungsauftrag

Der Klinik obliegen die Durchführung des Erwachsenenmaßregelvollzuges nach § 63 StGB und nach § 64 StGB. Auch die einstweilige Unterbringung gemäß § 126a StPO wird hier vollzogen. Der Maßregelvollzug, also die Forensische Psychiatrie und Psychotherapie, hat die Aufgabe, suchtkranke und psychisch kranke Straftäter, die juristisch untergebracht wurden, zu sichern und zu behandeln. Eine Unterbringung kommt immer dann in Betracht, wenn ein Straftäter bei Begehung der Tat aufgrund seiner psychischen Erkrankung gar nicht oder nur eingeschränkt das Unrecht seiner Tat einsehen oder nicht nach dieser Einsicht handeln konnte (Schuldunfähigkeit oder verminderte Schuldfähigkeit), oder wenn er die Tat aufgrund seiner Suchterkrankung beging. Daneben muss aufgrund der Erkrankung die Gefahr der Begehung weiterer Straftaten bestehen. Betroffen davon sind im wesentlichen Patienten mit Erkrankungen aus dem schizophrenen Formenkreis, Patienten mit einer Intelligenzminderung sowie einem Abhängigkeitssyndrom oder einer Suchterkrankung. Das häufigste zur Einweisung in unserer Klinik führende Delikt stellt der Verstoß gegen das Betäubungsmittelrecht dar. Nur ein geringer Teil der Patienten beging ein Gewalt- und/oder ein Sexualdelikt.

Der Maßregelvollzug ist eine Aufgabe des Freistaates Bayern, welche auf die bayerischen Bezirke gesetzlich übertragen ist, und wird durch die Ärztliche Direktorin der Klinik für Psychiatrie und Psychotherapie als untere staatliche Maßregelvollzugsbehörde im Bezirkskrankenhaus Günzburg durchgeführt. Rechts- und Fachaufsicht sowie Kostenträger ist das Bayerische Staatsministerium für Arbeit und Sozialordnung, Familie und Integration.

Die Behandlungsziele

Ziel der Behandlung im Maßregelvollzug nach den §§ 63 und 64 StGB ist es, das Rückfallrisiko durch einen mehrdimensionalen Therapieansatz, welcher sich an der multifaktoriellen Ätiopathogenese psychischer Erkrankungen orientiert, zu minimieren. Dieser beinhaltet sowohl psycho- als auch soziotherapeutische Maßnahmen sowie eine suffiziente und moderne Psychopharmakotherapie, falls nötig. Die psychotherapeutische Behandlung beruht grundsätzlich auf einer Gruppenpsychotherapie, welche verhaltenstherapeutisch arbeitet. Daneben bieten wir die achtsamkeitsbasierte »Dialektisch-Behaviorale Therapie Forensik« an. Hinzu kommt der Behandlungsansatz des »Rehabilitation & Reasoning Programms« und das Gruppentraining sozialer Kompetenzen. Abgerundet wird das Therapieprogramm durch deliktspezifische Angebote. Die Behandlung und Resozialisierung psychisch kranker Straftäter werden von der jeweiligen Strafvollstreckungskammer juristisch begleitet, indem laut §63 jährlich beziehungsweise laut § 64 halbjährlich die Notwendigkeit einer weiteren Behandlung überprüft und gegeben falls die Entlassung bei einer günstigen Legalprognose angeordnet wird (§ 67 e/d StGB). Nach Entlassung tritt laut § 68 StGB in der Regel Führungsaufsicht ein.

Der Lehr-und Forschungsauftrag

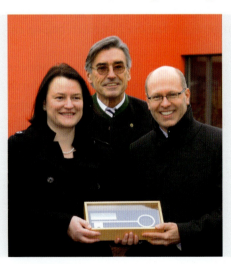

Schlüsselübergabe für die neue Forensik: (von links) Manuela Dudeck, Ernst Baljer, Thomas Düll.

Mit Gründung des Lehrstuhls für Forensische Psychiatrie und Psychotherapie entstand die Verpflichtung, das Fach in Forschung und Lehre zu vertreten. Neben dem Start im Wintersemester 2013/14 mit einer Ringvorlesung zum Thema »Verantwortung und Zurechnung im Spiegel von Recht und Psychiatrie« in Zusammenarbeit mit der Juristischen Fakultät der Universität Augsburg wurde das Wahlfach »Forensische Psychiatrie und Psychotherapie« an der Medizinischen Fakultät der Universität Ulm etabliert. Im Wintersemester 2014/15 wird im Rahmen des »Studium generale« an der Universität Ulm eine interdisziplinäre Ringvorlesung zum Thema »Der freie Wille« veranstaltet, bei der namhafte Vertreter von Justiz, Medizin, Psychiatrie und Philosophie die Frage der Willensfreiheit unter aktuellen Gesichtspunkten erläutern und diskutieren werden. Die Klinik bietet zudem zusammen mit der Klinik für Psychiatrie und Psychotherapie II der Universität Ulm das einsemestrige Blockpraktikum für Medizinstudenten und ist Teil des rechtsmedizinischen Institutes Ulm. Seit Anfang 2014 existiert eine eigene Forschungsabteilung unter der Leitung von apl. Prof. Vasic mit derzeit zwei vornehmlich wissenschaftlich tätigen Mitarbeitern, wobei geplant ist, Forschung und Klinik sowohl inhaltlich als auch personell noch intensiver miteinander zu verbinden. Auch vor diesem Hintergrund beobachten wir ein stetig zunehmendes Interesse von Studenten der Psychologie, der Medizin und der Rechtswissenschaften an den forensisch-psychiatrischen Fragestellungen und an unserer Klinik. Dieses Interesse macht sich auch durch die in unserer Klinik betreuten Bachelor-, Master-, Diplom- und Doktorarbeiten bemerkbar – eine erfreuliche Entwicklung, insbesondere angesichts des Nachwuchsmangels in den nicht primär somatischen Disziplinen der Psychiatrie und Psychotherapie. Hauptforschungsschwerpunkte der Abteilung sind die Psychotraumatologie im forensisch-psychiatrischen Kontext, psychische Gesundheit, Lebensbedingungen und Wahrung der Menschenrechte in Haft, Untersuchung von psychopharmakologischen Behandlungsstrategien bei den nach § 63 untergebrachten Patienten, Charakterisierung der für den Erfolg der forensischen Psychotherapie wichtigen Faktoren sowie Untersuchung von einigen forensisch-psychiatrisch relevanten Merkmalen und Kategorien wie Empathie, Moralvorstellungen, religiöse Vorstellungen, (anti)soziales Verhalten, Neigung zur Aggressivität oder Impulsivität. Unser Ziel ist es, diese sowohl für die Genesung der Patienten als auch für die Begünstigung einer positiven Legalprognose relevanten – ja oft entscheidenden Einflussfaktoren – aus verschiedenen Perspektiven zu beleuchten, um sie besser zu verstehen und evaluieren zu können. Hierzu kommen Fragebogenerhebungen, testpsychologische und neuropsychologische Untersuchungen, sowie EEG-, EKG-, MRT- und genetische Untersuchungen zum Einsatz.

Zusammenfassend ergibt sich aus der hervorragenden Vernetzung aller Fachrichtungen vor Ort ein großer Handlungs- und Ausgestaltungsspielraum für das Fach Forensische Psychiatrie und Psychotherapie in Patientenversorgung, Forschung und Lehre.

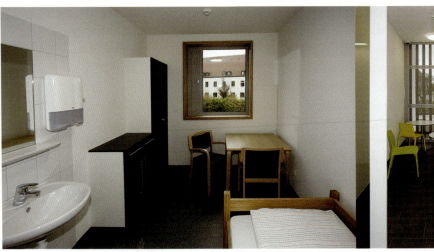

Forensik: Blick in ein Zimmer

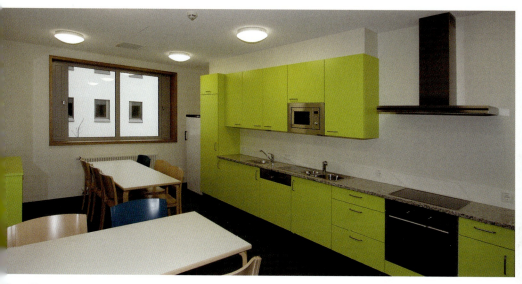

◦ **Forensik Küche**

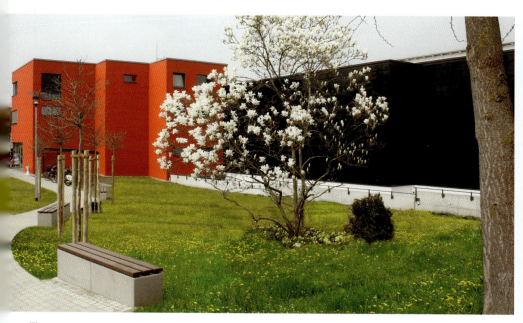

◦ **Forensik Ostseite**

Neurozentrum

Neurologie und Neurologische Rehabilitation

Bernhard Widder, Wolfgang Aurnhammer

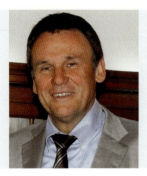

Bernhard Widder

Nervenheilkunde und Neurologie

Eigenständige neurologische Kliniken gibt es in Deutschland noch nicht sehr lange. Es waren entweder Internisten oder Psychiater, die sich – von jeweils unterschiedlichen Krankheitsmodellen ausgehend – während der Entwicklung unserer heutigen, wissenschaftlich geprägten Medizin in der zweiten Hälfte des 19. Jahrhunderts erstmals näher mit Krankheiten des Nervensystems beschäftigten. Im Gegensatz zu anderen Ländern blieben in Deutschland jedoch Psychiater und Neurologen als »Nervenärzte« bis nach dem 2. Weltkrieg in einem Fachgebiet verschmolzen. Erst danach kam es zu einer zunehmenden Trennung in neurologische und psychiatrische Fachabteilungen, was 1970 im damaligen Nervenkrankenhaus Günzburg zur Gründung einer eigenständigen neurologischen Fachabteilung mit 43 Betten führte. Bis heute absolvieren jedoch in Deutschland Assistenzärzte im Rahmen ihrer Weiterbildung zum Facharzt für Neurologie oder Psychiatrie ein Weiterbildungsjahr im jeweils anderen Fachgebiet, was aufgrund der bestehenden Überschneidungen der Fachgebiete auch sinnvoll ist.

Mit Pioniergeist zur neurologischen Intensivmedizin

Prof. Dr. Hans Henning von Albert, der erste neurologische Chefarzt der Klinik, war nicht nur Neurologe, sondern auch Internist. Bereits in den 1970er Jahren, lange bevor intensivmedizinische Behandlungsverfahren in den meisten neurologischen Kliniken Eingang fanden, etablierte er in Günzburg eine eigene Intensivstation mit 4 Betten, in der schwerkranke neurologische Patienten bei Bedarf auch maschinell beatmet werden konnten. Im Herbst 1997 zogen die neurologische und neurochirurgische Intensivstation gemeinsam in ein neu errichtetes Gebäude, das, in einzelne Container zerlegt, an einem Freitagnachmittag über die Autobahn anrollte und auf der A8 einen beträchtlichen Stau verursachte. Ursprünglich nur als Interimslösung während der Sanierung bestehender Gebäude geplant, zeigte sich schnell, dass der »Intensivcontainer« Haus 22c solider gebaut ist als erwartet. Nach dem Umzug der Neurochirurgie in das sanierte Haus 25 im Jahr 2003 beherbergt er daher bis heute die neurologische Intensivstation und Stroke Unit mit insgesamt 13 Betten.

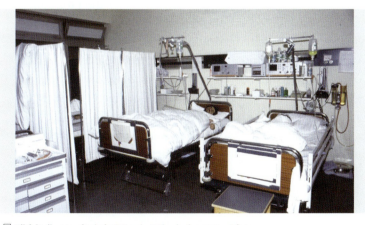

Blick in die neurologische Intensivstation in den 1970er Jahren

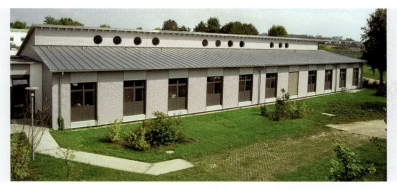
Neurologische Intensivstation im »Intensivcontainer« nach der Inbetriebnahme 1997

Die Beatles und der Beginn der modernen Hirndiagnostik

Da das Gehirn durch den Schädelknochen nach allen Seiten geschützt ist, waren die Möglichkeiten zur Diagnostik von Hirnerkrankungen über lange Jahre hinweg sehr begrenzt. Aufgrund der dabei auftretenden starken Kopfschmerzen war insbesondere die sogenannte Pneumenzephalographie bei den Patienten gefürchtet, bei der die Hohlräume des Gehirns durch Einfüllen von Luft im Röntgenbild sichtbar gemacht wurden. Nicht weniger eingreifend war auch die damalige Methode der radiologischen Darstellung der Hirngefäße, bei welcher das erforderliche Kontrastmittel durch eine in die Halsschlagader gestochene Kanüle eingebracht wurde – entsprechend der damaligen Fernsehshow auch als der »goldene Schuss« bezeichnet. Dies änderte sich schnell, als Anfang der 1970er Jahre die ersten Computertomographen auf den Markt kamen. Bemerkenswerterweise wurden diese nicht von einer Medizintechnikfirma, sondern von der Schallplattenfirma EMI entwickelt, die durch die Vermarktung der Beatles so viel Geld verdiente, dass sie auch damals eher kurios anmutende Projekte finanzieren konnte. So hatte einer ihrer Mitarbeiter, Godfrey Hounsfield, seinerzeit die Idee, die gerade neu entwickelten Computer für Röntgen-Schichtaufnahmen des Gehirns zu benutzen – 1979 erhielt er hierfür den Nobelpreis für Medizin. In selben Jahr wurde ein erster Computertomograph für das Bezirkskrankenhaus Günzburg angeschafft, 1990 gefolgt von einem Kernspintomographen, bei dem Schichtaufnahmen auf der Basis von Magnetfeldern möglich sind.

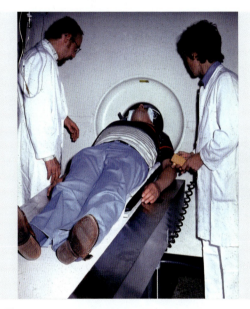

Untersuchung eines Patienten im Computertomographen um 1980

Rehabilitation im »Günzburger Modell«

Die Grundlagen der neurologischen Rehabilitation nach Schlaganfällen gehen auf Berta und Dr. Karel Bobath zurück, die nach Ende des Zweiten Weltkriegs in England ein Konzept zur Behandlung von Kindern mit Hirnschädigungen entwickelten. 1970 publizierten sie erstmals eine Übertragung dieses Konzepts auch auf Erwachsene. Der Nutzen der Rehabilitation, wonach es in vielen Fällen möglich ist, nach Hirnschädigungen verloren gegangene Nervenbahnen wieder herzustellen, wurde dann Anfang der 1980er Jahre in Skandinavien wissenschaftlich belegt. Diese Ergebnisse wurden auch in Günzburg interessiert aufgenommen, und als erste derartige Einrichtung in Schwaben wurde bereits 1984 am Bezirkskrankenhaus ein »Rehabilitationszentrum für Schlaganfallpatienten und Schädel-Hirnverletzte« mit 22 Betten in Haus 45 eröffnet. Dank der Unterstützung der schwäbischen Krankenkassen ist es in Günzburg bis heute möglich, Patienten nach dem »Günzburger Modell« unter dem Klinikmotto »Akutversorgung und Rehabilitation unter einem Dach« durch dasselbe Team von Ärzten, Pflegepersonen und Therapeuten von der Aufnahme auf der Stroke Unit bis zur Entlassung nach der rehabilitativen Therapie zu versorgen. Fast 80% unserer Patienten können nach Abschluss der Rehabilitationsbehandlung wieder zuhause versorgt werden.

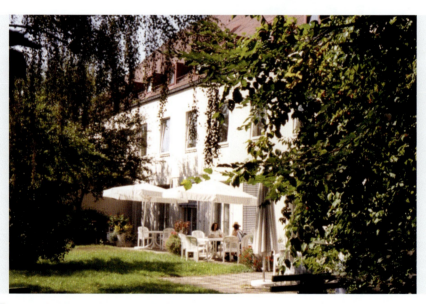

Terrasse des Rehabilitationszentrums in Haus 45

Erste Stroke Unit auf dem Lande

1995 wurde mit zwei Studien, die den Nutzen des Auflösens von Blutgerinnseln nach Hirninfarkten durch ein in die Venen eingespritztes Medikament (»systemische Thrombolyse«) belegten, der Grundstein für die heute Schlaganfallmedizin gelegt. Nach Übergabe der Klinik

1996 an Prof. Widder konnte bereits im Januar 1997 mit tatkräftiger Unterstützung durch den damaligen Bezirkstagspräsidenten Dr. Georg Simnacher in Günzburg die erste Schlaganfallstation (»Stroke Unit«) eröffnet werden. Dies war insbesondere deswegen etwas Besonderes, weil alle anderen damals vom Freistaat Bayern genehmigten Stroke Units in Großstädten lokalisiert waren. Das seinerzeitige »Pilotprojekt für den ländlichen Raum« ist inzwischen längst in den Routinebetrieb übergegangen, und in der überregionalen Stroke Unit Günzburg werden jährlich annähernd 1000 Patienten mit akuten Hirndurchblutungsstörungen behandelt.

Mit dem »Korkenzieher« in die Hirngefäße

Zwar stellt die systemische Thrombolyse weiterhin die Standardmethode zur Therapie von Hirninfarkten dar, sie besitzt jedoch einen gewichtigen »Schönheitsfehler«: Blutgerinnsel in den großen Hirngefäßen lassen sich damit kaum in der kurzen zur Verfügung stehenden Zeit auflösen. Gerade aber diese Blutgerinnsel, überwiegend im Rahmen von Herzrhythmusstörungen auftretend, führen zu den schwersten Schlaganfallsymptomen. In den letzten Jahren konnten hierzu interventionelle neuroradiologische Verfahren entwickelt worden, bei denen die Blutgerinnsel in den hirnversorgenden Arterien mechanisch mit Hilfe eines Katheters wie mit einem Korkenzieher herausgezogen werden (»mechanische Thrombektomie«). In Zusammenarbeit mit der Neuroradiologie und Neuroanästhesie wird diese Technik in Günzburg inzwischen rund um die Uhr eingesetzt.

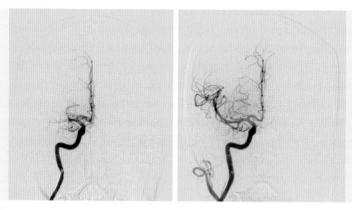

Kontrastmitteldarstellung der rechtsseitigen Hirngefäße im Blick von vorne bei einem Verschluss der großen Hirnschlagader (linkes Bild). Nach mechanischer Entfernung des Blutgerinnsels stellen sich die zur Schläfe hin verlaufenden Gefäße wieder dar (rechtes Bild).

Von TESS zu NEVAS

Zwar wurden in den Jahren unmittelbar nach 1995 in vielen Krankenhäusern in Deutschland spezialisierte Schlaganfallstationen gegründet, nicht jedoch im Donau-Ries und im Allgäu, wo die Versorgung von Schlaganfallpatienten ein großes Problem darstellte. In Zusammenarbeit mit der Universität Ulm konnten die Ärzte der Neurologie am Bezirkskrankenhaus Günzburg im Jahr 1999 zeigen, dass es mit den Methoden der Telemedizin möglich ist, Patienten mit akutem Schlaganfall auch an entfernten Orten zuverlässig zu untersuchen. Mit Unterstützung durch den Freistaat Bayern konnte schon wenig später das deutschlandweit erste Teleneurologie-Projekt in Angriff genommen werden, im Rahmen dessen die Krankenhäuser im Donau-Ries und im Allgäu rund um die Uhr Patienten mit Schlaganfällen im Schlaganfallzentrum in Günzburg vorstellen können. Dank der Unterstützung durch die schwäbischen Krankenkassen konnte das TESS-Projekt (»Telemedizin zur Schlaganfallversorgung in Schwaben«) 2004 erweitert werden, indem nunmehr tagsüber neurologische Fachärzte aus Günzburg direkt vor Ort in den Partnerkliniken tätig sind und zur Versorgung der neurologischen Patienten beitragen. Das stetige Anwachsen des Interesses an einer neurologischen Versorgung führte inzwischen dazu, dass in zwei der TESS-Kliniken (Memmingen, Kempten) eigene neurologische Fachabteilungen eingerichtet werden konnten. Im Herbst 2013 ging TESS im NEVAS-Projekt (»Neurovaskuläres Versorgungsnetzwerk Südwest-Bayern«) auf, das zusammen mit den Schlaganfallzentren am Universitätsklinikum München-Großhadern und im Klinikum Ingolstadt ein dreistufiges Versorgungskonzept umfasst und vor allem dazu dient, allen Patienten im Südwesten Bayerns die neuen interventionellen Verfahren der Schlaganfallbehandlung zugänglich zu machen.

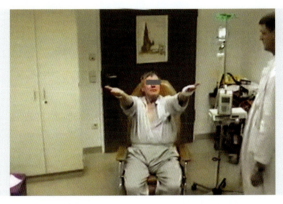

Erste telemedizinische Untersuchung eines Patienten im Rehabilitationskrankenhaus Ulm durch die Günzburger Neurologen im Sommer 1999.

Die Neurologie auf Wanderschaft

Bereits Anfang der 1990er Jahre zeichnete sich zunehmend ab, dass die gemeinsame Unterbringung sowohl der Neurochirurgie als auch der Neurologie in Haus 25 nicht mehr weiterzuführen war, da das Klinikgebäude aus allen Nähten platzte. Bis neue Räumlichkeiten bezogen werden konnten, begann für die Neurologie in den Jahren 1997–2004 ein ständiges »Wanderdasein«. Insgesamt vier Umzüge der Stationen über mehrere Häuser auf dem Gelände des Bezirkskrankenhauses hinweg waren erforderlich, bis die Mitarbeiter der Neurologie zusammen mit ihren Patienten im Frühjahr 2004 in das generalsanierte Haus 21 einziehen konnten. Das Warten hat sich jedoch gelohnt: Auch zehn Jahre später vermitteln die beiden Stationen einen hellen, freundlichen Eindruck, der zur Gesundung unserer Patienten beiträgt.

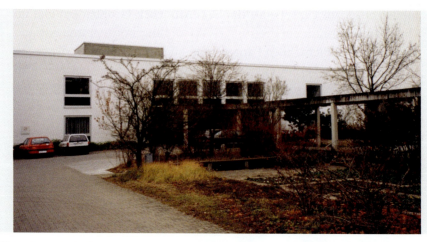

Haus 21 vor der Sanierung

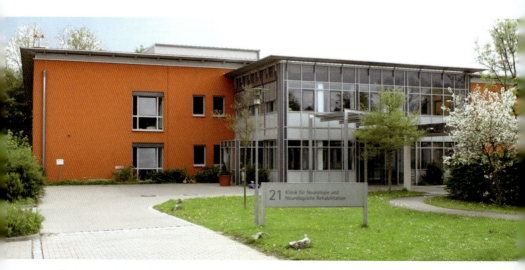

Haus 21 nach der Sanierung 2004

»High Care« und »Low Care«

Umzüge lassen nicht selten auch neue Ideen aufkommen: Während zumindest noch 2004 in den meisten Krankenhäusern in Deutschland schwer kranke und leichter betroffene Patienten entsprechend dem gerade vorhandenen Bettenangebot über die Stationen hinweg verteilt wurden, kam beim Umzug nach Haus 21 der Gedanke auf, hier ein neues Konzept zu verwirklichen. So finden sich schwer kranke, an das Bett oder an den Rollstuhl gebundene Patienten so gut wie ausschließlich auf der Station im Erdgeschoss, während überwiegend selbständige Patienten im Obergeschoss betreut werden. Dies drückt sich auch in der Verteilung des Pflegepersonals aus, wonach die Personalausstattung im Erdgeschoss ungleich umfangreicher sein muss (»High Care«) als ein Stockwerk höher (»Low Care«). Das nunmehr seit zehn Jahren laufende Experiment wird von unseren Patienten gerne angenommen: Schwerkranke Patienten können Probleme beim Waschen, Essen und Toilettengang besser akzeptieren, wenn es dem Nachbarpatienten ähnlich geht, und leichter betroffene Patienten schätzen den »Hotelcharakter« der Obergeschoss-Station.

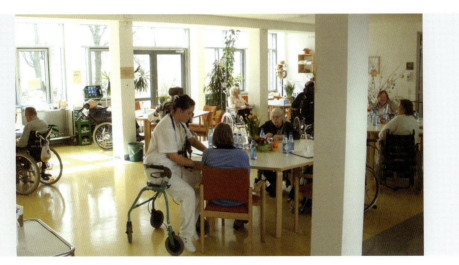

Therapeutischer Aufenthaltsbereich im Erdgeschoss von Haus 21

Schmerztherapie im interdisziplinären Setting

Das Auftreten chronischer Schmerzen wird heute mit einem »bio-psycho-sozialen« Modell erklärt. Anders ausgedrückt bedeutet dies nichts anderes, als dass über einen längeren Zeitraum anhaltende Schmerzen meist sowohl körperliche als auch seelische Aspekte besitzen. Angesichts der im Bezirkskrankenhaus Günzburg vertretenen, sowohl das somatische als auch das psychiatrisch-psychosomatische Gebiet betreffenden Fachdisziplinen lag es nahe, diese geballte Kompetenz auch für die Behandlung chronischer Schmerzpatienten zu nutzen. 2005 war es dann soweit. Unter Federführung der Neurologie entstand das »Interdisziplinäre Schmerzzentrum Günzburg«, in dem sich eine multiprofessionelle Gruppe von Ärzten und Therapeuten darum bemüht, Patienten mit chronischen Schmerzen Erleichterung zu verschaffen. Neben der federführenden Neurologie umfasst dies Neurochirurgie, Psychiatrie, Psychosomatik, Psychologie und Physiotherapie bis hin zu den komplementärmedizinischen Verfahren der Akupunktur und Neuraltherapie.

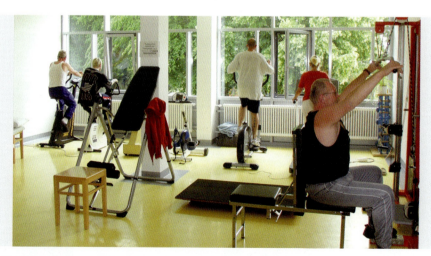

Aktivierende Therapie bei »Schmerzpatienten« im Trainingsraum von Haus 21

Von der Bäderabteilung zur modernen Physiotherapie

Die therapeutischen Möglichkeiten sowohl bei neurologischen Erkrankungen wie der Multiplen Sklerose und dem Schlaganfall als auch bei Schmerzsyndromen aller Art waren in den ersten Jahren der Klinik noch sehr eingeschränkt. Umso größere Bedeutung besaß die »Bäderabteilung« im Keller von Haus 25, in der physikalische Therapiemaßnahmen mit Wasseranwendungen, jedoch auch Elektrotherapie, Wärmepackungen und Massagen erfolgten. Besonderer Beliebtheit erfreute sich beim damaligen Chefarzt der Klinik der »Blitzguss«, bei dem die Patienten »blitzartig« mit kaltem Wasser angespritzt wurden. Es wird bis heute berichtet, dass dies bei der sogenannten »Neurasthenie« wahre Wunder bewirkte. Zur Bäderabteilung gehörte auch ein sogenanntes Bewegungsbad, in welchem die Therapeuten gelähmte Patienten unter Nutzung der dort geringeren Schwerkraftwirkung im Wasser behandelten. Diese konnten dabei mit einem Lift in das Wasser eingelassen werden. Nicht zuletzt aus hygienischen Gründen wurde diese Therapieform in den 1990er Jahren aufgegeben. Heute bilden Krankengymnasten und physikalische Therapeuten in der Klinik eine gemeinsame Abteilung »Physiotherapie«, die sowohl auf die Behandlung von Schlaganfallpatienten als auch von Patienten mit Schmerzsyndromen spezialisiert ist.

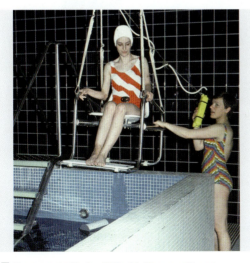

Bewegungsbad in der »Bäderabteilung« von Haus 25

Videodiagnostik verhindert Lungenentzündungen

Zu den häufigsten Komplikationen nach Schlaganfällen zählen Lungenentzündungen, die dadurch entstehen, dass die betroffenen Patienten nicht richtig schlucken können und Getränke und Speisen dann anstatt im Magen in der Lunge landen. Während Schluckstörungen noch bis vor wenigen Jahren eher als Seltenheit betrachtet wurden, ist inzwischen bekannt, dass mehr als die Hälfte aller Schlaganfallpatienten davon in der Akutphase betroffen ist. Diesen unkontrolliert zu essen zu geben, stellt unter Umständen eine sehr risikoreiche Methode dar, die Komplikationen hervorrufen kann. Mit Hilfe einer miniaturisierten Videokamera, die über einen dünnen Schlauch durch die Nase bis zum Rachen vorgeschoben wird, lässt sich inzwischen detailliert prüfen, ob der Schluckakt (wieder) korrekt funktioniert, oder ob man zumindest vorübergehend andere Formen der Ernährung – beispielsweise eine durch die Bauchwand direkt in den Magen gelegte Sonde (»perkutane endoskopische Gastrostomie«) – benötigt.

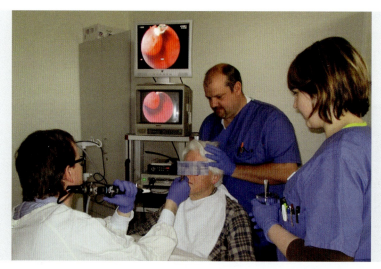

Videoendoskopische Untersuchung der Schluckfunktion bei einem Schlaganfallpatienten

Neurologie im 21. Jahrhundert

In den 44 Jahren seit Eröffnung der Günzburger Neurologie hat sich die stationäre neurologische Versorgung immens verändert. Während bis in die 1990er Jahre hinein vor allem Patienten mit akuten Rückenschmerzen, Parkinsonerkrankungen und Multipler Sklerose stationär behandelt wurden, steht inzwischen die Notfallversorgung akuter Schlaganfälle sowie die Versorgung sonstiger schwerkranker Patienten im Vordergrund. Weniger schwer betroffene Patienten werden demgegenüber heute ganz überwiegend ambulant in neurologischen Arztpraxen versorgt. Diese Verschiebung beruht auf zwei wesentlichen Ursachen: Zum einen gibt es inzwischen bei zahlreichen schweren neurologischen Erkrankungen Behandlungsoptionen, die es seinerzeit noch nicht gab. Zum anderen finden inzwischen in allen Krankenhäusern in Deutschland engmaschige Kontrollen durch den Medizinischen Dienst der Krankenversicherungen (MDK) statt, im Rahmen derer die Klinikärzte im Nachhinein für ihre Patienten belegen müssen, dass für diese ein zwingender stationärer Behandlungsbedarf bestand und die Entlassung nicht bereits nach einem kürzeren Aufenthalt möglich gewesen wäre. Angesichts dieser Vorgaben erscheint nicht verwunderlich, dass sich die durchschnittliche Verweildauer der Patienten in der Neurologie von 23 Tagen im Jahr 1974 auf inzwischen weniger als sechs Tage verkürzt hat.

Physiotherapieschule – vom Kellerkind zum Bachelor

An die Neurologie angegliedert ist die 1992 gegründete Berufsfachschule für Physiotherapie, die seinerzeit provisorisch im Keller von Haus 21 untergebracht war. Als 1997 die Räume aufgrund anstehender Umbaumaßnahmen noch weiter beschnitten wurden, führte dies beinahe zu einer Meuterei der frustrierten Schüler. Der damalige Bezirkstagspräsident Dr. Simnacher wusste jedoch Rat. Kurz zuvor war das auf dem Gelände des Bezirkskrankenhauses gelegene Dialysezentrum in neue Räume neben dem Kreiskrankenhaus umgezogen und nach kurzem Nachdenken zeigte sich, dass sich das vorhandene Gebäude nach geringen Umbaumaßnahmen in hervorragender Weise dafür eignete, die Berufsfachschule mit ihren drei Klassen aufzunehmen. Damit aber nicht genug: Seit Herbst 2013 besteht eine Kooperation mit der Dualen Hochschule Heidenheim. Durch »Aufsatteln« eines zusätzlichen Studienjahrs kann auf diese Weise neben der Ausbildung zum Physiotherapeuten eine Bachelor-Qualifikation des neu gegründeten Studiengangs »Gesundheit in Pflege und Therapie« erworben werden.

Wechsel in der Klinikleitung

Zum 1.7.2014 wurde von Prof. Dr. Dr. Bernhard Widder die Leitung der Klinik für Neurologie und Neurologische Rehabilitation an Prof. Dr. Gerhard F. Hamann übergeben. Prof. Widder leitet noch übergangsweise das interdisziplinäre Schmerzzentrum der Klinik weiter. Prof. Dr. Gerhard F. Hamann ist ein national wie international anerkannter Schlaganfallexperte und Spezialist für neurologische Intensivmedizin. Er ist derzeit der 1. Vorsitzende der Deutschen Schlaganfallgesellschaft und war vor seinem Amtsantritt in Günzburg 10 Jahre als Direktor der Neurologischen Klinik der Dr. Horst Schmidt Klinik GmbH in Wiesbaden tätig, zuvor an der Neurologischen Klinik der Ludwig-Maximilians-Universität München, Klinikum Großhadern, dem Scripps Research Institute in La Jolla, Ca, USA und der Neurologischen Universitätsklinik in Homburg/Saar.

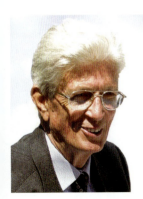
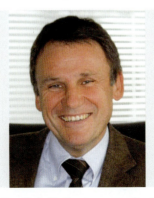
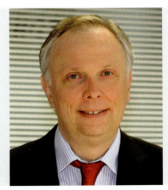

Ärztliche Direktoren der Neurologie Günzburg 1970–2014: (von links) Hans-Henning von Albert (1970–1996), Bernhard Widder (1996–2014), Gerhard Hamann (seit 2014)

Strukturdaten der Klinik

Klinikdaten

Stationen	Intensivstation / Stroke Unit Haus 22c
	Haus 21 Obergeschoss
	Haus 21 Erdgeschoss

Aufgestellte Betten	59
Intensivstation	07
Stroke Unit	06
Normalstation	29
Frührehabilitation	17

Personaldaten (einschl. Teilzeitkräften)

Ärztlicher Dienst	Ärztlicher Direktor	01
	Ober- und Fachärzte	09
	Ärzte in Weiterbildung	11
Pflegedienst	mit Fachweiterbildung	09
	mit Examen	57
	Sonstige	03
Funktionsdienst	Elektrophysiologie	04
	Ergotherapie	05
	Logopädie	02
	Physiotherapie	12
	Psychologie	02
	Sekretariate	06
	Sozialdienst	01

Patientendaten

2013	Fallzahl	Verweildauer in Tagen	Berechnungstage	CMI
DRG-Bereich	1.816	05,93	–	1,285
Frührehabilitation	0256	24,84	5.932	–
Ambulante Versorgung	1.588	–	–	–

Klinische Schwerpunkte

Überregionales Schlaganfallzentrum Mittelschwaben

Seit 1997 verfügt die Neurologie in Günzburg über eine auch im Krankenhausbedarfsplan des Freistaats Bayern ausgewiesene und von der Deutschen Schlaganfallgesellschaft zuletzt 2012 rezertifizierte überregionale »Stroke Unit« für die Landkreise Günzburg, Dillingen und Neu-Ulm. In enger Zusammenarbeit mit der Neuroanästhesie, Neurochirurgie und Neuroradiologie sowie der Abteilung Gefäßchirurgie des benachbarten Kreiskrankenhauses bietet das Schlaganfallzentrum alle heute zur Verfügung stehenden diagnostischen und therapeutischen Verfahren zur Vorbeugung, Erkennung und Behandlung von Schlaganfällen an.

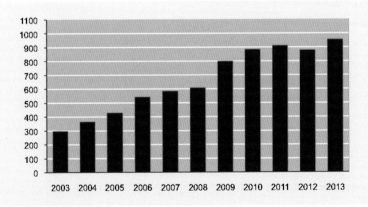

Stationäre Patienten der Stroke Unit Günzburg mit der Zuweisungsdiagnose Schlaganfall (I6) oder transitorisch-ischämische Attacke (G45)

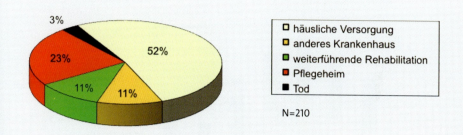

⬚ Weiterversorgung der in Günzburg frührehabilitativ behandelten Schlaganfallpatienten 2013

TESS- / NEVAS-Projekt

Das im Jahr 2000 mit Unterstützung des Freistaats Bayern gegründete TESS-Projekt (Telemedizin in der Schlaganfallversorgung in Schwaben) war das deutschlandweit erste Netzwerk für die flächendeckende teleneurologische Schlaganfallversorgung in Krankenhäusern, die über keine eigene neurologische Abteilung verfügen. Im Oktober 2013 ging das TESS-Projekt in NEVAS (Neurovaskuläres Versorgungsnetzwerk Südwest-Bayern) über. Seit 2004 entwickelte sich das Projekt von einem reinen teleneurologischen Schlaganfall-Netzwerk zu einem Netzwerk für die Behandlung aller neurologischen Krankheitsbilder mit Schwerpunkt Schlaganfall. Die vier Säulen sind dabei:

- **Neurologischer Präsenzdienst** wochentags durch einen erfahrenen Facharzt unserer Klinik in den Partnerkrankenhäusern.
- **Teleneurologische Versorgung** außerhalb der Präsenzzeiten durch Ärzte des Schlaganfallzentrums in Günzburg.
- **Stationäre neurologische Weiterversorgung** der Patienten aus den Partnerkrankenhäusern im Schlaganfallzentrum in Günzburg bei Erforderlichkeit.
- **Kontinuierliche Fortbildung** des ärztlichen, pflegerischen und therapeutischen Personals der Partnerkliniken.

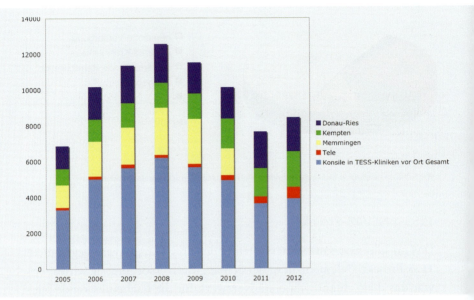

Vor-Ort-Konsile und Telekonsile in den TESS-Partnerkliniken 2004-2013. 2010 Eröffnung der Neurologie am Klinikum Memmingen, 2013 Eröffnung der Neurologie am Klinikum Kempten

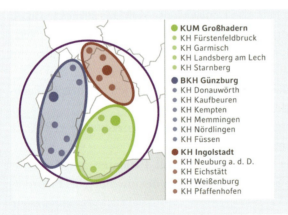

NEVAS-Projekt mit den Schlaganfallzentren Klinikum Großhadern, Klinikum Ingolstadt und Bezirkskrankenhaus Günzburg

Interdiszplinäres Schmerzzentrum

Im interdisziplinären Schmerzzentrum werden – unter Leitung der Neurologie – chronische Schmerzsyndrome diagnostiziert und behandelt. Schwerpunkte dabei sind:
- Neuropathische Schmerzen bei Schädigung des Nervensystems,
- Schmerzsyndrome aus dem psychosomatischen Grenzbereich,
- Schmerzsyndrome im höheren Lebensalter.

Auch ein gegebenenfalls erforderlicher Medikamentenentzug mit Neueinstellung auf andere Medikamente wird angeboten.

Neurochirurgie – Klinik und Forschung

Christian Wirtz, Gregor Antoniadis

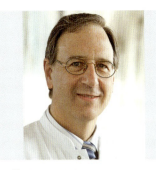

Christian Wirtz

Historische Entwicklung

Das Jahr 1934 war die Geburtsstunde der Deutschen Neurochirurgie. Prof. Dr. Wilhelm Tönnis, der die neurochirurgische Ausbildung bei Herbert Olivecrona in Stockholm absolvierte, gründete in jenem Jahr die erste Deutsche Neurochirurgische Abteilung an der Universität Würzburg. Einer seiner Schüler, Prof. Dr. Traugott Riechert, gründete später die Neurochirurgische Klinik an der Universität Freiburg. In der Folge entstanden an allen deutschen Universitätskliniken eigenständige neurochirurgische Abteilungen.

Auch die junge, erst 1967 gegründete Medizinisch-Naturwissenschaftliche Hochschule Ulm sollte eine, bisher in Ulm noch nicht vorhandene Neurochirurgie erhalten. Es war ein Verdienst des damaligen Landrates und Bezirkstagspräsidenten Dr. Georg Simnacher und des Gründungsrektors der Universität Ulm Prof. Dr. Ludwig Heilmeyer, dass diese universitäre Abteilung nach Günzburg kam.

Prof. Dr. Klaus Schmidt, ein Schüler von Prof. Riechert, wurde im Jahr 1971 auf den Lehrstuhl für Neurochirurgie der neugegründeten Universität Ulm berufen und übernahm die Leitung der neuen Neurochirurgischen Abteilung am Bezirkskrankenhaus Günzburg.

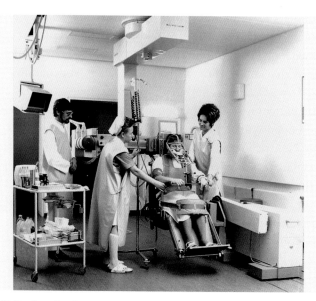

> Eine Szene im Röntgenraum aus dem Jahr der Gründung der Klinik 1971. Die Röntgendiagnostik wurde bis zum Jahr 2008 vollständig von der Neurochirurgie mit abgedeckt, da Prof. Richter zusätzlich auch Facharzt für Neuroradiologie war. Danach ließen die Bestimmungen der Röntgenverordnung dies nicht mehr zu und eine eigenständige Abteilung Neuroradiologie wurde gegründet, zu deren Leiter Prof. Schmitz berufen wurde.

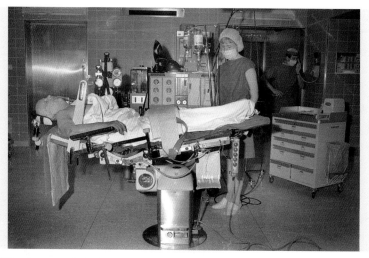

> Bereits 1972 wurden in den Operationssälen der Neurochirurgie ca. 1000 zum Teil sehr komplexe Operationen durchgeführt. Die Narkosen wurden von dem damaligen Chefarzt, Prof. Schmidt, überwacht, der nicht nur Neurochirurg, sondern auch Facharzt für Anästhesie war (s. Beitrag Neuroanästhesie).

Die Aufgabe, die damals Prof. Schmidt übernahm, war schwierig. Er musste einerseits eine Neurochirurgie in einem kommunalen Haus aufbauen und andererseits als Lehrstuhlinhaber dieses Fach in Lehre und Forschung an der Universität Ulm vertreten. Dieses sogenannte »Günzburger Modell« war auch aus anderen Gründen einzigartig. Das Krankenhaus für die Patientenversorgung lag auf bayerischem und die Universität Ulm auf baden-württembergischem Gebiet.
Diese Lösung, eine Neurochirurgie in einem Krankenhaus nur mit Neurologie und Psychiatrie, und nicht in einem Haus der Maximalversorgung anzusiedeln, war anfänglich ein großes Risiko. Prof. Schmidt baute zusammen mit seinem leitenden Oberarzt Prof. Peter Christian Potthoff, der ihn aus Freiburg begleitete, im Laufe der Jahre mit großem Einsatz und Energie eine der größten Neurochirurgischen Kliniken auf. Das Konzept, die gesamte präoperative Diagnostik ambulant durchzuführen, wurde später von vielen anderen Kliniken übernommen. Dabei wurden alle Patienten nur einen Tag vor dem operativen Eingriff aufgenommen. Dadurch konnten die Liegezeiten in der Klinik kurz gehalten werden. Günzburg war damals die Neurochirurgische Klinik in Deutschland mit der niedrigsten stationären Verweildauer. Aus diesem Grund war es in der 40-Betten Abteilung möglich, viele Patienten chirurgisch zu versorgen. Das Operationsmikroskop wurde in Günzburg bereits 1978 in der Wirbelsäulenchirurgie eingesetzt. Dadurch konnten Bandscheibenoperationen mit geringen Risiken und Komplikationen und insgesamt besseren Ergebnissen durchgeführt werden. Die gesamte neuroradiologische Diagnostik wurde von Neurochirurgen vorgenommen. Bereits 1977 verfügte die Günzburger Klinik über einen Computertomographen (CT), lange bevor ein solches Gerät in den Universitäts-Kliniken Ulm installiert wurde. Die Darstellung der Hirngefäße durch eine Angiographie war seit Entstehung der Klinik möglich. Es waren auch Neurochirurgen aus Günzburg, die erstmalig in Deutschland tumortherapeutische Maßnahmen durch einen Verschluss tumorversorgender Gefäße (Embolisation) durchführten. Solche Eingriffe sind heute immer noch bei bestimmten Tumoren erforderlich, um eine Gehirnoperation mit geringem Blutverlust risikoärmer durchführen zu können. Die Idee von Prof. Schmidt, die gesamte

Breite des Faches zu repräsentieren, hatte Früchte getragen. Neben den stereotaktischen Eingriffen, der Hirntumorchirurgie, der Behandlung von chronischen Schmerzen, der operativen Versorgung von Gefäßmissbildungen, der spinalen Chirurgie und insbesondere der instrumentierten Versorgung von Wirbelsäulenverletzungen wurde auch die periphere Nervenchirurgie, damals noch als Randgebiet der Neurochirurgie, sehr gepflegt. Die ursprüngliche Zahl von 40 Betten wurde auf 52 aufgestockt. Das dreistufige Konzept mit Intensivstation, Wachstation und Stationen der Normalpflege hatte sich sehr bewährt. In drei Operationssälen wurden zuletzt über 2.100 Patienten behandelt.

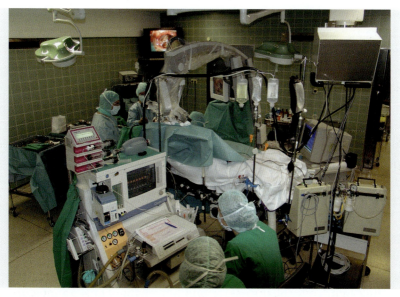

Im Jahr 2004 wurden die neurochirurgischen Operationen zwar noch im alten Operationstrakt, aber mit modernster technischer Ausstattung durchgeführt. Nicht nur ein modernes Operationsmikroskop, sondern auch Gerätschaften zum intraoperativen elektrophysiologischen Monitoring waren bereits vorhanden. Dieses dient der Überwachung der motorischen und sensiblen Funktionen während Operationen am Gehirn oder Rückenmark beim narkotisierten Patienten um die Operation sicherer zu machen. Hier hatte Günzburg eine Vorreiterfunktion und die Mitarbeiter/Innen leisteten deutschlandweit Pionierarbeit. Zur sicheren Durchführung bedurfte es einer hoch spezialisierten Neuroanästhesie.

Nach Emeritierung von Prof. Schmidt im Jahr 1989 wurde Prof. Dr. Hans-Peter Richter als sein Nachfolger gewählt. Während dieser Zeit wuchs die Neurochirurgie weiter und die Anzahl sowohl der ambulanten Patienten als auch der operativen Eingriffe stieg an. Innerhalb von einigen Jahren konnte das Spektrum der Neurochirurgischen Eingriffe in der Günzburger Klinik erweitert werden. Neue Operationstechniken, wie operative Behandlungen bei Torticollis spasmodicus, tiefe Hirnstimulation bei Morbus Parkinson, operative Behandlung der Pudendusneuralgie und die Epilepsiechirurgie, wurden eingeführt. Die periphere Nervenchirurgie wurde weiter entwickelt und die Klinik etablierte sich als inoffizielles Referenzzentrum in Deutschland. 1996 wurden erstmalig von Neurochirurgen in Deutschland die interventionelle Versorgung von Aneurysmen und die Embolisation von arteriovenösen Gefäßmissbildungen (Angiome) durchgeführt.

Im Jahre 2000 wurden die ersten Ausbildungsveranstaltungen bei peripheren Nerven (Nervkurse) und später die elektrophysiologischen Seminare eingeführt. Diese Veranstaltungen haben immer noch einen hohen Stellenwert innerhalb der Deutschen Gesellschaft für Neurochirurgie. Weitere Veranstaltungen, wie die Torticollis spasmodicus-Tagung, die Deutsch-Italienischen Tagungen zur peripheren Nervenchirurgie, Kolloquien zu endoskopischen Techniken in der Behandlung eines Druckschadens des Ellennervs am Ellenbogen (Kubitaltunnelsyndrom) und die neurowissenschaftlichen Kolloquien haben den neurochirurgischen Standort Günzburg bundesweit bekannt gemacht. 1995 waren die Neurochirurgie Günzburg zusammen mit der Neurochirurgie am Bundeswehrkrankenhaus Ulm Organisatoren der 46. Jahrestagung der Deutschen Gesellschaft für Neurochirurgie. Professor Richter war Präsident der Deutschen Gesellschaft für Neurochirurgie. Im Jahr 2000 ist die Klinik in das komplett sanierte und umgebaute Haus 25 umgezogen. 2001 wurde der DigiGlobe, der Multimediapreis von Focus und Telekom für die Multimodale kranielle Neuronavigation aus den Händen der damaligen Gesundheitsministerin Ulla Schmidt verliehen. 2004 wurde gemeinsam mit der Neurologischen Klinik der Universität Ulm das Epilepsiezentrum der Universität Ulm gegründet. Auch die interdisziplinäre Neurofibromatose-Sprechstunde an der Universität Ulm ist auf Initiative der Neurochirurgie Günzburg zustande gekommen. 2001 wurde ein Kooperationsvertrag mit der Fachklinik Neresheim unterschrieben. Seitdem werden einmal wöchentlich operative Eingriffe bei Reha-Patienten in Neresheim von Günzburger Neurochirurgen vorgenommen. Um eine optimale Versorgung von Polytraumen mit Schädel-Hirn-Verletzungen im Universitätsklinikum Ulm zu gewährleisten, entstand 2004 eine 14-Betten Abteilung in Ulm unter der Leitung des Direktors der Neurochirurgischen Klinik in Günzburg. Ende 2006 wurde der neue Op-Trakt mit vier Op-Sälen in Betrieb genommen.

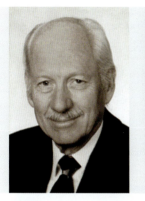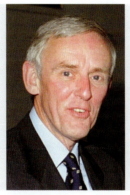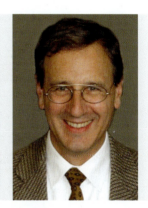

Direktoren der Neurochirurgischen Klinik Günzburg: (von links) Klaus Schmidt (1971–1989), Hans-Peter Richter (1989–2008) und Christian Rainer Wirtz (2008–heute).

Im Jahr 2008 übernahm Prof. Dr. Christian Rainer Wirtz die Leitung der Klinik, die inzwischen über einen neuen Op-Trakt verfügte. Im vierten und modernsten Op-Saal, der »BrainSuite«, wurde Ende September 2008 der erste operative Eingriff durchgeführt. Die »BrainSuite« war damals eine der weltweit einzigen »High-Tech« Operationssäle und wurde in den letzten Jahren von Neurochirurgen aus der ganzen Welt besucht. Im Jahr 2012 wurde anläßlich der 500. Operation in der »BrainSuite« ein viel beachtetes Symposium in Ulm durchgeführt. Die Günzburger Klinik wurde in den letzten Jahren enger an die Neurochirurgie im Chirurgischen Klinikum der Uni Ulm in den Bereichen der Patientenversorgung, Lehre und Forschung gebunden. Eine

Rotation der Ärzte beider Kliniken hat zu einem stärkeren Zusammenhalt beider Abteilungen geführt. Im Jahr 2011, wie schon einmal im Jahr 2000, präsentierte sich die Neurochirurgische Klinik drei Tage lang im Stadthaus Ulm der Bevölkerung. Mit dem derzeitigen Spektrum an operativen Eingriffen nimmt die Neurochirurgie weiterhin einen Spitzenplatz in Deutschland ein.

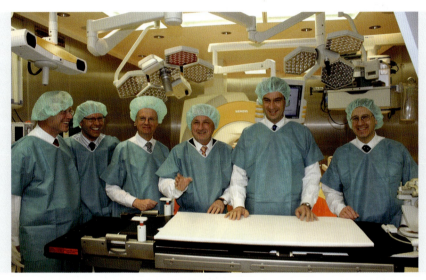

Einweihung der BrainSuite am Bezirkskrankenhaus Günzburg am 20.2.2009: (von links) Reinhard Marre, Ltd. Ärztlicher Direktor des Universitätsklinikums Ulm, Thomas Düll, Vorstandsvorsitzender der Bezirkskliniken Schwaben, Peter Frankenberg, Minister für Wissenschaft, Forschung + Kunst BW, Jürgen Reichert, Verwaltungsratsvorsitzender und Bezirkstagspräsident, Markus Söder, Bayer. Staatsminister für Umwelt und Gesundheit, Christian Rainer Wirtz, Ärztlicher Direktor der Neurochirurgischen Klinik für die Universität Ulm am Bezirkskrankenhaus Günzburg.

2. Aktuelle Strukturdaten

Die Neurochirurgische Klinik in Günzburg verfügt zur Zeit über insgesamt 52 Betten, welche wie folgt aufgeteilt sind:
9 Intensivstation
10 Wachstation
3 Kinderstation (mit Rooming in)
30 Bettenstation (Normalpflegestation)

In der Neurochirurgischen Klinik Günzburg sind 20 Ärzte beschäftigt. Neben dem Direktor der Klinik sind 7 Oberärzte, 2 Fachärzte und 10 Assistenten tätig.
Im Jahr 2014 betrug die Mitarbeiterzahl in allen Bereichen der Neurochirurgischen Klinik 107 (bei 85,62 Planstellen).

Regelmäßige Veranstaltungen

1. Jährliche Ausbildungskurse auf dem Gebiet der peripheren Nervenchirurgie (Nervkurse) für Neurochirurgen aus dem gesamten Bundesgebiet und angrenzenden Ausland
2. Jährliche elektrophysiologische Seminare für Neurochirurgen und Neurologen
3. Neuro-wissenschaftliche Kolloquien für Neurologen, Neurochirurgen, Neuroradiologen und Neuropathologen (vierteljährlich)

Vorlesungen

Seit Gründung der Neurochirurgischen Klinik im Jahre 1971 werden neurochirurgische Vorlesungen und Praktika angeboten, die von Dozenten der Neurochirurgischen Klinik entweder in Ulm oder in Günzburg gehalten werden. Die Abteilung ist in die Chirurgische Vorlesungsreihe eingebunden, die im klinischen Studium von den Studierenden an der Medizinischen Fakultät besucht wird.

Schwerpunkte, klinische Angebote und Ausblick

Die Neurochirurgische Klinik der Universität Ulm am Bezirkskrankenhaus Günzburg – so die offizielle Bezeichnung – deckt wie keine andere universitäre Abteilung in Deutschland die gesamte Breite des Behandlungsspektrums der Neurochirurgie auf höchstem Niveau ab. Dies spiegelt sich auch in den klinischen und wissenschaftlichen Schwerpunkten wider, die sich im Verlauf der letzten Jahre entwickelt haben, die zum Teil aber auch eine lange Tradition in der Abteilung haben.

Diese Arbeitsgebiete stellen auch die Kristallisationspunkte für kommende Entwicklungen und weitergehende Forschung dar, die auch künftig von der Neurochirurgischen Klinik in Günzburg mitgeprägt werden wird.

Intraoperative Bildgebung auf höchstem technischen Standard

Vor allem bei der Behandlung von Hirntumoren hat sich die intraoperative Navigation und deren Aktualisierung mit neuen, während der Operation aufgenommenen Bildern etabliert und die Behandlungsergebnisse wesentlich verbessert. Dafür ist die Klinik seit der Installation der »BrainSuite« im Jahr 2008 auf höchstem Niveau ausgestattet. Bei mehr als tausend Operationen konnten neue Erkenntnisse gesammelt und durch die Oberärzte PD Dr. Ralph König und Dr. Hlavac wissenschaftlich ausgewertet werden. Die Integration weiterer Verfahren der Bildgebung wie dem Ultraschall durch Dr. Pedro und der Anfärbung von Tumoren mit fluoreszierenden Farbstoffen durch OA Dr. Coburger mit der intraoperativen Magnetresonanztomographie haben die Abteilung zu einem der führenden Zentren in dem Bereich der intraoperativen Bildgebung weltweit gemacht. Die Weiterentwicklung und wissenschaftliche Evaluation dieser Methoden wird auch in den kommenden Jahren einen Schwerpunkt der klinisch-wissenschaftlichen Arbeit darstellen und vor allem Patienten mit Hirntumoren zugute kommen.

Den Tumorzellen auf den Fersen – neuroonkologische Grundlagenforschung

Um das Verständnis der Entstehung von Hirntumoren und die Behandlungsmöglichkeiten zu verbessern, wurde in Ulm seit 2010 ein neurochirurgisches, tumorbiologisches Labor etabliert. Dort haben vor allem Prof. Dr. Marc-Eric Halatsch, der leitende Oberarzt am Standort Ulm und Dr. Georg Karpel-Massler zunächst in Kooperation mit der Kinderklinik und später in einem eigenen Labor am neuen

Chirurgischen Zentrum geforscht. Ein Schwerpunkt liegt dabei auf der Prüfung der Wirksamkeit von Kombinationen verschiedener Anti-Tumor-Substanzen zur Behandlung von Glioblastomen (bösartigen Hirntumoren) an Tumorzelllinien und im Tierversuch. Aber auch immunologische Therapieansätze werden zunehmend erforscht.

Neuroonkologie – neurochirurgische Krebsbehandlung am CCCU

Aus der engen Kooperation mit dem Comprehensive Cancer Center Ulm (CCCU), für die OA Dr. Jens Engelke maßgeblich verantwortlich zeichnet, ergibt sich eine interdisziplinäre Therapieplanung für unsere an Tumoren erkrankten Patienten. Die gute Behandlung und die dafür zur Verfügung gestellte gute Struktur wurde im 2013 von der Deutschen Krebsgesellschaft mit der Zertifizierung der Klinik als Neuroonkologisches Organzentrum gewürdigt. Die Beteiligung an Therapiestudien bietet zum einen Zugang zu den neuesten Behandlungsoptionen, zum anderen kann durch die Erkenntnisse aus diesen Studien die Therapie der Tumoren weiter verbessert werden.

Von der Form zur Funktion – intraoperatives Neuromonitoring

Trotz aller Bildgebung und Vorsichtsmaßnahmen bleibt bei der Operation am Gehirn ein gewisses Risiko von neurologischen Ausfällen wie Lähmungen oder Sprachstörungen. Ein Problem liegt darin, dass sich die Funktionen nur eingeschränkt auf den Bildern darstellen lassen. Mit diesen sind die Beweglichkeit, das Sehen, die Sensibilität oder die Sprache nicht sicher während der Operation zu prüfen. Dazu wurden und werden neurophysiologische Methoden zur Messung der Nervenfunktion mit elektrischen Impulsen für die Anwendung bei Operationen weiterentwickelt. Diese werden eingesetzt, um während der Operation zu bestätigen, dass die Funktion der Systeme nicht beeinträchtigt ist und um frühzeitig vor Gefahr der Schädigung zu warnen. Bei sehr kritischen Fällen besteht sogar die Möglichkeit, unsere Patienten auch im Wachzustand zu operieren und damit die Funktionen direkt überwachen zu können. Das ist eine Operationsmethode, die nicht zuletzt dank der engen Zusammenarbeit mit der Neuroanästhesie in Günzburg als einer der wenigen neurochirurgischen Kliniken auch in Verbindung mit dem intraoperativen MRT etabliert ist.

Periphere Nervenchirurgie auf internationalem Niveau

Prof. Antoniadis, der leitende Oberarzt am Standort in Günzburg hat mit seiner Forschung und den von ihm veranstalteten Kursen zur Peripheren Neurochirurgie ganz maßgeblich dazu beigetragen, dass die Neurochirurgische Klinik Günzburg das Referenzzentrum in Deutschland auf diesem Gebiet wurde. Auch weltweit genießt die Arbeit, die hier von ihm und den beteiligten Mitarbeiterinnen und Mitarbeitern geleistet wird, einen hervorragenden Ruf. Gemeinsam mit PD Dr. König ist Dr. Maria Teresa Pedro eine der führenden Wissenschaftlerinnen auf dem Gebiet der Anwendung der intraoperativen Neurographie und des hochauflösenden Ultraschalls bei Nervenoperationen. Diese Arbeiten werden auch künftig einen wichtigen Bestandteil der Forschung und Weiterentwicklung darstellen.

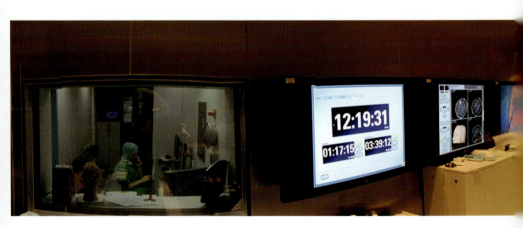

Nur wenn es sein muss – Operationen an der Wirbelsäule

Von minimal invasiven, endoskopischen Eingriffen über Bandscheibenprothesen bis hin zu ausgedehnten Versteifungsoperationen an der Wirbelsäule reichen die Behandlungsmöglichkeiten, die von der Neurochirurgie angeboten werden. Vorher sollten aber die konservativen Behandlungsmethoden mit Medikamenten, Physiotherapie und auch alternativen Therapien nach Möglichkeit voll ausgeschöpft sein. Das wird durch das »Interdisziplinäre Schmerzzentrum Günzburg« möglich, wo alle Fachrichtungen gemeinsam nach individuellen Konzepten die Schmerzpatienten betreuen. Wenn die Schmerztherapie nicht mehr weiterhilft, stehen OA Dr. Christoph Grimm und OA Dr. Klaus Seitz sowie die anderen Fach- und Oberärzt/innen mit umfangreicher Expertise bereit, um den kleinstmöglichen, aber effektiven operativen Eingriff sicher durchzuführen.

Hier findet in der Brain Suite eine Operation an einem Hirntumor statt. Der große Vorteil für die Patienten und den Operateur ist die Möglichkeit nach Entfernung des Tumors sofort Bilder anfertigen zu können, um mögliche Reste sofort zu erkennen und noch gezielt zu entfernen. Da die Tumoren zum Teil kaum von gesundem Hirngewebe zu unterscheiden sind, ist die Anfertigung intraoperativer Kernspin (MRT) Aufnahmen oft sehr hilfreich.

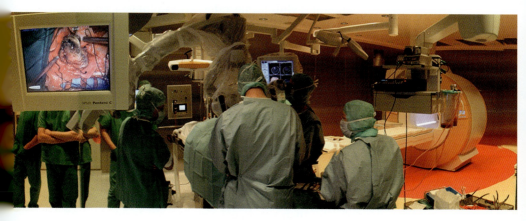

Hirnschrittmacher – Tiefe Hirnstimulation gegen Parkinson und Epilepsie

Die so genannte Stereotaxie – eine Methode, um tief im Gehirn liegende Punkte zielgenau ansteuern zu können – hat in der Neurochirurgischen Klinik in Günzburg bereits eine Tradition seit dem Bestehen der Klinik. Die unterschiedlichen Behandlungsmethoden, die damit möglich wurden, sind immer rasch in unser Repertoire aufgenommen worden. Hier sind vor allem die Therapie der Bewegungsstörungen vor allem bei der Parkinsonschen Erkrankung mit Hilfe der tiefen Hirnstimulation zu nennen, die bereits kurz nach der Einführung durch OA Dr. Seitz an der Klinik etabliert wurde. Gemeinsam mit OÄ Dr. Ute Bäzner werden inzwischen Stimulationsmethoden nicht nur im Gehirn, sondern auch an Nerven und Rückenmark zur Therapie von Schmerzerkrankungen und sogar für medikamentös schwer zu behandelnde Epilepsieerkrankungen angewandt.

Neurovaskuläres Zentrum – Schlaganfall »auf Chirurgisch«

Nicht nur Durchblutungsstörungen können einen Schlaganfall verursachen, sondern auch Blutungen ins Gehirn und im Schädel. Die Ursachen dafür können eine Fehlbildung oder Erkrankungen an den das Gehirn versorgenden Schlagadern sein – ein Aneurysma, ein krankhafter Kurzschluss oder auch ein »Blutschwamm«. Eine Besonderheit der Neurochirurgie in Günzburg stellt das Angebot aller Therapiemöglichkeiten aus einer Hand dar. So werden nicht nur operative Behandlungen wie das Abklippen von Aneurysmen, sondern auch so genannte endovaskuläre Therapieverfahren von der Neurochirurgie selbst in enger Kooperation mit der Neuroradiologie durchgeführt. Die Möglichkeit der intraoperativen Angiographie im »Zeego«-OP am neuen Chirurgischen Zentrum in Ulm wird von OA Dr. König und OA Dr. Thomas Kapapa für neurovaskuläre Operationen erprobt. Die Ergebnisse der Behandlung insbesondere auch die Lebensqualität im weiteren Verlauf der Erkrankung, stellen einen Schwerpunkt der Arbeiten von OA Dr. Kapapa dar.

Neuroanästhesie

Dirk Repkewitz

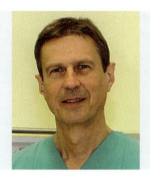

Dirk Repkewitz

Aktuelle Struktur der Abteilung:
1 Chefarzt
1 Leitender Oberarzt
4 Oberärzte in Vollzeit
3 Oberärzte in Teilzeit 50%

1 Sekretärin
3 Anästhesiefachpflegekräfte in Vollzeit
2 Anästhesiefachpflegekräfte in Teilzeit 70%
1 Anästhesiefachkraft in Teilzeit 50%

1 MTA Geringfügige Beschäftigung

4 Anästhesiearbeitsplätze im OP-Bereich
2 Anästhesiearbeitsplätze in der Neuroradiologie
1 Zentrale Anästhesieeinleitung mit 3 Arbeitsplätzen
1 Aufwachraum mit 5 Plätzen, davon 2 Beatmungsplätze

Die Abteilung versorgt anästhesiologisch die Neurochirurgie, Neuroradiologie und Psychiatrie, konsiliarisch die Neurologie und die Forensische Psychiatrie.

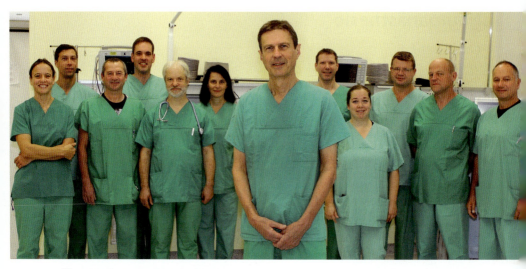

Das Anästhesieteam im Aufwachraum:
(von links) Eva Schütz, Ulrich Ehrmann, Ewald Lukas, Michael Gösele, Gerson Weiss, Daniela Hauber-Köhle, Dirk Repkewitz, Werner Klingler, Dorothee Hock, Walter Moor, Jürgen Schmidt, Helmut Sykora.

Günzburger Praxiskurse Anästhesie und wissenschaftliche Tagungen

Praxiskurse werden in Günzburg seit 1999 angeboten. Da Neuroanästhesie gewöhnlich nur in Kliniken der Maximalversorgung anzufinden ist, aber Narkosen in diesem Bereich für die Facharztweiterbildung nachzuweisen sind, hatte man sich entschlossen, Kollegen aus Kliniken ohne Neurochirurgie zu ermöglichen, diese Nachweise in einem einwöchigen Kurs in Günzburg zu erbringen. Dieses Konzept wurde zum Selbstläufer. Aus ganz Deutschland und Österreich kommen jedes Jahr 25 Kollegen für eine Woche nach Günzburg, die bei uns lernen, und die gleichzeitig auch unsere Abteilung über den Erfahrungsaustausch bereichern.

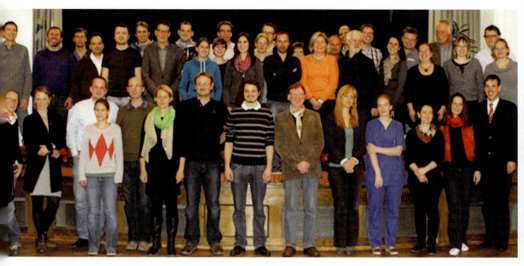

◻ Gruppenbild vom 14. Praxiskurs November 2013

Dieses Konzept wurde auch ganz entscheidend durch die Aktivitäten im wissenschaftlichen Arbeitskreis Neuroanästhesie (WAKNA) der deutschen Gesellschaft für Anästhesiologie und Intensivmedizin (DGAI) geprägt. 2008, 2011 und 2014 hat die Günzburger Neuroanästhesie das traditionelle jährliche Treffen des WAKNA auf der Reisensburg organisiert und ab 2015 sind wissenschaftliche Tagungen des WAKNA sowie die Jahrestagung der internationalen Europäischen Maligne Hyper-thermie Gesellschaft (www.emhg.org) fest eingeplant.

Volle Weiterbildung zum Facharzt für Anästhesie und spezielle Anästhesiepflege im Verbund

Die Aus- und Weiterbildung des Anästhesiepflegeteams wurde erleichtert durch die Gründung der gemeinsamen Fachweiterbildungsstelle »Anästhesie- und Intensivpflege« mit den Kreiskliniken Günzburg und Krumbach und dem Krankenhaus St. Elisabeth in Dillingen. Diese Einrichtung meistert seither die große logistische Herausforderung, dass alle Teilnehmer der Weiterbildungskurse in die Neuroanästhesie rotieren können. Die Ausbildungsstelle ist essentiell für alle Intensivstationen der Landkreise Günzburg, Dillingen, Donauwörth und Neu-Ulm und nicht zuletzt für die Intensivstationen der neurologischen und neurochirurgischen Klinik am Bezirkskrankenhaus, die ohne die Fachpflege nicht zu betreiben wären.

Diese Verbundweiterbildung war dann auch Vorbild für die gemeinsame Weiterbildungsbefugnis zum Gebietsarzt Anästhesiologie im Jahr 2011. Nachdem die Universität Ulm das oben erwähnte Rotationsabkommen gekündigt hatte, und unabhängig davon die benachbarten Kreiskliniken und das Krankenhaus St. Elisabeth Dillingen ihre Ermächtigungen neu beantragen mussten, haben alle vier Anästhesiechefärzte beschlossen, einen großen Wurf zu machen und der Ärztekammer ein schlüssiges Rotationskonzept vorgelegt, so dass die volle Weiterbildungsbefugnis für alle vier Weiterbildungsstätten im Verbund ausgesprochen wurde.

Mit Eintritt von PD Dr. Werner Klingler als Leitender Oberarzt in das Team hielt nun auch die wissenschaftliche Tätigkeit Einzug in die Abteilung. Schwerpunkt der Forschung sind die Ionenkanal-Erkrankungen, zu denen auch die Maligne Hyperthermie (MH) zählt.

Tödliche Narkosekomplikation – Maligne Hyperthermie

Bei der Malignen Hyperthermie handelt es sich um eine seltene Komplikation bei Vollnarkosen. Hier kann es bei betroffenen Patienten durch Standard-Narkosemittel zu einer übermäßigen Aktivierung des Stoffwechsels kommen. Herzrhythmusstörungen, Sauerstoffmangel, Organversagen und Zerfall der Skelettmuskulatur sind die Folge. Die Körpertemperatur diesen Patienten steigt deutlich an, was namensgebend für die Erkrankung ist. Unbehandelt versterben etwa 80% der Patienten an einer Malignen Hyperthermie.

Als genetische Ursache der Malignen Hyperthermie findet man bei ungefähr zwei Drittel der betroffenen Personen eine genetische Veränderung im Kalzium-Freisetzungskanal der Muskulatur. Allerdings ist eine genetische Diagnostik aufgrund der Vielzahl der Mutationen und aufgrund der Größe des Gens bisher nur in wenigen Fällen möglich. Deshalb braucht man nach wie vor eine spezielle Untersuchung anhand einer Muskelbiopsie in einem spezialisierten Zentrum.

Deutschlandweite Hotline am Bezirkskrankenhaus Günzburg

Eines dieser wenigen Zentren findet sich in der Neuroanästhesie am Bezirkskrankenhaus Günzburg. Verschiedene Fachabteilungen (Neuroanästhesie, Neurochirurgie, Neuropathologie, Neurophysiologie) arbeiten bei der aufwändigen Diagnostik dieser Erkrankung zusammen. Zusätzlich wurde in der Neuroanästhesie am Bezirkskrankenhaus Günzburg eine spezielle Maligne Hyperthermie-Hotline eingerichtet, die beispielsweise die ärztlichen Kollegen ehrenamtlich rund um die Uhr betreuen. Diese deutschlandweite Hotline ist nicht nur eine Anlaufstelle für Fachpersonal, sondern bietet auch Beratung für betroffene Patienten, wie beispielsweise schwangere Frauen, die aufgrund des MH-Risikos keine geeignete Klinik für die Entbindung finden.

Für die Anästhesie stellt die Maligne Hyperthermie (MH) auch heute noch, ungefähr 50 Jahre nach Erstbeschreibung, ein bedrohliches Krankheitsbild dar. Das Günzburger MH-Zentrum will durch Aufklärung und Identifikation von betroffenen Familien das Auftreten von Maligne Hyperthermie-Krisen verhindern und somit die Patientensicherheit im Bereich der Anästhesiologie verbessern.

Zentrum für seltene Erkrankungen, Universitätsmedizin Ulm

Die Günzburger Maligne Hyperthermie-Hotline ist Teil des neuen Zentrums für seltene Erkrankungen an der Universität Ulm (Sprecher Prof. Dr. Dr. Frank Lehmann-Horn). Auf Anregung des Europarates entstehen momentan in ganz Europa derartige Zentren, die sich um Patienten mit seltenen Erkrankungen kümmern. Diese Patienten haben neben der eigentlichen Erkrankung mit vielen Hürden zu kämpfen, wie beispielsweise der Suche nach einem geeigneten Arzt oder der Genehmigung von speziellen Maßnahmen durch die Krankenkassen.

Die offizielle Gründungsfeier des Ulmer Zentrums für seltene Erkrankungen fand am 21. Juni 2012 in der neuen Universitätsklinik am Oberen Eselsberg statt. Festredner waren Bundesministerin Annette Schavan und Eva Luise Köhler, die sich zusammen mit ihrem Mann, Bundespräsident a.D. Horst Köhler, mit einer Stiftung für Menschen mit seltenen Erkrankungen einsetzt.

Der Standort Günzburg festigt seine Position als ein neurowissenschaftliches Zentrum nicht nur mit sämtlichen vertretenen Kliniken (Neuroanästhesie, Neurochirurgie, Neurologie, Neuropathologie, Neuroradiologie, Neurorehabilitation, Psychiatrie), sondern auch als Ausrichter zahlreicher neurowissenschaftlicher Kongresse.

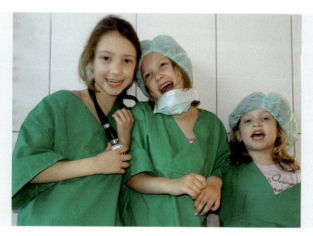

Die Maligne Hyperthermie zählt zu den so genannten seltenen Erkrankungen und ist eine lebensbedrohliche Narkosekomplikation. In 50% der Fälle sind Kinder betroffen.

Weitere Forschungsbereiche betreffen die myofascialen Strukturen. Unsere Vision ist, dass über diese Arbeiten auch die Bedeutung der Fascien für die Entstehung von Schmerzen des Bewegungsapparates identifiziert wird, Behandlungsansätze gewonnen und Therapieplätze neben den Forschungslabors angesiedelt werden können.

Neuroradiologie – Klinik und Forschung
Bernd Schmitz, Saskia Schadow

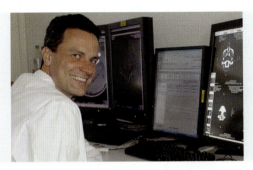

Bernd Schmitz

Mit der ersten Aufnahme eines Schädels im Jahr 1895 durch Wilhelm Conrad Röntgen begann die Geschichte der Neuroradiologie. Die Schädelaufnahme dauerte damals eine Stunde, wobei die Röntgenröhre nach einer Minute Strahlung für eine Minute gekühlt werden musste. Heutzutage sind solche Aufnahmen in wesentlich besserer Qualität in wenigen Sekunden angefertigt und die Strahlendosis um ein Vielfaches reduziert. Damals revolutionierte die Röntgentechnik die Medizin. An Strahlenfolgen und Strahlenschutz war vorerst nicht zu denken.

Die eigentliche Neuroradiologie hat ihre Anfänge im Jahr 1918, als die erste Ventrikulographie und Myelographie mit Luft als negativem Kontrastmittel erfunden wurde. Große Fortschritte machte die Neuroradiologie in den 1950er Jahren, als jodhaltiges Kontrastmittel für cerebrale Angiographien genutzt werden konnte. 1953 revolutionierte Seldinger die Angiographie durch seine Technik, die Katheter über einen zuvor gelegten Draht in das Gefäß einzuwechseln. Über die Diagnostik hinaus wurden Katheterzugänge bereits seit 1967 auch therapeutisch genutzt, damals um die erste cerebrale, vaskuläre Malformation mittels Flüssigembolisat zu therapieren.

Die moderne Schnittbildgebung, wie wir sie heutzutage selbstverständlich nutzen und ohne die diese Medizin nicht vorzustellen wäre, wurde erst 1972 eingeführt. In diesem Jahr stellte Hounsfield das erste CT vor, welches in 35 Minuten 6 Schichten mit einer Schichtdicke von 1 cm generierte. Im Vergleich dazu sind die neusten CT-Scanner in der Lage, in wenigen Minuten den gesamten Körper in Schichtdicken im Millimeterbereich abzubilden. Obwohl bereits 1952 der Nobelpreis für das Magnetresonanz-Phänomen vergeben wurde, ist erst 1977 das erste MRT an einem Menschen durchgeführt worden.

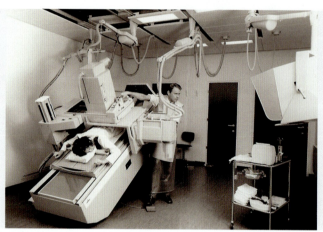

Durchführung einer Myelographie Bezirkskrankenhaus Günzburg 1971

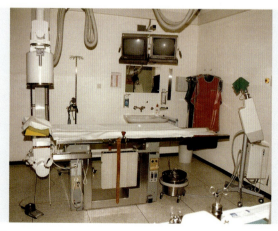

Durchleuchtungsanlage Bezirkskrankenhaus Günzburg 1994

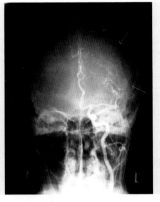 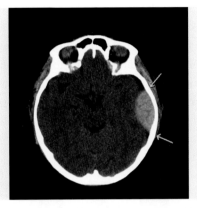

links: Schädelaufnahme mit Darstellung der Hirngefäße 1969. Pfeile: Verdrängung der Gefäße bei extraaxialer Blutung links.
rechts: CT-Bild eines Schädels 2013. Pfeile: Hyperdense epidurale Blutung links.

Am Bezirkskrankenhaus in Günzburg wurde im Jahre 1977 das erste CT installiert, was die Bildgebung dort revolutionierte. Das erste Spiral-CT wurde in Günzburg 1998 in Betrieb genommen. 2009 wurde in ein hochmodernes 40 Zeilen Spiral-CT investiert, welches uns auch heute noch gute Dienste leistet.

1991 wurde auf dem Gelände des Bezirkskrankenhaus eine MRT-Praxis eröffnet, welche die Bildgebung am Bezirkskrankenhaus ebenfalls deutlich verbesserte. Im gleichen Jahr wurde auch ein Bildtelefon mit der Option angeschafft, Bilder aus auswärtigen Kliniken zu beurteilen, um eine frühere und gezieltere Therapie der Patienten zu ermöglichen. Diese sogenannte Telemedizin wurde weiterentwickelt und ist heute wichtiger Bestandteil der Versorgung von Patienten vor allem im umgebenden ländlichen Raum.

Die Neuroradiologie am Bezirkskrankenhaus Günzburg steht mit ihrem hochspezialisierten Fachwissen Kliniken im Umkreis als Ansprechpartner zur Verfügung und trägt somit einen großen Beitrag zur flächendeckenden guten Patientenversorgung bei.

Die Neuroradiologie am Bezirkskrankenhaus war bis 2008 vor allem eine Untergliederung der Neurochirurgie. Die Neurochirurgie führte modernste neuroradiologisch interventionelle Untersuchungen und

Therapien durch, so wurde hier beispielsweise 1999 das erste intrazerebrale Aneurysma gecoilt und 2003 der erste Carotisstent gesetzt.
Seit 2007 wird die Neuroradiologie am Bezirkskrankenhaus Günzburg, im Rahmen der Kooperation mit der Universität Ulm, als Sektion der Klinik für diagnostische und Interventionelle Radiologie des Universitätsklinikums Ulm unter der Leitung von Prof. Schmitz geführt.

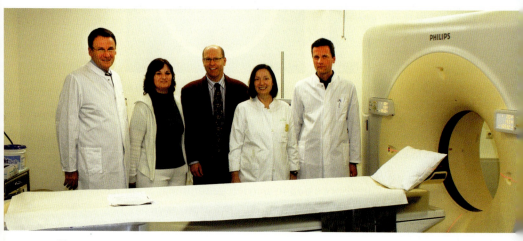

Offizielle Einweihung des neuen Spiral-CT 2010.

Klinische Schwerpunkte und Angebote

Die Neuroradiologie ist ein hochspezialisiertes Teilgebiet der Radiologie und umfasst die Diagnostik und Therapie von Erkrankungen des zentralen und peripheren Nervensystems sowie benachbarter Strukturen wie Kopf, Wirbelsäule, Augenhöhle und des Hals-, Nasen-, Ohren-Bereichs. Trotz kleinem Team leistet die Neuroradiologie am Bezirkskrankenhaus Günzburg in Kooperation mit der Neurologie und Neurochirurgie Hochleistungsmedizin und bietet den Patienten ein bereites Spektrum an Untersuchungen und Therapien.

Das diagnostische Spektrum umfasst alle Untersuchungen des zentralen und peripheren Nervensystems sowie im Rahmen der stationären Aufenthalte auch die allgemein-radiologische Bildgebung. Zur Ausstattung gehören neben einer digitalen Röntgenanlage, einer Durchleuchtungsanlage und einer modernen digitalen biplanaren Angiographieanlage auch ein 40-Zeilen-Computertomograph. Zusätzlich betreut die Neuroradiologie die in der BrainSuite der Neurochirurgie angefertigten prä- und intraoperativen MRT-Bilder. Der therapeutische Schwerpunkt der Sektion Neuroradiologie ist die Durchführung minimal invasiver Interventionen auf höchstem Niveau wie die arterielle mechanische Rekanalisation und Thrombolysetherapie beim akuten Schlaganfall, der Behandlung von extra- und intrakraniellen Gefäßstenosen durch Dilatation und Stentimplantation, die Versorgung von Aneurysmen der Hirngefäße mit Coils (Platinspiralen), wenn nötig auch mit Hilfe von Ballons oder Stents, Web-Devices oder Flowdivertern, und die Embolisation von intrakraniellen und spinalen Gefäßmissbildungen wie etwa arteriovenösen Malformationen und duralen AV-Fisteln. Zusätzlich werden die CT-gesteuerte Schmerztherapie an der Wirbelsäule und an den peripheren Nerven sowie CT-gesteuerte Biopsien, beispielsweise bei Tumoren oder Abszessen angeboten.

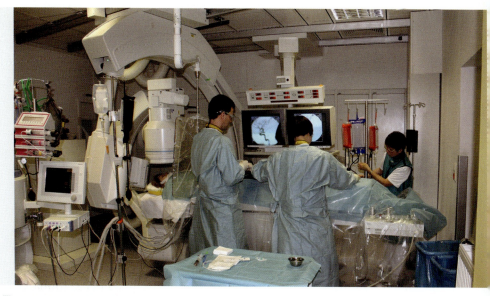

Alte biplanare Angiographieanlage 2009

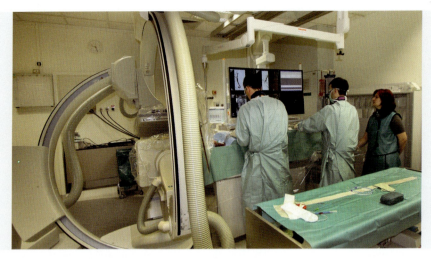

Neue biplanare Angiographieanlage mit modernster Technik und neuen Funktionen zur verbesserten Patientenversorgung 2011

Aktuelle Strukturdaten der Abteilung

Statistik 2013

Mitarbeiter	Ärzte:	1 Sektionsleiter
		1 Oberärztin
		2 Fachärzte
		1 Assistenzärztin
	im Mutterschutz	1 Oberärztin
		1 Assistenzärztin
	MTA:	1 leitende MTA
		10 Mitarbeiter

Geräte	40-Zeilen Spiral-CT
	biplane Angiographieanlage
	Durchleuchtungsanlage
	festinstallierte und mobile Röntgengeräte
	intraoperative MRT (BrainSuite)

Diagnostik	Schädel	CT nativ	4907
		CT Angiographie	0743
		CT Perfusion	0383
		MRT	0174
		intraoperatives MRT	0154
		fMRI	00110
		Röntgen	0100
	Wirbelsäule	CT	0908
		MRT	0138
		Röntgen	1671
	Lunge	CT	0085
		Röntgen	1208
	Abdomen	CT	0044
		Röntgen	0139
	Sonstige	z.B. Extremitäten	0326

Interventionen	Wurzelblockaden	236
	ISG-Blockaden	033
	Facettenblockaden	082
	Kryotherapie	012
	Pudendusblockade	019
	DSA	194
	Embolisationen	013
	Stents	062 davon 13 intrakraniell
	Colling	056 davon 7 ballongestützt, 11 stentgestützt
	WEB-Devices	063
	mechanische Theombektomie	060
	Vasospasmusbehandlung	021

Quellen:
E.A. Cabanis, M.-T. Iba-Zizen (2002). A history of Neuroradiology. XVIIth Symposium Neuroradiologicum.
R. Schüttler (2002). Bezirkskrankenhaus Günzburg 1982 – 2002 im Spiegel der Presse.
25 Jahre Neurochirurgische Klinik der Universität Ulm im Bezirkskrankenhaus Günzburg 1970 – 1995.

Institut für Pathologie mit Abteilung Neuropathologie

Dietmar R. Thal, Peter Möller

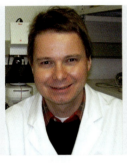 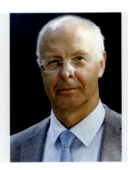

von links: Dietmar R. Thal, Peter Möller

Institutsstruktur

Direktor und Facharzt für Pathologie
Prof. Dr. med. Peter Möller

Fachärzte für Neuropathologie
Prof. Dr. med. Dietmar R. Thal
Dr. med. Angelika Scheuerle

Sekretariat
1,5 Sekretärinnen

Labor
3 MTA s

Forschungslabor Prof. Dr. med. Dietmar R. Thal
1 Wissenschaftlicher Mitarbeiter (Labor Ulm)
0,5 MTA

Klinischer Service

Das Institut für Pathologie versorgt Bezirks- und Kreiskrankenhaus Günzburg sowie weitere Krankenhäuser und Praxen aus der Umgebung durch pathologische Biopsiediagnostik. Darüber hinaus erfolgt eine neuropathologische Versorgung der Neurochirurgischen und Neurologischen Klinik des Bezirkskrankenhauses Günzburgs sowie der Neurochirurgischen Klinik des Universitätsklinikums Ulm und externer Einsender (ca. 1700 Fälle/Jahr).

Wissenschaft

Sektion Neuropathologie der Universität Ulm (Leiter Prof. Dr. med. Dietmar R. Thal):

Projekte
- Komorbidität bei der Alzheimer Krankheit (Alzheimer Forschung Initiative Grant-No. #13803)
- Gemeinsam mit den Neuropathologien LMU München und Aachen Referenzpathologie im Rahmen der BMBF-geförderten Netzwerke MND-Netz und FTLD-Netz.

Mitwirkung bei internationalen Konsortien zur Erstellung von Diagnoserichtlinien für Neurodegenerative Erkrankungen

Hyman, B.T.; Phelps, C.H.; Beach, T.G.; Bigio, E.H.; Cairns, N.J.; Carrillo, M.C.; Dickson, D.W.; Duyckaerts, C.; Frosch, M.P.; Masliah, E.; Mirra, S.S.; Nelson, P.T.; Schneider, J.A.; Thal, D.R.; Thies, B.; Trojanowski, J.Q.; Vinters, H.V.; Montine, T.J. National Institute on Aging–Alzheimer's Association guidelines for the neuropathologic assessment of Alzheimer's disease. Alzheimer Dementia 8 (2012) 1–13.

Crary, J.F.; Trojanowski, J.Q.; Schneider, J.A.; Abisambra, J.F.; Abner, E.L.; Alafuzoff, I.; Arnold, S.E.; Attems, J.; Beach, T.G.; Bigio, E.H.; Cairns, N.J.; Dickson, D.W.; Gearing, M.; Grinberg, L.T.; Hof, P.R.; Hyman, B.T.; Jellinger, K.; Jicha, G.A.; Kovacs, G.G.; Knopman, D.S.; Kofler, J.; Kukull, W.A.; Mackenzie, I.R.; Masliah, E.; McKee, A.;

Montine, T.J.; Murray, M.E.; Neltner, J.H.; Santa-Maria, I.; Seeley, W.W.; Serrano-Pozo, A.; Shelanski, M.L.; Stein, T.; Takao, M.; Thal, D.R.; Toledo, J.B.; Troncoso, J.C.; Vonsattel, J.P.; White, C.L. 3rd; Wisniewski, T.; Woltjer, R.L.; Yamada, M.; Nelson, P.T. Primary age-related tauopathy (PART): a common pathology associated with human aging. Acta Neuropathol. 128 (2014) 755–766.

Geschichte des Institutes

Seit 1996 gibt es als Außenstelle des Universitätsklinikums und der medizinischen Fakultät Ulm am Bezirkskrankenhaus Günzburg eine Pathologie mit Neuropathologie. Dieses Institut ist im Haus 40 untergebracht, das in diesem Teilbereich dafür grundsätzlich umgebaut und anforderungsgerecht technisch ausgestattet wurde. Außerdem wurde in den späten neunziger Jahren der Sektionsraum im Leichenhaus vollständig renoviert. Dieser Sektionsraum ist ein Sicherheitsraum, der es ermöglicht, an Prionerkrankungen Verstorbene nach den Hygienevorgaben für diese Krankheitsgruppe zu sezieren. Dies ist ein Alleinstellungsmerkmal in der gesamten Region Schwaben/Schwäbische Alb. Die Möglichkeit der vor-Ort-Sektion ist eine Basis für die Demenzforschung, der sich der Leiter der Neuropathologie verschrieben hat. Durch die Präsenz eines Pathologen und von zwei Neuropathologen kann die intravitale Diagnostik für die Neurochirurgie und Neurologie direkt am Standort erfolgen, zum Beispiel auch die intraoperative Schnellschnittdiagnostik. Seit zwei Jahren findet in den Räumen der Pathologie auch die elekrophysiologische Diagnostik der malignen Hyperthermie durch die Abteilung für Neuroanästhesie statt, eine Untersuchung, die an nur sehr wenigen Standorten in Deutschland durchgeführt wird.

Pflege

Von der »Krankenwartung«.
Entwicklung der Pflege von 1915 bis 1990
Georg Baur, Uwe Genge

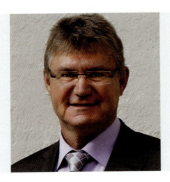

Georg Baur

Psychiatrisches Pflegepersonal

Am 2. September 1915 trafen die ersten aus der Heil- und Pflegeanstalt Kaufbeuren verlegten Patienten in der neu errichteten Anstalt in Günzburg ein. Zunächst konnten 8 Gebäude, jeweils 2 Landhäuser für (je 32) ruhige Kranke, 2 Wachabteilungen für (je 40) ruhige Kranke, 2 Wachabteilungen für (je 65) unruhige Kranke und 2 Häuser für (je 45) halbruhige Kranke bezogen werden. Diese waren geschlechtlich getrennt in eine Frauen- und eine Männerseite. Hinzu kamen 26 Plätze im Lazarett, 20 im Gutshof und 10 in der Wäschereiabteilung, was Ende 1917 zusammen 420 Plätze ergab. Die Plätze waren vorwiegend für Kranke der 3. Verpflegungsklasse[298] konzipiert.

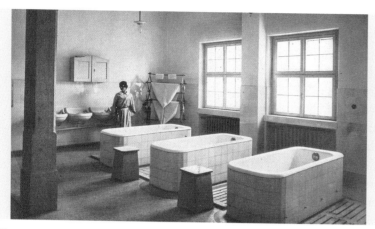
weibliche Wachabteilung 1928

Mit den ersten Patienten trat am 2.9.1915 auch eine entsprechende Anzahl von Pflegerinnen und Pflegern ihren Dienst an. Die »pflegerische Leitung« als Oberpfleger und Oberschwester übernahmen Michael Breit aus Kaufbeuren auf der Männerseite und Mathilde Duschl aus Gabersee auf der Frauenseite. Die hierarchische Struktur im Pflegedienst wurde erstmals im Jahresbericht 1932 erwähnt: An der Spitze standen je eine weibliche und ein männlicher Pflegesekretär, dann je eine weibliche und ein männlicher Bezirksoberpfleger, die Abteilungspfleger (8 Männer und 1 Frau) gefolgt von den Oberpflegern (12 Männer und 2 Frauen), zuletzt die etatmäßigen und nichtetatmäßigen Pflegepersonen. Zudem wurden diverse Hilfspfleger- und -pflegerinnen eingesetzt.

Insgesamt wurden bis Ende 1916 236 Patienten verlegt und 91 Patienten neu aufgenommen. Für die 327 Patienten war ein Pflegepersonalschlüssel von 1:6 vorgesehen. Statt den errechneten 54,5 Stellen waren Ende 1916 50 Pflegerinnen und Pfleger beschäftigt (17 männliche und 33 weibliche Personen). Zum Verdienst finden sich nur sehr allgemeine Aussagen: »*Die Lohnverhältnisse sind für Friedenszeiten durchaus angemessen und erfahren durch die Kriegsteuerungszulage eine zeitgemäße Erhöhung. ... Die anfänglich noch gewährte Kostzulage an das*

Pflegepersonal musste bei den Kriegsverhältnissen allmählich entfallen, womit das Pflegepersonal sich auch im Großen und Ganzen ohne Schwierigkeiten abfand«.

1921 gab es im pflegerischen Bereich einige Beförderungen. So wurden die beiden bisherigen Oberpfleger Herr Breit und Frau Duschl in den Rang des Pflegemeisters und der -meisterin erhoben. Die bisherigen Stellvertreter wurden zum Oberpfleger (Herr Harrer) und -pflegerin (Frau Abt) befördert, außerdem wurden zehn weitere Pflegekräfte eingestellt. Insgesamt scheint es in den vorangegangenen Jahren nur bei den weiblichen Pflegerinnen personelle Veränderungen gegeben zu haben. Heirat war wohl der häufigste Grund zum Beenden des Dienstverhältnisses. Einen Engpass gab es im Mai 1924, so dass die körperliche Beschäftigung der weiblichen Patientinnen vorübergehend eingestellt werden musste. Beschäftigung wurde als überaus wichtiger Heilfaktor angesehen. 1928 hatte der Wechsel des weiblichen Pflegepersonals einen derart hohen Stand erreicht, dass »*vom dienstlichen Standpunkt aus betrachtet trübe Zukunftsperspektiven*« prognostiziert wurden, da somit ein Stamm alter, gut ausgebildeter Pflegerinnen nicht zur Verfügung stand und die »*jungen, oft wenig zuverlässigen Pflegekräfte nicht geeignet waren, alle Posten des mittleren Aufsichtspersonals, die Stellen der Haus- und Abteilungspflegerinnen zu besetzen*«. In diesem Zusammenhang ist interessant, dass der ärztliche Direktor sich Gedanken über mögliche Ursachen dieser »*mangelnden Sesshaftigkeit*« machte: »*in der Hauptsache* [würde dies] *mit der heutzutage außerordentlich selten zu findenden wahren Veranlagung zum Pflegeberuf zusammenhängen, der einen großen Fond von Selbstlosigkeit und Aufopferungsfähigkeit voraussetzt*«. Einen Ausweg sah er, falls dieser Zustand nicht beendet werden könne, nur im Einsatz von klösterlichem Personal.

1943 mussten fünf Krankenstationen für das Städtische Krankenhaus Augsburg geräumt werden. Die betroffenen 198 Patienten wurden nach Kaufbeuren verlegt und von einer entsprechenden Anzahl abgeordneter Pflegekräfte (14 Pflegerinnen und 8 Pfleger) begleitet.

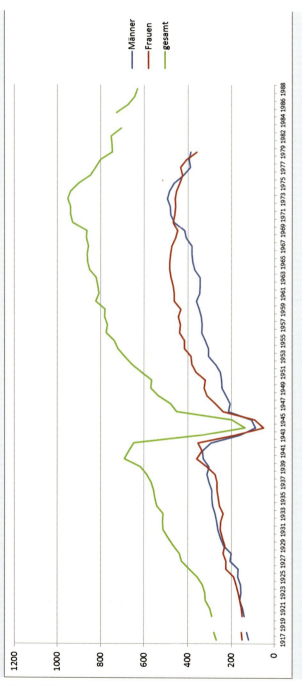

Belegung Patienten 1917 – 1988 (Frauen, Männer und gesamt)

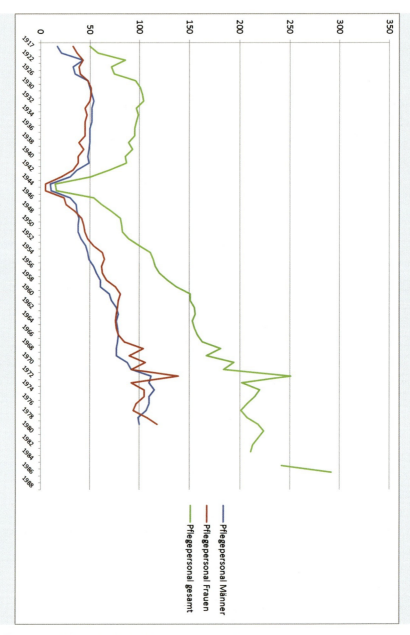

⊡ Stand männliches und weibliches Pflegepersonal 1917 – 1988

Zwischen 1953 und 1961 wurde die Hierarchie neu strukturiert. Da die »Irrenpflege« eine hoheitliche Aufgabe darstellte, waren eine große Anzahl angestellter Pflegekräfte mit entsprechenden Bezeichnungen verbeamtet: Pflege(haupt)sekretär, Pflegeobersekretär, Bezirksoberpfleger/-schwester, Abteilungsoberpfleger/-schwester, Oberpfleger/-schwester, etatmäßige Pfleger/Schwester, geprüfte und ungeprüfte Tarif-Pflege/-Schwester und Vorschulschwester.

Als Quote Patient/Pflegepersonal (in Vollkraftstellen) wurde 1915 ein Verhältnis von 1:6 festgelegt. Diese erfuhr 1932 eine Anpassung an die gegebenen Verhältnisse, auf der Männerseite 1:5,3 und auf der Frauenseite 1:5,4. und wurde in den folgenden Jahren immer wieder verändert. Bis zu Beginn des zweiten Weltkriegs stieg das Verhältnis bis auf 1:10,73 an. Erst danach senkte sich die Quote beständig. Heute beträgt das Verhältnis 1:1,56.

1923 wurde erstmalig eine Krankenpflegeschule eingerichtet und unter der Leitung von Oberarzt Dr. Gottfried Edenhofer Unterricht für 45 Pflegepersonen erteilt. Aus Rücksicht auf den Dienstbetrieb wurde der theoretische Unterricht wöchentlich in zwei Abteilungen, der praktische Unterricht alle zwei bis drei Wochen in fünf Abteilungen durchgeführt. Die Dauer dieser Kurse betrug ein Jahr. In welchem Umfang diese stattfanden, war nicht ersichtlich, allerdings schien dies ein besonderer Wert zu sein. So erfolgte ein zweiter Kurs ab dem 2.6.1924 mit 10 Krankenpflegepersonen. Es hieß, sollten alle fünf männlichen Teilnehmer ihre Prüfung bestehen, so wäre laut Chronik das gesamte männliche Pflegepersonal staatlich geprüft. Die Quote bei den weiblichen Pflegerinnen war wesentlich geringer, von 35 hatten nur fünf eine staatliche Prüfung absolviert. Inhaltlich wurden neben Anstaltspflege besonders die Wochen- und Säuglingspflege und die Wundbehandlung im Operationssaal gelehrt. 1925 war ein Großteil des Pflegepersonals soweit geschult, dass sich für einen neuen Kurs nur ein Teilnehmer anmeldete. Es wurde erfolgreich der Antrag gestellt, Unterrichtskurse für das Pflegepersonal bis auf weiteres an der Heil- und Pflegeanstalt Kaufbeuren durchzuführen. Nach zwei Jahren Pause wurde unter der Leitung von Oberarzt Dr. Albert Sighart erneut ein Kurs mit neun Teilnehmern angeboten. Die Prüfungsergebnisse wurden als »*durchaus befriedigend*« bezeichnet, vier Prüflinge erhielten die Note 1 und 5 die Note 2. In den folgenden Jahren wurden immer wieder Kurse abgehalten. Um den Nachwuchs entsprechend zu bilden wurde bei der Regierung von Schwaben und Neuburg ein Antrag auf einen halbjährigen Vorkurs mit zwei Wochenstunden Unterricht gestellt. 1932 hatten von 54 Pflegern 49 und von 50 Pflegerinnen 33 eine staatliche Prüfung abgelegt. Während der folgenden Jahre wurden bedarfsweise Kurse durchgeführt. Hin und wieder schien auch die Diskussion aufgekommen zu sein, die Kurse mehr in Richtung »Irrenpflege« auszubauen. Dies wurde auch kritisch gesehen: »*Wenn aber künftig die Ausbildung des Personals in der Hauptsache nur mehr eine irrenpflegerische sein sollte, so wäre dies wohl kaum ein Vorteil für das Personal wie für die Patienten.*« 1947 wurde erstmalig nach dem Krieg wieder ein Pflegekurs angeboten. Nachträglich sollte die Anerkennung als staatliche Krankenpflegschule beantragt werden. Die Qualifikationsquote an staatlich geprüftem Personal wird in folgenden Abbildung dargestellt.

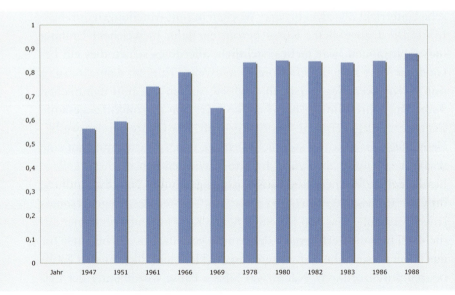

⊡ Fachkraftquote (Pflegepersonal mit Examen) 1947–1988

Im Jahresbericht 1930 wurden erstmalig Fortbildungsmaßnahmen für das Pflegepersonal erwähnt. So erfolgte im Oktober ein Fortbildungsvortrag zum Thema »Die geschichtliche Entwicklung der Geisteskrankenpflege«. Frau Duschl, zwischenzeitig zur Pflegesekretärin befördert, wurde mit einer Pflegerin in die Anstalt Ursberg geschickt, »*zwecks Erlernen des Färbens von Bast*«. Eine weitere Pflegerin, Frau Mahler, wurde am 27.11.30 »*... nach der Anstalt Kaufbeuren geschickt zwecks Erweiterung ihrer Erkenntnisse in Webearbeiten.*« Im Jahresbericht 1966 wurde von spezifischen Fortbildungen in psychiatrischer Krankenpflege berichtet. 10 Pflegekräfte reisten für einen 2-tägigen Kurs nach Regensburg. Erst in den Jahresberichten ab Beginn der 1980er Jahre wurden systematische Fortbildungen erwähnt. Dies fällt zeitlich mit der Gründung des Bildungswerkes der bayerischen Bezirke als Fortbildungseinrichtung bayrischer Bezirkskrankenhäuser zusammen. So wurde unter Leitung des späteren Pflegedirektors Gerhard Fischer z. B. der Stationsleitungskurs initiiert.

Psychiatrische Pflege

Die Pflege in der Psychiatrie hat sich von einem Laiendienst zur beruflichen Pflege entwickelt. Dabei standen zunächst beaufsichtigende und verwahrende Tätigkeiten im Mittelpunkt pflegerischer Aktivitäten u.a. sichtbar an den »Berufsbezeichnungen« wie Schließer, Wärter oder Irrenpfleger. Um 1900 sorgen sich führende deutsche Psychiater um die Entwicklung des Berufsbildes des Wärters. Auf der Jahrestagung des Vereins deutscher Irrenärzte 1896 wurden Thesen zur Verbesserung der Wärterfrage formuliert:
1. für die Behandlung Geisteskranker ist ein geschultes Personal notwendig;
2. jede Anstalt bildet ihr Personal selber heran;
3. die Zukunft des Wärterpersonals ist sicherzustellen und
4. geeignete Maßnahmen der Schonung und Erholung des Personals sind zu ergreifen (zitiert aus Schädle-Deininger 2006).

An »therapeutischen Maßnahmen« wurden in den frühen Jahren des Anstaltsdaseins insbesondere die Bettbehandlung und hydrotherapeutische Maßnahmen (Bäder und Wickel) genannt. Daneben gab es eine medikamentöse Therapie, eine Ernährungsbehandlung und eine psychische Behandlung. Von besonderem Wert schien die Arbeits- und Beschäftigungstherapie zu sein. *»In unserer Anstalt erblickte man allerdings schon von jeher in der Beschäftigung der Kranken bei der Landwirtschaft oder bei gärtnerischen Arbeiten ein die Heilung wesentlich förderndes Mittel«*. Nach Abklingen der akuten Phase wurde schnell versucht, die Kranken der Arbeitstherapie zu zuführen. Im Durchschnitt waren 40 % der männlichen und 37 % der weiblichen Patienten beschäftigt.

Isolierungen wurden zwar angewendet, man versuchte diese aber so kurz wie möglich zu halten und möglichst durch Bäder und Medikamente zu ersetzen. Bäder in Form von Dauerbädern bei Erregungszuständen hatten eine maximale Dauer von zwölf Stunden (wobei diese nachts nicht angewendet wurden). Gebrechliche, Unruhige und Patienten mit drohendem Dekubitus wurden im Bad in der Hängematte gelagert. Im Jahresbericht wurde als therapeutisch wirksamste Beruhigungsmaßnahme das warme Dauerbad beschrieben. Die Anwendung der Dauerbäder schien im Laufe der Zeit aber aus der Mode gekommen zu sein, ohne dass jedoch ein Grund hierfür erwähnt wurde (1932 waren dies auf der Männerseite nur noch zweimal, auf der Frauenseite etwas häufiger, aber nur *»infolge der Unzulänglichkeit der Abteilung für erregte Kranke und der starken Überbelegung«*). Feuchte Wickel wurden häufig angewendet und nach ärztlicher Anordnung unter Beaufsichtigung des Pflegesekretärs oder der -sekretärin durchgeführt. Ab 1937 wurde mit der Cardiazol- und der Insulinbehandlung begonnen. Besonders für das Pflegepersonal stellte dies wohl eine hohe Anforderung dar, der *»... nur gut geschulte und für die Krankenpflege besonders geeignete Kräfte gewachsen sind.«*

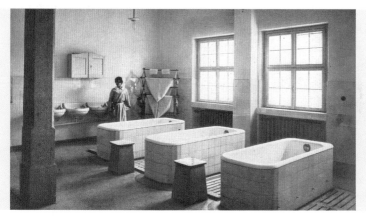
Dauerbadeinrichtung 1928

An beruhigenden Medikamenten wurden Brompräparate, Paraldehyd, Trional, Veronal, Opium, selten Morphium und Scopolamin verabreicht. Luminal wurde bei schweren Erregungszuständen gegeben. Neben der oben beschriebenen Arbeitstherapie, die oft einen Arbeitsbereich des Pflegepersonals darstellte, wird im Jahresbericht 1978 erstmals als pflegerischer Ansatz die Milieutherapie erwähnt: »... *die Behandlung erscheint heute nicht mehr denkbar ohne gleichzeitige Milieutherapie oder Gestaltung des Innenbereiches*«. In den folgenden Jahren wird dies ein Bereich werden, der an Bedeutung immer mehr zunimmt und zum bestimmenden Faktor psychiatrischer Pflege werden wird.

Wurden zunächst nur an Sonn- und Feiertagen Ausflüge in die Umgebung unter der Führung von Pflegern gemacht, kamen im Laufe der Jahre diverse Freizeitaktivitäten hinzu. Nach der Fertigstellung des Festsaals veranstaltete das Pflegepersonal Patientenfeste zu Weihnachten und zur Faschingszeit, sowie Aufführungen und Darbietungen unterschiedlicher Art (z.B. Lesungen, Diavorträge, Filmvorführungen). Zudem wurde ein »Spielplatz« mit der Möglichkeit für verschiedene Ballspiele eröffnet. 1934 wurde auf allgemeinen Wunsch der männlichen Kranken eine Kegelbahn mit großem Aufenthaltsraum für Schach- und Brettspiele in Betrieb genommen. Ab den 1970er Jahren wurden auch Patientenurlaube veranstaltet.

Je nach Verhalten der Patienten wurden diese in der Wachabteilung für Ruhige oder Unruhige untergebracht, später kam eine Verlegung in die geschlossene Abteilung für Halbruhige oder ins offene Landhaus in Frage. In der Wachabteilung machte das dort tätige Personal nachts als »schottische Nachtwache« Dienst, d. h. über einen Zeitraum von 1 bis 2 Monaten von abends 20 Uhr bis morgens 6 Uhr. »*Dies habe den Vorteil gegenüber der täglich wechselnden Nachtwache*, so der damalige Direktor Dr. Wilhelm Damköhler, »*dass diese die Kranken besonders gut kenne*«. Der Nachtwachdienst war besonders beliebt, so dass das Personal wiederholt um Verlängerung dieses Dienstes bat (wohl auch darum, weil die Verpflegung eine bessere und reichlichere war). Die Nachtwachen konnten dann von 7 Uhr bis 13 Uhr in einem »*besonders gelegenen Schlafsaal im Landhaus*« schlafen und hatten von 14 Uhr bis 19 Uhr frei.

Entweichungen waren im psychiatrischen Alltag schon immer ein Thema. So wurden in den beiden ersten Jahren Fluchtversuche von 14 Männern und zwei Frauen registriert: »*Die Kranken wurden meist bald wieder zurück gebracht. Bei der freieren Behandlung der Kranken, die im Freien ohne besondere Einfriedung des Grundstücks arbeiteten, lassen sich diese Fluchtversuche nicht vermeiden und muss damit immer gerechnet werden*«. Bisweilen hatte das Pflegepersonal bei Entweichungen nicht immer eine rühmliche Rolle gespielt oder es wurde ihm nicht allzu viel zugetraut. Dies mag ein Ereignis aus dem Jahre 1927 illustrieren: »*Bei gewissenhafter Pflichterfüllung und reger Intelligenz des wachhabenden Pflegers hätte allerdings das Unternehmen unter allen Umständen scheitern müssen*« (mit Hilfe zusammengeknoteter Bettstücke hat sich ein Kranker aus dem ersten Stock abseilen können).

Mitte der 1960er Jahre wird die Psychiatrie und ihre Einrichtung zunehmend als Verwahranstalt und »totale Institution« kritisiert. Die vom Deutschen Bundestag Anfang der 1970er Jahre einberufene Enquete-Kommission soll die Zustände in den psychiatrischen Kliniken untersuchen und Verbesserungsvorschläge erarbeiten. So wird u. a. festgestellt, »*dass eine sehr große Anzahl psychisch Kranker und Behinderter in den stationären Einrichtungen unter elenden, zum Teil als menschenunwürdig zu bezeichnenden Umständen leben müssen.*[299]« Konzepte wie beispielsweise die »therapeutische Gemeinschaft« fordern eine Beteiligung der Pflege am Behandlungsprozess. Aufgrund fehlender Ideen ordnet sich Pflege zunächst in die Co-Therapeuten-Rolle ein. Daneben wirkt psychiatrische Pflege auf einer sehr alltäglichen Ebene. Die Begleitung des Kranken und seine Krankheitsbewältigung stehen dabei im Vordergrund. Allerdings wird sich das Feld psychiatrischer Pflege weg vom stationären Setting, hin in den ambulanten Bereich immer mehr verschieben. Zahlreiche Versuche und Modellprojekte wie z. B. das Home Treatment oder die ambulante psychiatrische Pflege wurden bisher implementiert. Als Home Treatment wird die Akutbehandlung im häuslichen Bereich des Patienten bezeichnet. Mit diesem Behandlungskonzept soll die stationäre Behandlung in der Klinik vermieden werden. Aber auch die Entwicklung von der Außenfürsorge zur Institutsambulanz macht diese Entwicklung deutlich. Am 20.4.1927 wurde die Außenfürsorge beantragt, um wegen Zunahme von Frühentlassungen diese rechtzeitig im häuslichen Umfeld zu betreuen und insgesamt die günstige Entlassungsziffer zu bestätigen. Diesem Antrag wurde am 2.12.1930 stattgegeben. Am 20.6.1932 wurde der erste Fürsorgepfleger im Hauptamt benannt, Abteilungspfleger Adolf Siegler. Die Außenfürsorge betreute 1931 108 »*Befürsorgte*«, ein Jahr später waren es bereits 345 Personen, 1933 467 und 1934 schon 516 Personen. Ab 1988 wurde die Außenfürsorge neben einer psychiatrischen Institutsambulanz geführt, bevor die Außenfürsorge Ende der 1990er Jahre ganz eingestellt wurde. Aufgabe des Außenfürsorgepflegers war die Begleitung des Außenfürsorgearztes und Vorbereitung des Besuches im betreffenden Gesundheitsamt zur Sprechstunde. Während der Sprechstunde besuchte der Pfleger die früheren Patienten zuhause im Rahmen der nachgehenden Fürsorge. »*Ziel der Hausbesuche ist die Beratung und Unterstützung bei Resozialisierungsmaßnahmen früherer Patienten zuhause*«. Im Rahmen der Besuche war es auch Aufgabe, bei evtl. auftretenden Konflikten innerhalb der Familie oder bei beruflichen Problemen zu vermitteln. Nicht nur der Ort, an dem psychiatrische Pflege angeboten wird, wird sich verschieben, auch Themen haben bzw. werden sich noch verändern. Zunehmend wird nicht mehr die Erkrankung im Vordergrund gesehen, sondern wie die psychiatrische Pflege den psychisch erkrankten Menschen dabei unterstützen kann, seinen Lebensalltag so zu bewältigen, dass er sein Leben möglichst eigenständig führen kann. Programme wie Psychoedukation, Medikamententraining und das Training von lebenspraktischen Fertigkeiten sind Bestandteil einer modernen Pflege in der Psychiatrie. Behandlungsansätze wie Empowerment und Recovery, die auf eine selbstständige Lebensführung des Betroffenen hinwirken sollen, verändern das Bild vom passiven Kranken zum »Experten seiner Erkrankung«. Wie beim Konzept »Experienced Involvement« besonders deutlich wird, verschiebt sich die Sichtweise über psychische Erkrankungen und Symptome. Die psychiatrische Pflege befindet sich mitten in der Veränderung ihrer Betätigungsfelder und dieser Prozess dauert noch an. Da sich die Erfordernisse verändern, wird sich auch die traditionelle Weiterbildung in den verschiedenen Fachgebieten der Pflege hin zu Studiengängen und einer Akademisierung in der direkten Pflege weiter entwickeln. Dieser Entwicklung trägt unsere Einrichtung Rechnung durch die seit Oktober 2012 bestehende Kooperation mit der Dualen Hochschule Baden-Württemberg Heidenheim und einem grundständigen interprofessionellen Studiengang. Darüber hinaus werden zunehmend in Deutschland auch Studiengänge für psychiatrische Pflege initiiert, derzeit an vier Standorten.

Wie in 2004 die somatische Medizin, mit der Einführung der DRG-Systematik in den somatischen Krankenhäuser, bewegt sich nun auch die Psychiatrie zu einer pauschalen Finanzierung, dem sogenannten PEPP (pauschalierendes Entgeltsystem für psychiatrische und psychosomatische Einrichtungen). Durch die damit verbundene Ökonomisierung und den damit verbundenen Kostendruck sind verschiedene Entwicklungen absehbar. In der »Arbeitswelt« der psychiatrisch Pflegenden werden immer mehr Patienten in immer weniger Zeit für immer weniger Geld bei höchstem Qualitätsanspruch zu versorgen sein. Diesen Veränderungsprozess zu meistern, ist aktuell und in den kommenden Jahren unsere größte Herausforderung.

Zeitzeugengespräche mit ehemaligem Pflegepersonal

Didymus Hasenkopf, Margarete Weinert, Gertrud Axmann

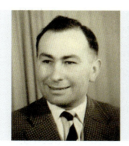 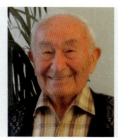

Didymus Hasenkopf

Beruflicher Werdegang

Didymus Hasenkopf, geb. am 3.6.1932, trat als Krankenpfleger am 1.1.1958 in die damalige Heil- und Pflegeanstalt Günzburg ein. Seine Ausbildung und die ersten Schritte in der Psychiatrie absolvierte Hasenkopf in der Heil- und Pflegeanstalt Kaufbeuren. Dort wurde er vom 15.5.1954 bis zum 2.7.1956 zum Krankenpfleger ausgebildet und arbeitete noch eineinhalb Jahre, bevor er auf eigenen Wunsch nach Günzburg wechselte. Seine erste Einsatzstation war Haus 26, eine Zugangsstation für unruhige Männer (heute Haus 53). Später wurde er Stationspfleger in Haus 56 (heutige Neurologie), eine Normalstation für psychisch erkrankte Männer. Wie in damaliger Zeit üblich wurde Hasenkopf ab 1966 zum Beamten auf Lebenszeit ernannt. Nach einigen Stationen (und weiteren Beförderungen) in leitender Position wechselte er 1978 in die Außenfürsorge. Dieses Amt hatte er bis zu seinem Ausscheiden aus dem aktiven Dienst am 31.7.1993 inne. Hasenkopf erfreut sich bester Gesundheit und war zu einem Gespräch gern bereit.

Die psychiatrische Pflege

Wichtig schien zu sein, dass es auf den Stationen zwei Berufsgruppen gab, die sich die Arbeit teilten. Die Aufgabengebiete der »therapeutischen Berufe« wie Ergotherapie, Beschäftigungstherapie, Musik- oder Bewegungstherapie waren damals noch nicht herausgebildet, sondern fielen in den Zuständigkeitsbereich der Pflege. Die Diensteinteilung erfolgte dezentral durch den »Oberpfleger«. Die genaue Aufgabenverteilung wurde stationsintern geregelt. Hier gab es einen Wachsaalpfleger, einen Badepfleger und einen Tagessaalpfleger. Im Tagessaal wurden die Patienten mit kleineren Tätigkeiten (Karton falten usw.) beschäftigt, solange ihr Krankheitszustand noch keinen Einsatz in einer Außengruppe zuließ. Neben der täglichen Visite zur festgelegten Zeit wurde einmal wöchentlich auch eine Fallbesprechung durchgeführt, bei der gemeinsam mit dem Arzt die weitere Behandlung besprochen wurde. Oft sind in diesem Rahmen auch kleine Fortbildungen für das anwesende Pflegepersonal angeboten worden. Ein weiterer Schwerpunkt der Pflege bestand in der Beobachtung der Patienten, die in Visiten oder der Fallbesprechung als weitere Behandlungsgrundlage genutzt werden konnte. Neben der Pflege auf den Stationen waren Pflegekräfte in den Außenbereichen wie Gärtnerei, Gutshof oder der Anlagengruppe tätig. Die weiblichen Patientinnen wurden eher in der Küche, der Schneiderei oder der Wäscherei eingesetzt. Hier ging es um eine sinnvolle Beschäftigung der Patienten und um das Aufrechterhalten des Wirtschaftsbetriebes Heil- und Pflegeanstalt Günzburg. In der Regel wurde im Zwei-Schichtsystem gearbeitet. Der Tagdienst dauerte von 7 Uhr bis 19 Uhr. Da die Übergabe schon 6 Uhr 50 begann, mussten die Pflegekräfte bereits 10 Minuten früher da sein. Hin und wieder schien es auch einen »Spätdienst« gegeben zu haben (von 12 Uhr bis 19 Uhr), dieser war aber nicht beliebt, da man ohne Übergabe in den laufenden Betrieb einstieg und sich seine Arbeit suchen musste.

Besondere Erlebnisse

Auf Besonderheiten angesprochen blieben Hasenkopf die unterschiedlichen Baukonzepte der Heil- und Pflegeanstalt Kaufbeuren und Günzburg im Gedächtnis, dort das »Korridorsystem«, hier das »Pavillonsystem«. Beim Einspringen oder Aushelfen in Notsituationen sei es im Korridorsystem einfacher gewesen, schnell an Kollegen zu kommen. Auch die Versorgung mit Speisen sei im Pavillonsystem aufwendiger gewesen. So mussten ein bis zwei Pflegekräfte mit einem Handwagen das Essen (als Vorläufer unserer heutigen Ruthmannwagen) aus dem Küchengebäude abholen. Im Laufe der Zeit hätten sich die räumlichen und hygienischen Zustände aber wesentlich verbessert. Stationen mit 60 bis 80 Betten seien keine Seltenheit gewesen und zu Beginn seiner Tätigkeit hätte auch nicht immer fließend Wasser (warmes Wasser schon gar nicht) zur Verfügung gestanden. Als weitere Besonderheit wusste Hasenkopf von der Eröffnung des »somatischen Bereiches« zu erzählen. Hier veränderte sich plötzlich das Aufgabenspektrum der Krankenpflege aufgrund der Verlegung somatischer Patienten in den psychiatrischen Bereich und umgekehrt. So musste Vieles neu hinzu erlernt werden, um diese Patienten versorgen zu können.

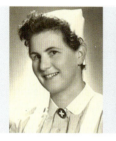 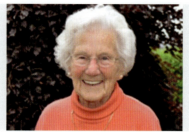

Margarete Weinert

Beruflicher Werdegang

Margarete Weinert, geb. am 11.4.1924 trat am 1.12.1943 als Hilfspflegerin in Haus 23 (heutiges Haus 42 – 30-Betten-Station für ruhige Frauen) in der Heil- und Pflegeanstalt Günzburg ihren Dienst an. Vom 13.11.1946 bis 20.12.1948 (Prüfung am 23.5.1949) absolvierte sie den Krankenpflegekurs. Zum 1.5.1949 wurde sie als Vertragspflegerin und zum 1.4.1957 in den Beamtenstand übernommen. Als das Stadtkrankenaus Augsburg gegen Ende des 2. Weltkrieges durch einen Bombenangriff fast vollständig zerstört wurde, sind diese Patienten vorrübergehend in Günzburg einquartiert worden. Die meisten der hiesigen psychiatrischen Patientinnen und Patienten wurden deshalb nach Kaufbeuren verlegt. Zur Betreuung der Günzburger Patienten in Kaufbeuren wurden diese durch unser Personal dorthin begleitet. Eine der begleitenden Schwestern, nicht ohne deren Protest, war Weinert. Sie war vom 9.1.1944 bis zum 22.1.1944 in der Heil- und Pflegeanstalt Kaufbeuren, bis sie einen Austauschersatz fand und wieder zurück wechseln durfte. Hier in Günzburg waren die psychiatrischen Patienten, die nicht verlegt wurden, weil sie für die Aufrechterhaltung des Wirtschaftsbetriebes Heil- und Pflegeanstalt Günzburg benötigt wurden, unter zum Teil sehr widrigen Bedingungen untergebracht. Als Schlafstätten dienten der Festsaal, die Kegelbahn und die Werkstätten. Dort waren Stockbetten aufgestellt. Ausreichende Körperhygiene der Patienten war nur eingeschränkt möglich. Nach mehreren Beförderungen, u.a. zur Stationsschwester in Haus 25 (heutige 41), Zugangsstation für ruhige Frauen, sollte Frau Weinert zur Krankenpflegevorsteherin befördert werden (entspricht heute einer Bereichsleitung). Dies lehnte sie zunächst jedoch ab. Während das Stationspersonal durch den Einsatz im Nachtdienst ein paar Zulagen erhielt, machte das OberpflegerInnenpersonal im Ersatz zum Nachtdienst den »Jourdienst«. Auf machen Stationen wurde kein Nachtdienst benötigt. Hier wurde ein Bereitschaftsdienst eingesetzt, der für das Auf- und Zuschließen der Türen, Fenster und der Küchentür sowie das Abschalten des Fernsehers zuständig war. Allerdings wurde dieser als Jourdienst bezeichnete Dienst zwischen zwei Tagdiensten absolviert und bedeutete eine Dienstzeit von mindestens 36 Stunden, für Frauen schwer ableistbar. Am 31.4.1984 wurde Weinert in den Ruhestand verabschiedet. Sie war hocherfreut und hat einem Interview sofort zugestimmt.

Die psychiatrische Pflege

Die Pflege wurde oft unter schwierigen Verhältnissen durchgeführt. Fließend warmes Wasser stand nicht zur Verfügung, sodass auf den Stationen in holzbefeuerten Öfen Wasser erhitzt werden musste. Infektionserkrankungen und hier besonders Typhus, spielten eine bedeutende Rolle. So stand in Haus 27 (heute Haus 44) ein eigenes Zimmer für die Behandlung zur Verfügung. Leider infizierte sich hin und wieder auch das Personal mit Typhus. Dieses Schicksal ereilte auch Weinert. Für die Desinfektion der sanitären Anlagen musste das Pflegepersonal Kalk aus der Maurerei besorgen. Für die Behandlung unruhiger Patienten gab es verschiedene Möglichkeiten. Medikamentös wurde oft Luminal oder Paraldehyd verabreicht. Daneben wurden feuchte Wickel angewendet. Hierzu wurden die Laken in Größe von Betttüchern auf Tischen ausgebreitet und Patienten mit Hilfe mehrerer Kollegen darin eingewickelt. In diesem Zustand kamen sie dann in eine Zelle. Diese Maßnahme wurde insbesondere für den Nachtdienst angewendet, denn in der Regel war ein Nachtdienst für bis zu 90 Patienten zuständig.
Als weitere Behandlungsmethoden wurden Insulinkuren oder die Elektroschocktherapie angewendet. In der Regel wurde das Insulin subku-

tan vom Pflegepersonal verabreicht. Dieses war auch zuständig für die Verlaufsbeobachtung. Nach kurzer Zeit, epileptische Anfälle oft eingeschlossen, wurde Glucose injiziert und der komatöse Zustand beendet. Der Effekt war zweifelhaft, deswegen wurde diese Behandlungsmethode bald wieder aufgegeben. Bei der Elektrokrampftherapie waren die Resultate besser. Allerdings war die Methode damals für die Patienten weitaus belastender, da der Elektrokrampf ohne die später eingeführte Narkotisierung mit Muskelrelaxation durchgeführt wurde.

Besondere Erlebnisse

Besonders in Erinnerung blieben Weinert all die Patienten, die sehr herzlich waren. Diese Patienten halfen auf Station mit und »beschützten« sie z.T. sogar vor den Übergriffen anderer unruhiger Patienten. So schilderte sie insbesondere auch von einer Patientin, die sie vor einem anderen Patienten mit den Worten »soll ich der eine fotzen« beschützen wollte. Aus der Personalakte ist auch ersichtlich, dass Weinert unter den ersten war, die mit Patienten in die »Patientenerholung« fuhr. So startete sie mit drei Kollegen (zwei davon vom Sozialdienst) mit 25 Patienten vom 20.9. bis 4.10.1977 zur Urlaubsfahrt nach Terento in Bozen. Besonders blieb ihr auch die »Wachuhr« in Erinnerung. Ähnlich einem Fahrtenschreiber drehte sich ein Blatt mit Zeiteinteilung. In einer Aussparung auf der Vorderseite musste der Wachhabende in regelmäßigen Abständen auf dem Blatt unterschreiben. Zu Wachbeginn erhielt der Nachtdienst eine Zeitliste, der er entnehmen konnte, zu welchen Zeiten er auf der Wachuhr unterschreiben musste. Oft musste die Wachuhr am nächsten Morgen dem Oberpflegerpersonal zur Kontrolle übergeben werden. Allerdings war die Maßnahme nicht unbedingt effektiv, da viele Pflegekräfte im Laufe der Zeit über einen Schlüssel zur Wachuhr verfügten.

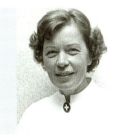
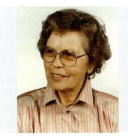

Gertrud Axmann

Beruflicher Werdegang

Gertrud Axmann, geb am 19.12.1926 trat am 2.11.1948 als Hilfspflegerin in Haus 37 – die sog. Barracke- (heute der Neubau von Haus 50) in die Heil- und Pflegeanstalt Günzburg ein. Sie sollte eigentlich über das Arbeitsamt vermittelt werden. Das Günzburger Amt erklärte aber, es sei nicht zuständig für sie, da sie aus dem Landkreis Donau-Riess komme. Axmann wendete sich direkt an den ärztl. Direktor der Heil- und Pflegeanstalt, Dr. Albert Sighart, mit der Bitte um eine Arbeitsstelle. Dieser kümmerte sich dann persönlich um ihre Einstellung. Vom 8.11.1955 bis 29.6.1957 absolvierte sie ihre Pflegeausbildung und blieb zunächst in Haus 27. Am 1.7.1962 wurde sie zur Beamtin auf Lebenszeit ernannt. Nach den üblichen Beförderungen, die Beamtenbeurteilungen wurden damals z.T. noch von Ärzten erstellt, erhielt sie ab 1967 die Leitung einer Station, zuerst auf Haus 27 (Zugangsstation für unruhige Frauen), dann auf Haus 57 (Zugangsstation für ruhigere Frauen, heute Haus 20). Ab 1981, zwischenzeitlich zur Abteilungsschwester ernannt, übernahm sie einen Bereich und wurde am 31.12.1986 in den Ruhestand versetzt. Axmann erfreut sich bester Gesundheit und wie sie augenzwinkernd erzählte, ist sie über die Gesprächsinhalte durch ihr »persönliches Netzwerk« bestens informiert. Sie überraschte uns mit einer exakten Liste der Jahreszahlen über ihren beruflichen Werdegang.

Die psychiatrische Pflege

Eindrücklich blieb ihr der Arbeitsbeginn in der Heil- und Pflegeanstalt in Erinnerung. Zum einen, weil sie nur durch den persönlichen Einsatz des ärztl. Direktors eine Arbeitsstelle erhielt und weil die erste Arbeitswoche sehr belastend war. Sie zweifelte anfangs an ihrer Entscheidung, hier zu arbeiten. »Jede Neue« fing auf der schwersten Station an. »... und wenn Du das geschafft hast, hast Du alles geschafft«. Sie lief die erste Woche im Sinne einer Einarbeitungszeit ohne Schlüssel nebenher und wenn sie die Station verlassen wollte, musste sie immer jemanden fragen. Die pflegerischen Tätigkeiten bestanden im Wesentlichen aus Beobachtungen, Beschäftigung der Patienten auf der Station oder in den Außengruppen, hier wurde man dann meist für mehrere Tage eingesetzt. Die ersten »Beschäftigungstherapeuten« kamen aus dem Pflegeberich, die sich auf diese Tätigkeit durch eine kleine Fortbildung spezialisierten.

Da die Warmwasserversorgung nicht gewährleistet war, ging Axmann mit ihren Patienten ins sogenannte »Duschbad« (heute befindet sich dort das »BKH-Lädele«). Weiterhin wurden wie schon beschrieben für unruhige Patienten feuchte Wickel, Wechsel- oder Dauerbäder eingesetzt, »... solange bis die Patienten müde wurden«. Im Laufe der Zeit sei das aber durch den Einsatz von Psychopharmaka besser geworden, weil viele Patienten schon »anbehandelt« zur Aufnahme kamen. Wichtig sei aber auch die Persönlichkeit der Pflegeperson gewesen. Ihre ruhige Art habe dazu geführt, dass sie nie Schläge bekommen habe. Auch das Verhältnis zwischen Pflege und ärztlichem Dienst sei im Laufe der Jahre herzlicher geworden. Oftmals wurden junge Assistenzärzte von bestimmten Pflegepersonen (meist den Stationsleitungen) ins psychiatrische Arbeitsfeld eingewiesen.

Besondere Erlebnisse

In besonderer Erinnerung blieben Axmann zwei Dinge, ein Einsatz als Gutshofdienst und die Personalfaschingsbälle. Das Verhältnis zu Patienten sei zum Teil sehr herzlich gewesen, wobei sie das auch ihrer beruhigenden Art zuschreibt. So sei sie bei einem Einsatz im Gutshof von einem Patienten zu einem Feld zum Kartoffel klauben geführt worden. Wie der herbeieilende Gutshofchef bemerkte, wohl das falsche Feld. Besagter Patient schimpfte den Gutshofleiter, dass er die Pflegerin doch in Ruhe lassen und sich aus dem Staub machen solle. Eine weitere Patientin auf Station »warnte« sie, wenn der ärztliche Direktor oder sein Stellvertreter zur Visite kam. Sie erinnerte sich außerdem gern an die legendären Faschingsbälle des Personals im Festsaal. Diese waren so beliebt und bekannt, dass man sogar an der Kasse eine Wache aufstellen musste »… damit nicht die Reisensburger Burschen herein kommen«.

Sozialdienst

Anfänge der Sozialen Arbeit am seinerzeitigen Nervenkrankenhaus

Edeltraud Rotter

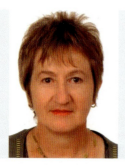

Edeltraud Rotter

In den frühen 1970er Jahren, der Anfangsphase der Sozialen Arbeit, war das damalige Nervenkrankenhaus mit seinen 1200 Patienten überbelegt. Große Sorgen bereiteten die sogenannten Langzeitpatienten, welche aufgrund der Schwere der Erkrankung nicht entlassen werden konnten oder sich schon über sehr lange Zeit im Krankenhaus aufhielten und als hospitalisiert bezeichnet werden mussten. Gleichzeitig kamen aus den Akutabteilungen immer noch weitere Patienten hinzu. Diese Situation drängte auf eine deutliche Veränderung.

Einige Langzeitpatienten waren schon vor den oder seit den Tagen des Zweiten Weltkriegs in der Einrichtung. Denn im Zuge von Flucht und Vertreibung aus den ehemaligen Ostgebieten wurden Patienten, die sich schon in Pommern, in Schlesien oder im Sudetenland in psychiatrischen Anstalten befanden, über Auffanglager in die hiesige Heil- und Pflegeanstalt umgesiedelt. Manche kamen auch erst in späteren Jahren hinzu – völlig hilflos und ohne Angehörige, darunter auch einige Staatenlose. Dr. Alois Schinke[300] selbst aus Schlesien stammend, wurde schließlich mangels ärztlichen Personals aus dem Ruhestand zurück in die Günzburger Klinik zur Behandlung der Patienten geholt.

Hier traf er einige seiner ehemaligen Patienten wieder. Diese waren 1972 zum Teil noch immer Patienten des Hauses.
In den Nachkriegsjahren hatten sich die gesellschaftlichen Bedingungen der Region geändert: weg von der dörflich-bäuerlichen hin zu einer städtisch-industrialisierten Struktur, die für psychisch Kranke immer weniger Platz bot. Die psychiatrische Versorgung wurde von kirchlichen Großheimen geprägt, die sich teils sehr abgelegen auf dem Lande befanden und Arbeitsmöglichkeiten im landwirtschaftlichen Gutshofbetrieb oder Gartenbau boten, vereinzelt aber schon mit ersten Industrieaufträgen.
Das Günzburger Gesundheitsamt hatte schon über seine hoheitlichen Aufgaben im Rahmen der Familienfürsorge, der Mütterberatung und TBC-Schuluntersuchung einzelne Berührungspunkte zur Psychiatrie. Auch war dort seinerzeit die Suchtberatung angesiedelt. Doch für psychisch Erkrankte gab es im hiesigen Raum noch keine Reha-Einrichtungen.
Mit Annemarie Haeckel wurde 1972 die erste Sozialarbeiterin am damaligen Nervenkrankenhaus Günzburg beschäftigt. Es war für sie ein schwieriger Arbeitsbeginn; ihr stand kein eigenes Büro, weder eigenes Papier und Kugelschreiber noch eine eigene Schreibmaschine oder gar ein Telefon zur Verfügung. Gleichzeitig war sie als einzige Sozialarbeiterin nun für über 1000 Patienten zuständig, von denen sich viele noch streng nach Geschlechtern getrennt, auf beschützenden Stationen befanden.
Haeckels Aufgabe war es, sich um die Organisation der Heimverlegungen aus dem Langzeitbereich zu kümmern. Auch sollte sie, erstmalig aus der Klinik heraus, direkt medizinische Reha-Maßnahmen für Suchtkranke einleiten.
Die Ideen der italienischen radikalen Reformbewegung um Franco Basaglia, die in den sechziger und siebziger Jahren die Rückkehr internierter Patienten ins Normalleben gefordert und Kritik an der psychiatrischen Anstaltsversorgung geübt hat, waren nun auch in Deutschland angekommen. Gleichzeitig existierten Anfang der 1970er Jahre jedoch kaum alternative psychiatrische Behandlungs- und Betreuungs-

möglichkeiten außerhalb der Klinik. So konnte die Enthospitalisierung der Langzeitpatienten und der Patienten aus dem akuten Behandlungsbereich, welche eine weitere Betreuung und Fürsorge benötigten, dem Grunde nach nur wiederum im Zuständigkeitsbereich der Großeinrichtungen erfolgen.

Die ehemaligen Patienten der so genannten Oligophrenenstation fanden beispielsweise Aufnahme im Tannenhof in Wiblingen, im Schutzengelheim in Lautrach oder im Dominikus-Ringeisenwerk in Ursberg. Deren Verlegung erfolgte sehr rationell mit Kleinbussen. Psychisch Kranke mit bäuerlicher Herkunft wurden in die Stiftung Schweinspoint und in das Emmausheim in Gundelfingen gebracht. Chronisch kranke Frauen fanden Unterkunft im Elisabethenstift in Lauingen – fast alle der verlegten Patienten fanden also wieder Aufnahme in beschützenden Abteilungen. Im Nervenkrankenhaus altgewordene Patienten wurden meist auf beschützenden Altenheimplätzen untergebracht, soweit sie dorthin überhaupt entlassfähig waren. Suchtkranke und Nichtsesshafte wurden an die Herzogsägmühler Heime vermittelt. Diese Verlegungsaktionen wurden jedoch dadurch behindert, dass stabile und leistungsfähige Patienten gleichzeitig zu unentbehrlichen Mitarbeitern geworden waren, wie beispielsweise im Hausdienst, Gutshof, in der Gemüseküche, Wäscherei, Gärtnerei, im Reinigungsdienst oder in der Anlagengruppe. Auch gab es Widerstände seitens des Personals und auch von den Patienten, denen die direkte Zusammenarbeit mit den Angestellten teilweise ebenfalls gut gefallen hatte; auch hatten einige »ihren Platz« gefunden, manche waren aufgrund des langen Aufenthalts hospitalisiert und umstellungserschwert. Ungefähr zehn der besonders fleißigen und stabilen Patienten erhielten den Status von sog. Reha-Angestellten mit Sozialversicherungspflicht. Sie wohnten teilweise auf dem Klinikgelände in Räumen über der Gemüseküche, im Gutshof und auch außerhalb des Geländes. Die Bedingungen wurden unbürokratisch in der Zusammenarbeit des Sozialdienstes mit der Verwaltung – ohne staatliche Förderung, ohne Mindestlohnrichtlinien ausgehandelt. Mit dem altersbedingten Ausscheiden der »Reha-Angestellten« wurde dieses Projekt eingestellt.

Im Zuge der Öffnung der Klinik wurden nun vom Sozialdienst für die »chronisch Kranken« einwöchige Freizeitmaßnahmen organisiert und mithilfe vom Pflegepersonal durchgeführt. Dieses über viele Jahre hinweg aufrechterhaltene Angebot war für die Patienten kostenlos. Ein beliebtes Ziel der gemeinsamen Freizeiten mit ungefähr 40 bis 60 Patienten waren die abseits gelegene Kahlrückenalpe im Allgäu und andere Alpen in Südtirol. Spätere Fahrten führten auch an den Königssee oder in den Bayrischen Wald. Manchmal jedoch fielen die großen Reisegruppen unter den anderen Touristen doch auf. So wurde ein Patient einmal bei einer Besichtigung einer Holzschnitzerei gefragt, was für eine Gruppe sie denn wären. Dessen schlagfertige Antwort lautete: ein Gesangsverein. Diese Antwort hat den Fragenden zwar sehr erstaunt dreinblicken lassen, und die Betreuer konnten sich das Lachen kaum verbeißen, dennoch wurde nicht verraten, woher die Reisenden tatsächlich kamen.

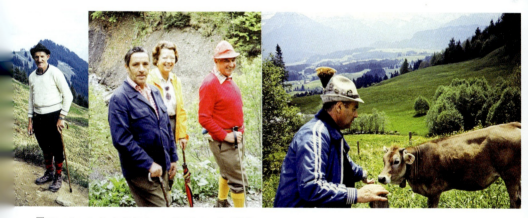

Gemeinsame Freizeit der Langzeitpatienten im Allgäu

Ein Problem des Langzeitbereiches im Akutkrankenhaus wurde dadurch gelöst, dass die nicht verlegungsfähigen Patienten im therapeutischen Wohnbereich zunächst noch von den Ärzten des Bezirkskrankenhauses mitbetreut wurden. Die endgültige Abkoppelung dieses Bereichs erfolgte dann 1998 mit der Umwandlung in ein eigenständiges psychiatrisches Pflegeheim.

Erst gegen Ende der 1970er Jahre entstanden nach und nach offene Übergangseinrichtungen und sozialpsychiatrische Dienste. Der Reha-Verein für soziale Psychiatrie Donau-Alb in Ulm war Vorreiter in Baden-Württemberg mit kleineren Einrichtungen in Ulm, Sindelfingen, Heidenheim und Schopfloch. Auch im Allgäu veränderten sich die Strukturen. Im bayerisch-schwäbischen Einzugsbereich setzten die reformpsychiatrischen Entwicklungen etwas später auch im Augsburger Raum ein. Rehabilitation, heimatnahe ambulante Versorgung und Integration rückten nach und nach in den Vordergrund. Es wurden mehr Werkstätten für Behinderte (WfB) mit beruflicher Förderung über das Arbeitsamt eingerichtet, meist jedoch nicht getrennt von den intelligenzgeminderten und körperbehinderten Rehabilitanden. Es entstanden Tagesstätten und Stätten zur medizinisch-beruflichen Rehabilitation psychisch kranker Menschen, sogenannte RPKs.

Seit 1972 hat sich die Soziale Arbeit an der psychiatrischen Klinik sehr geändert. Sie ist vielschichtiger geworden, und die Behandlungszeiten werden immer kürzer. Trotz aller Fortschritte in der Behandlung und vermehrter ambulanter Hilfsangebote gibt es jedoch nach wie vor eine kleine Gruppe von Personen mit einem sehr schweren Verlauf der Erkrankung mit Verhaltensauffälligkeiten, die nur in einer stationären beschützenden Einrichtung betreut werden können. Für diesen Personenkreis wird es immer schwieriger, einen adäquaten Lebens- und Behandlungsort zu finden. Mit den Veränderungen in der Psychiatrie veränderten sich auch die Anforderungen des Sozialdienstes. Je mehr sich stationärer Aufenthalt und außerklinische Angebote verzahnen, umso bedeutender und notwendiger wird die Arbeit des Sozialdienstes am Bezirkskrankenhaus Günzburg. Dessen Angebot hilft psychisch Erkrankten, den Übergang von der stationären Behandlung hin zu weiterführenden Angeboten erfolgreich zu gestalten.

Arbeit des Sozialdienstes heute
Reinhard Huber

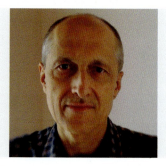

Reinhard Huber

Personalstärke

Am Standort Günzburg:
- 16 Fachkräfte (7 Vollzeitstellen, 9 Teilzeitstellen) inklusive Leitung,
- mit abgeschlossenem Sozialpädagogikstudium – Abschlüsse: Diplom, Berufsakademie und Bachelor.
- Die Forensische Klinik verfügt über einen eigenen sozialpädagogischen Fachdienst.

Arbeitsbereiche
- Allgemeinpsychiatrie
- Psychotherapie
- Psychosomatik
- Gerontopsychiatrie/Geriatrie
- Mutter-Kind-Station
- Sucht
- Home Treatment
- Psychiatrische Institutsambulanz
- FIPS (Hilfen für Familien mit einem psychisch kranken Elternteil)
- Neurologie und Neurochirurgie

Am Standort Donauwörth
- 3 Fachkräfte in Teilzeit

Arbeitsbereiche
- Allgemeinpsychiatrie
- Psychotherapie
- Psychosomatik
- Psychiatrische Tagesklinik
- Home-Treatment
- Psychiatrische Institutsambulanz

Methodik sozialpädagogischen Handelns

Einzelfallhilfe:
- im Kontakt mit dem Patienten werden dessen Erwartungen besprochen und mögliche Lösungswege aufgezeigt:
  - im individuellen Hilfekontext für den Patienten werden maßgeblich berücksichtigt: Lebensgeschichte, soziales Umfeld, persönliche Ressourcen
  - Therapieziele werden in der Regel in interdisziplinärer Teamarbeit mit dem Patienten erarbeitet und umgesetzt

Gruppenarbeit
- Informationsgruppen (Sucht)
- Soziales Kompetentraining (Sucht)
- Elternkurse (Mutter-Kind-Station)

Therapieziel- / Hilfeumsetzung basieren auf
- Beratung
- Unterstützung
- Interessensvertretung
- Verhandlung
- Intervention

Fachliche Handlungsgrundlagen sind
- Wissen über psychische Erkrankungen
- Psychologische Grundkenntnisse
- Sozialrechtliche Kenntnisse
- Kenntnisse in der angewandten Gesprächsführung, Gruppenarbeit und rechtliche Zusammenhänge

Netzwerk- und Gremienarbeit:

- Fortlaufende Zusammenarbeit und Arbeitstreffen mit regionalen und überregionalen Leistungserbringern ambulanter und stationärer Hilfen für Rehabilitation und Eingliederung
- Aktive Mitarbeit in den Gemeindepsychiatrischen Verbünden der Versorgungsregion

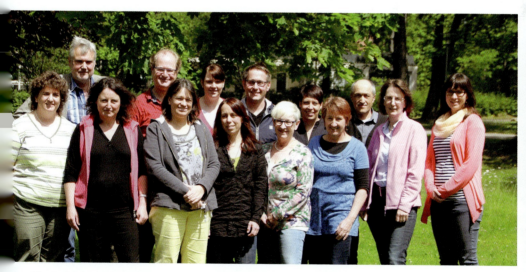

Mitarbeiterteam des Sozialdienstes 2014: (von links) erste Reihe: Beate Löwlein, Tanja Sprenger-Frodl, Claudia Adam, Maren Pfetsch, Renate Mack-König, Edeltraud Rotter zweite Reihe: Helmut Schönmann, Heiko Kurzhals, Christina Eigner, Michael Fischer, Carolin Burkhardt, Reinhard Huber, Jutta Wild, Christiane Skotak.

Wohnen und Fördern

WOHNEN und FÖRDERN –
der außerklinische Geschäftsbereich der Bezirkskliniken Schwaben

Gerhard Becker

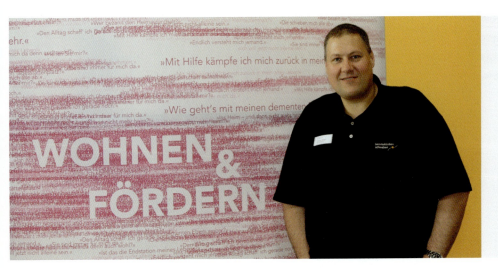

Gerhard Becker

»Hier wird nicht nur gewohnt, sondern auch gefördert«

Mit Eröffnung der Klinik 1915 wurden auch »ruhige Landhäuser« gebaut. Chronisch Langzeitkranke lebten in den psychiatrischen Akutstationen. 1977 betrug die Bettenzahl in Günzburg im »chronischen Bereich« rund 400 Plätze. Diese Platzzahl wurde durch Schaffung anderer Wohnformen laufend reduziert. 1992 umfasste der »Therapeutische Wohnbereich« noch etwa 270 Plätze. Aufgrund der Neuausrichtung bei der Pflegeversicherung erfolgte 1998 die Trennung vom Akutbereich der Psychiatrischen Klinik mit 160 Plätzen und die Schaffung eines eigenständigen (Heim-) Bereiches mit all seinen Vor- und Nachteilen im Rahmen der Umsetzung der schwäbischen Heimenquete.

Nach Gründung des Kommunalunternehmens Bezirkskliniken Schwaben erfolgte 2009 der Beginn des eigenständigen Geschäftsbereiches »WOHNEN und FÖRDERN« unter der Trägerschaft der Bezirkskliniken mit 128 Plätzen in Günzburg.

Das Ziel war die Fortführung der begonnenen Umstrukturierung in ein zweigliedriges Heim, sowohl Pflegeheim nach dem Elften Sozialgesetzbuch, wie auch dem Heim der Eingliederungshilfe nach dem Zwölften Sozialgesetzbuch. Es besteht hier ein »Bleiberecht« für Menschen, die zum Teil bereits über Jahrzehnte im Haus leben, denen wir ihr »Zuhause« sind. Es erfolgte die deutliche räumliche Auflockerung: Durchgehend Zweibett- oder Einzelzimmer sind nun die Regel. Auch die Schaffung ambulanter Außenwohngruppen und weitere ambulante Wohnformen sind erklärte Ziele. Wir wollen keine Sackgasse sein, keine Endstation für die Bewohner. Vielmehr soll die Vorbereitung auf andere Wohnformen auch außerhalb des Heimes unterstützt werden. Daraus entstandene Konzepte sind Teil eines fortwährenden Prozesses. Mittlerweile ist der Bereich »WOHNEN und FÖRDERN » groß: Etwa 250 Mitarbeiter, die 350 Menschen ambulant wie stationär an verschiedenen Standorten betreuen: Stationär *(rote Pfeile im Bild)* in Günzburg, Zusmarshausen, Krumbach, Buchloe Kaufbeuren, Füssen, sowie an vielen Orten ambulant.

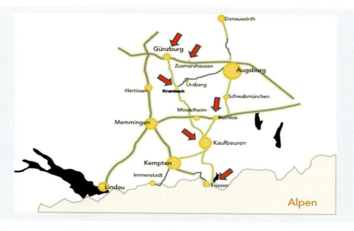

»WOHNEN und FÖRDERN« in Bayerisch-Schwaben

»WOHNEN und FÖRDERN«: Selbst so mancher Mitarbeiter der Bezirkskliniken Schwaben weiß nicht genau, was sich hinter diesem Begriff verbirgt.« ›WOHNEN und FÖRDERN‹ ist der außerklinische Bereich der Bezirkskliniken«, erläutert Geschäftsleiter Gerhard Becker, »Menschen, die in der Klinik waren und weiterführende Betreuung brauchen, finden dort Hilfe«. Es sind zum einen Frauen und Männer, die oftmals nicht mehr nach Hause können, weil sie lange Zeit allein gelebt haben und den Alltag zuhause nicht mehr bewerkstelligen könnten. Zum anderen sind es solche Menschen, die so krank oder pflegebedürftig sind, dass sie kein Altenheim mehr aufnimmt. »Sie kommen hierher. Wir übernehmen dann die außerklinische Versorgung von Menschen mit Behinderung«, erklärt Becker. Nicht das Kranksein stehe bei WOHNEN und FÖRDERN im Vordergrund. Vielmehr gehe es darum, auf den vorhandenen Möglichkeiten aufzubauen und bei den Menschen behutsam Fortschritte zu fördern.

Was zunächst noch etwas abstrakt klingt, wird anhand von konkreten Beispielen klarer. Dahinter verbergen sich oftmals Schicksale und Schicksalsschläge. Zum Beispiel jener Mann, der mitten in der Blüte seines jungen Lebens mit dem Auto gegen einen Baum gefahren ist. Seine Knochenbrüche sind zwar längst verheilt, seine Wunden im Gehirn jedoch nicht. Der Verkehrsunfall hat ihn zu einem Menschen gemacht, der gezeichnet ist. Er kann zwar alleine mit einer Gehhilfe durch den Park der Bezirkskliniken in Günzburg spazieren, aber er braucht Pflege und intensive Betreuung. Er findet sie im Heim der Eingliederungshilfe. Dort trainiert er »Normalität«. Dazu gehören selbstständige Körperpflege genauso wie Einkaufen und die Zubereitung der Mahlzeiten.

Es sind nicht nur Menschen mit chronischen Erkrankungen hier, sondern auch alte und pflegebedürftig psychisch Kranke und behinderte Menschen aller Pflegestufen. Sie leiden unter Schizophrenie, unter einem religiösen Wahn, hören Stimmen. Manche sind verhaltensaggressiv. Alle zusammen leben sie im Pflegeheim für seelische Gesundheit. »Aufgenommen werden pflegebedürftige Menschen nach Klinikaufenthalten, von zu Hause oder aus anderen Alten- und Pflegeheimen,

wobei viele von ihnen schon in unterschiedlichsten Einrichtungen gelebt haben«, berichtet Becker, der zugleich Heimleiter ist. Aufgrund ihrer psychischen Erkrankungen seien sie aber nicht in der Lage gewesen, sich den jeweiligen Heimbedingungen anzupassen.
In so genannten Wohnbereichen der Eingliederungshilfe nach SGB XII ist die Bandbreite groß: Da gibt es Menschen, die aufgrund der Schwere ihrer Erkrankung nur in ihrer intensiv betreuten Gruppe, aber nicht außerhalb einer Wohneinrichtung zu betreuen sind. Andererseits findet man auch eine offene Wohnheimgruppe mit geringem Betreuungsumfang für altgewordene psychisch behinderte Menschen ohne Pflegestufe. Oder es finden sich Alkoholkranke, die körperlich und geistig soweit ihre Leistungsfähigkeit eingebüßt haben, dass eine Wiedereingliederung in ein normales Leben wahrscheinlich nicht möglich sein wird. Sie sind in ihrer Mobilität nicht eingeschränkt. »Je nachdem, wie intensiv diese Menschen betreut werden müssen, gibt es eine Leistungsvereinbarung mit fünf Stufen«, erklärt Geschäftsführer Becker. Allen Bereichen – ob im Pflegeheim oder im Heim der Eingliederungshilfe – liegt ein Gedanke zugrunde: möglichst viel Selbstständigkeit, Öffnung, soziale Verantwortung. Dazu Becker: »Soweit dies möglich ist, kaufen die Leute das ein, was sie auf dem Tisch haben wollen, kochen selbst, machen die Wäsche. Wir wollen nicht die Krankheit pflegen, sondern die gesunden Bestandteile fördern.« Das gelingt, indem Tagesstrukturen klar vorgegeben, Gedächtnisleistungen aktiviert werden, indem die Betroffenen voneinander lernen und Fähigkeiten abschauen, beispielsweise beim Kochen und Backen. Lange Zeit sei es ein Problem gewesen, dass die chronisch Kranken alles gemacht bekommen hätten, statt selbst aktiv zu werden. Becker spricht von »totaler Hospitalisierung«: »Ihnen fehlt körperlich oft nichts. Sie sind psychisch krank. Und deshalb fördern wir die Normalität ihres Alltags. Menschen brauchen eine sinnvolle Beschäftigung.«
Das Fördern sieht zum Beispiel so aus, dass die Tagesstätte für seelische Gesundheit »Alte Pforte« in Günzburg einen Bügelservice anbietet, den jeder nutzen kann. Die Besucher dort verdienen sich so ein paar Euro dazu. Oder es werden Hochbeete individuell gestaltet. Oder das

Gelände und die Blumenbeete gepflegt. Der Bezirk Schwaben als überörtlicher Sozialhilfeträger fördert diese Zuverdienst-Projekte.

Apropos Tagesstätte: Sie hat im Bereich »WOHNEN und FÖRDERN« eine ebenso große Bedeutung wie das ambulant betreute Wohnen und das betreute Wohnen in Familien. »In Kaufbeuren ist das sehr etabliert. 15 Familien haben hier schon einen psychisch Kranken aufgenommen«, berichtet Beckers Stellvertreter Achim Crede, der den Bereich Süd leitet. Bei »WOHNEN und FÖRDERN« in Kaufbeuren befindet sich die größte Tagesstätte in Schwaben mit 30 Plätzen und zugleich die erste im Regierungsbezirk. Das »Betreute Wohnen in Familien für Menschen mit psychischen Erkrankungen im Alter« erhielt 2011 den Bayerischen Sozialpreis.

Laut Statistik gibt es nur sehr wenige Selbstzahler, der größte Teil der Patienten bezieht Sozialhilfe. Für die Kosten kommt dann der Bezirk Schwaben (s.o.) auf; oder es greift zusätzlich die Pflegeversicherung.

Becker berichtet stolz, dass im Laufe der Jahre so manche »beschützende« (geschlossene) Pflegegruppe in eine offene umgewandelt werden konnte. »Es funktioniert.« Ihn macht froh, wenn er die Fortschritte einzelner Bewohner und Patienten sieht: »Sie kamen zu uns oft seelisch sehr belastet. Heute sind sie in der Lage, ihr Leben weitgehend individuell zu führen, was ihnen ein hohes Maß an Lebensqualität bietet. Und durch einen Schicksalsschlag oder eine plötzlich auftretende Erkrankung kann es jeden treffen. Ihren Nachbarn oder Angehörigen genauso wie Sie selbst«. In den Heimen und Tagesstätten wird eben nicht nur gewohnt, sondern auch gefördert.

Berufliche Aus- und Weiterbildung

Berufsfachschule für Physiotherapie
Barbara Aigner

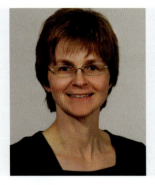

Barbara Aigner

1. 10. 1992
Schulleitung: Hans-Henning von Albert, Anita Hörnle-Gotzmann
Kurs 1 beginnt mit 17 Schülern
Eng zusammenrücken mussten die Abteilungen der neurologischen Klinik, um Platz zu schaffen für die neue Krankengymnastikschule. Denn die Unterrichtsräume mussten in den bestehenden Häusern der Klinik untergebracht werden. Die Schuleröffnung erfolgte durch den damaligen Bezirkstagspräsidenten Dr. Georg Simnacher unter der Trägerschaft des Bezirks Schwaben. Bei der Eröffnung betonte Dr. Simnacher, dass das Startsignal unter erschwerten Bedingungen gegeben wurde und man sich mit einer Übergangslösung zufrieden geben müsse. Ähnlich lauteten die kritischen Stimmen aus der Ärzteschaft, denen zufolge mit ein bisschen mehr Geld die Schule weniger improvisiert und besser ausgestattet hätte werden können. Vieles war provisorisch eingerichtet, und so war Anpassungsvermögen und Pioniergeist bei den siebzehn Schülern und den dazugehörigen Lehrkräften gefragt. Gleichwohl gab ihnen die aktuelle Situation recht: Zur Gründungszeit war einerseits ein Fachkräftemangel an Physiotherapeuten zu bekla-

gen, der Bezirk Schwaben wollte daher für den eigenen Bedarf ausbilden. Andererseits gab es nur wenig Angebote an staatlichen Institutionen, eine schulgeldfreie Ausbildung zu genießen, und so überstieg die Zahl der Bewerber die Zahl der angebotenen Ausbildungsplätze bei weitem.

1993
Im Sommer 1993 erfolgte der Umzug in den Keller von Haus 20. Die Schule wuchs um einen weiteren Klassenraum. Dies war erforderlich, um am 1.10.1993 den Kurs 2 und damit die Krankengymnastik-Ausbildung mit 22 Schülern beginnen zu lassen.

1994
Im September 1994 fand die erste staatliche Prüfung statt. 16 Schüler bestanden auf Anhieb, ein Schüler schloss mit einer Nachprüfung im Dezember 1994 ab. Nach zwei Jahren Ausbildung an der Berufsfachschule müssen die Absolventen ihre Ausbildung durch ein berufliches Anerkennungsjahr abschließen.
Im Sommer 1994 wurde nach jahrzehntelangen Forderungen der physiotherapeutischen Berufsverbände die Krankengymnastikausbildung reformiert. Das Berufsgesetz und die dazugehörige Ausbildungs- und Prüfungsverordnung wurden nach 32 Jahren abgelöst. Die bestehende zweijährige Schulausbildung wurde um ein Jahr auf drei Jahre verlängert, das Anerkennungsjahr abgeschafft und der Beruf erhielt den Namen »Physiotherapie«. Seit dem 1.10.1994 beginnen regelmäßig pro Jahr 22 Schüler ihre Ausbildung.

1995
Am 1.3.95 schied Frau Hörnle-Gotzmann aus der Physiotherapie-Schule aus und Frau Aigner (damals noch Reisert) übernimmt ihre Funktion als physiotherapeutische Schulleitung. In diesem Jahr fand wegen der Ausbildungsverlängerung keine staatliche Prüfung statt.

1996
Prof. Dr. Hans-Henning von Albert wurde in den Ruhestand verabschiedet und Prof. Dr. Dr. Bernhard Widder übernahm seine Aufgabe

als ärztlicher Leiter der Berufsfachschule für Physiotherapie des Bezirks Schwaben am Bezirkskrankenhaus Günzburg. Im Sommer 1996 erfolgte der Umzug in den Keller des Hauses 21, da ein 3. Klassenraum dringend benötigt wurde. Während die Schule die Kellerräume bezog, wurde der oberirdisch gelegene Teil des Hauses 21 zum Teil saniert. Die Bauarbeiten lösten Erschütterungen aus, Putz fiel von der Kellerdecke. Als Vorsichtsmaßnahme wurde die Schulsekretärin mit einem Bauhelm ausgestattet, den sie während der Arbeit zu tragen hatte. Ab Oktober 1996 verfügte die Schule über drei Klassen. Die Schülerzahl stieg von 44 auf 66 Schüler. Der Bezirk erkannte die Notwendigkeit, der Schule geeignete Räume zur Verfügung zu stellen. Die Gesellschaft für Dialyse zog in ihr neues Gebäude, und so konnte das Haus 3 für die Bedürfnisse einer Schule umgebaut werden.

1998
Erste Gespräche zur Entwicklung eines Bachelor-Studiengangs für Physiotherapeuten fanden statt. Prof. Widder und Frau Aigner berieten sich gemeinsam mit Prof. Dr. Lothar Kinzl von der Universitätsklinik Ulm und Prof. Dr. Gerhard Hack von der FH Neu-Ulm über mögliche Wege. Die bayerische Staatsregierung war jedoch für das Vorhaben zu dieser Zeit noch nicht zu begeistern.
Am 27. 2. 1998 war es soweit: Die »alte Dialyse«, das Haus 3 war saniert und fertig gestellt! Nach fast sechs Jahren und drei kompletten Umzügen fand die Schule eine dauerhafte Bleibe. Einige Lehrkräfte aus der Gründungszeit mussten in dieser Zeit neunmal ein anderes Büro beziehen.

2000
Günzburg war der Austragungsort des Bundestreffens der Physiotherapieschüler.

2004
Landesjuniorentreffen in Günzburg. 200 Physiotherapieschüler und Berufseinsteiger aus ganz Bayern waren zu Gast.

2006
Zweiter Versuch einer »Akademisierung« durch Kooperation mit der Fachhochschule Schloss Hohenfels Coburg. Die Kooperation endete im Jahr 2011, nachdem die FH Schloss Hohenfels ihren Betrieb eingestellt hatte.

2008
Der Schulträger wechselte. Die Bezirkskliniken Schwaben übernahmen die Schule in das Kommunalunternehmen.

seit 2012
Aller guten Dinge sind drei! In Kooperation mit der Dualen Hochschule Baden-Württemberg erfolgte 2012 die Akkreditierung des Studiengangs »Interprofessionelle Gesundheitsversorgung«.

1992–2014
haben insgesamt 360 junge Menschen die Ausbildung erfolgreich absolviert. Im September 2014 hat der Kurs 20 mit weiteren 20 Schülern seine Ausbildung abgeschlossen.

Die **praktische Ausbildung** unserer Schüler ist Dank langjähriger, zuverlässiger Kooperationen möglich. Wir danken:
- dem Bezirkskrankenhaus Günzburg,
- den Kreiskliniken Günzburg-Krumbach,
- den Kreiskliniken Dillingen-Wertingen,
- der Fachklinik Ichenhausen,
- den Kliniken der Kreisspitalstiftung Weißenhorn,
- dem Therapiezentrum Burgau,
- der Pistorius-Schule in Herbrechtingen,
- das Josefinum in Augsburg.

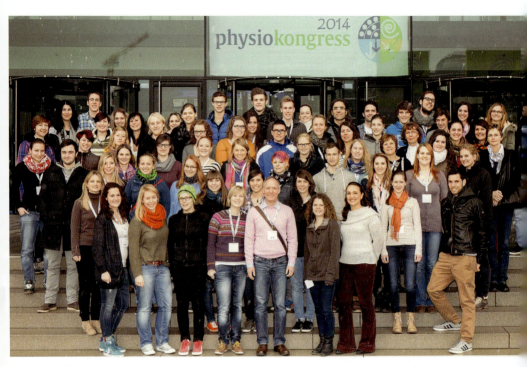

Besuch des 8. Physiokongresses 2014 in Stuttgart

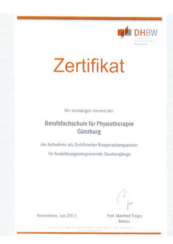

Zertifikat der Dualen Hochschule Baden-Württemberg Heidenheim

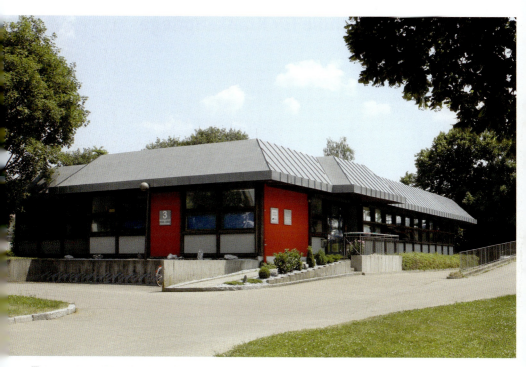

Berufsfachschule für Physiotherapie

Berufsfachschule für Krankenpflege

Erich Renner

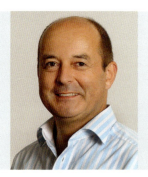

Erich Renner

100 Jahre Bezirkskrankenhaus stehen auch für 100 Jahre Ausbildung in der Krankenpflege. Die Geschichte unseres Hauses und sein Wandel von der Heil- und Pflegeanstalt zur modernen Bezirksklinik gehen Hand in Hand mit der Entwicklung der Krankenpflege und ihrer Ausbildung in Deutschland, die in ihren Anfängen ausschließlich als Hilfe dem Arzt zu- und untergeordnet und vor allem für die Verwahrung und Wartung der psychisch erkrankten Menschen zuständig war. Heute ist die Gesundheits- und Krankenpflege ein in Teilbereichen akademisierter Heilberuf, der zunehmend autonom und eigenverantwortlich einen wichtigen Anteil der Gesundheitsversorgung unserer Bevölkerung übernimmt.

Von der Krankenwartung zur Krankenpflege – die Anfänge

Nach der Inbetriebnahme des Bezirkskrankenhauses stellte sich schnell heraus, dass es an geeignetem Pflegepersonal fehlte, und man begann, die ersten Ausbildungsmaßnahmen einzuleiten, um sicherzustellen, dass die Patienten nicht nur verwahrt sondern auch adäquat pflegerisch betreut wurden.

Vermutlich orientierte man sich an der 1906 erlassenen »Ersten staatlichen Ordnung für Krankenpflegepersonen«, die eine einjährige Ausbildung mit 200 Stunden ohne jegliche inhaltliche oder strukturelle Vorgaben an »Krankenanstalten« vorsah. Eine regelhafte Ausbildung an »Irrenanstalten« war nicht vorgesehen, so dass Umfang, Inhalt und Art der Ausbildung von den jeweiligen Direktoren vorgegeben wurden. Im ersten Lehrgang wurden fünf Pflegerinnen und sechs Pfleger zweimal pro Woche nach Feierabend von zwei Ärzten unterrichtet.
1923 wurden zumindest in Bayern auch Krankenpflegeschulen an Heil- und Pflegeanstalten anerkannt.

Auszug aus Anstaltschronik 1924

Ab 1925 wurde für die bestandene Prüfung ein Ausweis vergeben. Die Teilnehmerzahlen in den Kursen nahmen zu, die je nach ministerieller Entschließung zwischen ein- und eineinhalb Jahre dauerten und zwischen 160 und 200 Unterrichtsstunden umfassten.

1938 wurde von den Nationalsozialisten das »Gesetz zur Ordnung der Krankenpflege« erlassen – die Pflege Geisteskranker wurde aber in diesem Gesetzt explizit ausgeklammert. Die Ausbildung und die Durchführung von Abschlussprüfungen blieben somit den Heil- und Pflegeanstalten überlassen, sie durften auch nur für die Geisteskrankenpflege und nicht für die allgemeine Krankenpflege ausbilden. Diese Diskriminierung der Geisteskrankenpflege sollte noch 35 Jahre Bestand haben. In der Zeit von 1939 bis 1945 ist keine Ausbildung im Hause dokumentiert.

Ende 1946 wurden trotz teilweiser Zerstörung der Anstalt die Lehrgänge wieder aufgenommen und 1949 wurde die Schule mit 20 Plätzen offiziell wieder eröffnet. 1953 wurde die Ausbildung dann schließlich offiziell besiegelt: Vom Bayerischen Staatsministerium erhielt die Heil- und Pflegeanstalt Günzburg die Genehmigung zur Errichtung einer staatlich anerkannten Krankenpflegeschule.

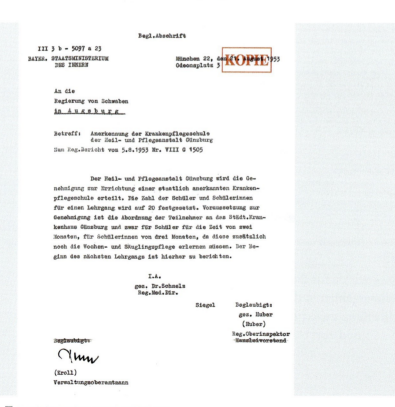

Staatliche Anerkennung der Schule 1953

Entwicklung der Krankenpflege zum Heilberuf

Durch das Krankenpflegegesetz von 1957 wurde endlich auch die Geisteskrankenpflege Teil der allgemeinen Krankenpflege, und ausgebildete Geisteskrankenpfleger und -pflegerinnen erhielten die Erlaubnis, die Berufsbezeichnung Krankenschwester beziehungsweise Krankenpfleger zu führen. Darüber hinaus wurden die Stundenzahl und Ausbildungsdauer auf 400 Stunden, in zwei Jahren, verdoppelt.
Durch das Krankenpflegegesetz von 1965 wurde die Theoriestundenzahl von 400 auf 1200 Stunden verdreifacht. Diese Stundenerhöhung stieß vielerorts auf Unverständnis und man hörte oft die Aussage »wir brauchen doch Pflegekräfte und keine Ärzte«.
In den 1970er Jahren arbeiteten noch zahlreiche ungelernte Kräfte in der Pflege. Um das Qualifikationsniveau zu erhöhen und den Mitarbeitern neue berufliche Perspektiven zu eröffnen, bildete das Haus in mehreren Jahreskursen 69 Krankenpflegehelfer aus.
Darüber hinaus richtete man zur Nachwuchsgewinnung in Haus 30 die Schwesternvorschule ein. Mädchen, die das für die Krankenpflegeausbildung erforderliche gesetzliche Mindestalter von 17 Jahren noch nicht erreicht hatten oder keinen mittleren Schulabschluss vorweisen konnten, wurden mit 15 Jahren in die Vorschule aufgenommen und über zwei Jahre mit hauswirtschaftlich orientieren Praxiseinsätzen und theoretischem Unterricht auf die dreijährige Krankenpflegeausbildung vorbereitet.
1985 kam es durch ein neues Krankenpflegegesetz zu einer weiteren Steigerung der theoretischen Ausbildung von 1200 auf 1600 Stunden.

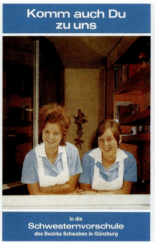

Aus dem Flyer der Schwesternvorschule

Akademisierung und Professionalisierung der Gesundheits- und Krankenpflege

Mit dem Krankenpflegegesetz 2004 kam es nicht nur zu einer weiteren Erhöhung der Theorie auf 2100 Unterrichtsstunden, sondern auch zu einer Änderung der Berufsbezeichnung. Den neuen Begrifflichkeiten »Gesundheits- und Krankenpfleger« bzw. »Gesundheits- und Krankenpflegerin« ist es allerdings bis heute nicht gelungen, die im Bewusstsein der Bevölkerung fest verankerten Bezeichnungen »Krankenschwester« und »Krankenpfleger« zu ersetzen, was aber zu verschmerzen ist.
Viel bedeutsamer ist die Tatsache, dass mit diesem Gesetz die Weichenstellung für eine beginnende Professionalisierung und Akademisierung der Krankenpflege erfolgte. Das hauptamtliche Lehrpersonal an Krankenpflegeschulen muss seitdem eine einschlägige akademische Qualifikation vorweisen. Aus der Lehrschwester und dem Lehrpfleger, später dann dem Lehrer und der Lehrerin für Pflegeberufe wurden jetzt also Pflegepädagogen, die nicht nur für ein anderes Fachverständnis, sondern auch für ein anderes Berufsverständnis stehen sollen.

Ein wichtiger Beitrag des Gesetzes zur beginnenden beruflichen Autonomie als Professionsmerkmal der Gesundheits- und Krankenpflege war der Wegfall der ärztlichen Schulleitung. Bis 1984 waren die ärztlichen Direktoren der Klinik immer auch Schulleiter der Krankenpflegeschule, während sich diejenigen, die die erforderliche Expertise im Fach Pflege besaßen und letztlich auch das komplette Aufgabenspektrum einer Schulleitung bewältigten, in der Funktion einer leitenden Unterrichtsschwester wiederfanden, die gegenüber der ärztlichen Schulleitung weisungsgebunden war.

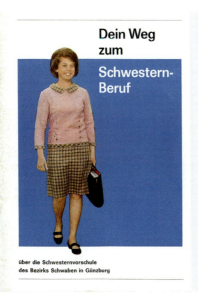

Broschüre zur Schwesternvorschule

Erfolgreiche Ausbildungskooperationen

Durch die Vorgaben des Krankenpflegegesetzes wurde es zwingend erforderlich, auch die somatischen Fachbereiche in der Ausbildung zu berücksichtigen. So begann 1967 die Zusammenarbeit mit dem Kreiskrankenhaus Günzburg, die schließlich 1974 in einen Kooperationsvertrag mit dem Landkreis Günzburg mündete. Die Schülerinnen und

Schüler konnten nun auch in den Fachbereichen Innere Medizin, Chirurgie und Gynäkologie an den Landkreiskliniken Günzburg, Krumbach und auch Ichenhausen eingesetzt werden.
1999 kam das Therapiezentrum Burgau als Ausbildungspartner hinzu, und als 2006 der Landkreis Neu-Ulm den Betrieb seiner Krankenpflegeschule in Illertissen einstellte, verlagerte er die theoretische Ausbildung seiner Schüler ebenfalls an die Berufsfachschule für Krankenpflege des Bezirkskrankenhauses Günzburg als zentrale Ausbildungsstätte.

Eine Schule ohne Schulgebäude

Mit dem Begriff Schule ist auch immer die Vorstellung von einem Schulgebäude verknüpft. Ein eigenes Schulgebäude blieb aber leider bis ins Jahr 1979 ein Wunschtraum der Ausbildungsverantwortlichen. Über Jahrzehnte fand sich die Krankenpflegeschule immer dort wieder, wo gerade Platz war, und musste sich ständig mit räumlichen Unzulänglichkeiten arrangieren. In den Anfangsjahren der Klinik war das aufgrund der geringen Zahl an Theoriestunden noch einigermaßen zu bewerkstelligen – aber mit der Vervielfachung der vorgeschriebenen Unterrichtsstunden im Laufe der Zeit wurde auch das Raumproblem immer drängender.
So fand beispielsweise der Unterricht seit 1979 für 13 Jahre unter dem Dach von Haus 53 statt, während sich aber das Schulbüro in der Verwaltung befand. Da der Weg zum Unterrichtsraum durch die geschlossene Station führte, wurden die externen Dozenten von den Schülern bei Unterrichtsbeginn an der Eingangstür abgeholt und nach Unterrichtsende wieder zur Tür geleitet.
1970 bis 1979 fanden sich die Schulräume, erstmals auch mit Büro, im Diagnostikgebäude Haus 21 wieder.
Nachdem ein Schulneubau aus Kostengründen gescheitert war, bezog die Krankenpflegeschule 1979 das Gebäude der ehemaligen Schwesternvorschule und konnte somit erstmals nach der staatlichen Anerkennung im Jahr 1923 ein eigenes Schulgebäude vorweisen.

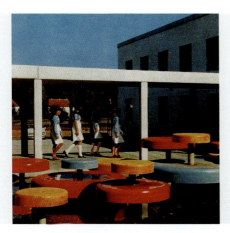

⊡ Ansicht Schwesternvorschule

Aufgrund der niedrigen Klassenraumhöhe und der Lage der Unterrichtsräume im Kellergeschoss, waren die Unterrichtsräume von der Schulaufsichtsbehörde der Regierung von Schwaben jedoch von Anfang an nur als Provisorium geduldet. Aber die lange Haltbarkeit von Provisorien ist ja sprichwörtlich – so auch hier:

- 1987 erfolgt die Antragstellung auf einen Schulneubau wegen akuter Raumnot.
- 1990 konnte man in der Günzburger Zeitung lesen: »In nächster Zeit bietet Günzburg eine Fachschule für Logopädie und entwirft einen 5 Millionenbau für die Krankenpflegeschule«. Im Verlauf desselben Jahres wurde daraus sogar die Idee eines Schulzentrums mit Kinderhort und Anschluss an eine Einfachturnhalle.
- 1992 wurde ein Berufsfachschulzentrum für 12,6 Millionen DM in Nachbarschaft der Bezirkskrankenhaus-Gärtnerei angekündigt.
- 1999 wurde ein Raumprogramm für einen Schulneubau beim alten Gutshof auf den Weg gebracht.
- 2001 wurde die Durchsetzung des Raumprogramms erfolgreich vor Gericht erstritten.
- 2002 schrieb die Günzburger Zeitung: »Bau einer neuen Schule für Krankenpflege und Ergotherapie ...«.

- 2003 titelte die Günzburger Zeitung: »Schlechte Vorzeichen für die geplante Berufsfachschule – nicht ins Regierungskontingent aufgenommen«.
- 2008 kam es aber mit dem Spatenstich für einen Schulanbau mit fünf großzügigen und modern eingerichteten Unterrichtsräumen für die Berufsfachschule für Krankenpflege und die Berufsfachschule für Ergotherapie schließlich doch noch zu einem Happy End:

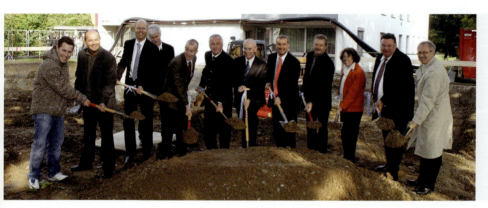

Spatenstich für neue Unterrichtsräume für zwei Berufsfachschulen

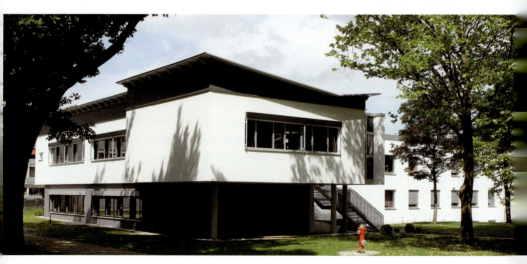

Schulanbau der Berufsfachschulen für Krankenpflege und Ergotherapie am Bezirkskrankenhaus Günzburg

Rückblick und Ausblick

Die Gesundheits- und Krankenpflege hat sich in den vergangenen 100 Jahren von der Krankenwartung als Hilfsberuf zur Gesundheits- und Krankenpflege als Heilberuf emanzipiert. Ihr Zuständigkeits- und Verantwortungsbereich und damit auch die Anforderungen an die Berufsangehörigen haben sich in dieser Zeit in einer Art und Weise entwickelt, die für unsere Berufskollegen im Jahre 1915 nicht vorstellbar gewesen wäre.

Trotz aller Veränderungen bleibt jedoch der ureigene Auftrag der Pflege unverändert bestehen, nämlich den Menschen in ihrem Kranksein mit Fürsorge, Verständnis und Menschlichkeit zur Seite zu stehen. Besonders in der Psychiatrie, dem Fachbereich, der Anlass für die Gründung unserer Klinik war, ist dies von zentraler Bedeutung und gleichzeitig Kunst und Herausforderung, diesem Anspruch gerecht zu werden.

Unsere Berufsfachschule für Krankenpflege gehört heute mit 150 Schülern in sechs Klassen zu den größten und modernsten Krankenpflegeschulen Schwabens und ist für das Bezirkskrankenhaus und die kooperierenden Kliniken ein unentbehrlicher Partner bei der Gewinnung des dringend benötigten qualifizierten Nachwuchses.

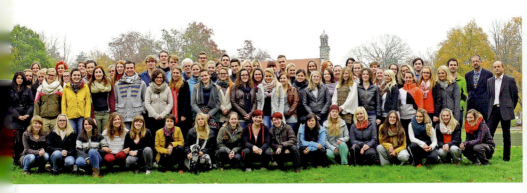

Gruppenfoto zum Ausbildungsbeginn aller drei Bezirkskrankenhausschulen im Oktober 2013

Auch wenn sich die Ausbildungszeit in der Theorie seit 1915 mittlerweile auf 2100 Stunden vervielfacht hat, ist trotzdem absehbar, dass in Teilbereichen der Gesundheits- und Krankenpflege eine Berufsfachschulausbildung selbst mit dieser Stundenzahl kaum mehr ausreichend sein wird, um den immer höheren Anforderungen in der Gesundheitsversorgung gerecht zu werden.

Deshalb haben die drei Berufsfachschulen des Bezirkskrankenhauses gemeinsam in Kooperation mit der Dualen Hochschule Baden-Württemberg einen innovativen Studiengang entwickelt. Das ausbildungsintegrierte Studium »Interprofessionelle Gesundheitsversorgung« wurde 2012 akkreditiert und stellt sicher, dass die Ausbildungstradition an den drei Berufsfachschulen des Bezirkskrankenhauses zukunftssicher weitergeführt werden kann.

Berufsfachschule für Ergotherapie
Rainer Vollmer

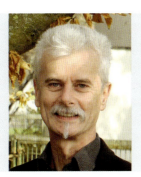

Reiner Vollmer

1980 wurde förmlich aus dem Nichts durch die Initiative des damaligen Bezirkstagspräsidenten Dr. Georg Simnacher die »Berufsfachschule des Bezirks Schwaben für Beschäftigungs- und Arbeitstherapeuten in Günzburg«, angegliedert an den Standort des Bezirkskrankenhauses, unter Schulleiter Oberarzt Dr. Schaab und Ausbildungsleiter Herrn Brandl geschaffen. Die damalige Kliniklleitung hatte Prof. Dr. Eberhard Lungershausen inne. Die Ausbildungsstätte war die 17. Berufsfachschule dieser Art in der BRD. Seit dieser Zeit werden jedes Jahr 24 Schülerinnen und Schüler aufgenommen und ausgebildet.

Die Ausbildung findet nach den bundes- und landesrechtlichen Vorschriften statt. Aktuelle Grundlage sind das Gesetz über den Beruf der Ergotherapeutin und des Ergotherapeuten (ErgThG) nach Artikel 8 des Gesetzes vom 16. Juni 1998, sowie die Ausbildungs- und Prüfungsverordnung für Ergotherapeuten (ErgThAPrV) vom 2. August 1999. In Bayern gelten zudem die schulrechtlichen Vorschriften, insbesondere die Berufsfachschulordnung für nichtärztliche Heilberufe (BFSO HeilB) vom 18. Januar 1993, in der jeweils aktuellsten geltenden Fassung.

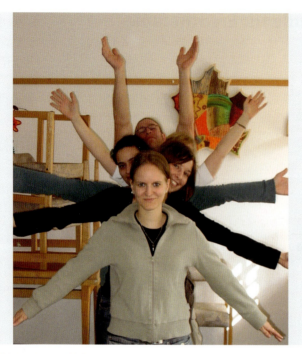

Ergotherapie-Schüler / innen

Sind die dreijährige Ausbildung und die staatliche Prüfung mit Erfolg abgeschlossen, wird die Erlaubnis zur Führung der Berufsbezeichnung Ergotherapeut/Ergotherapeutin, früher Beschäftigungs- und Arbeitstherapeut, kurz BT/AT, erteilt.

Die Berufsfachschule (BFS) war und ist im Gegensatz zu anderen BFS dieser Disziplin kostenfrei. Von den 197 aktuell bestehenden BFS sind über 90 % in privater Trägerschaft, und damit kostenpflichtig mit Schulgeldern von bis zu 750 Euro pro Monat.

Diese Kostenfreiheit in Günzburg bedeutet, neben einem aufzeigbaren hohen Qualitätsstandard, eine Attraktivität, die noch immer anhält, was in Spitzenzeiten bis zu 1200 Bewerber für das anstehende Ausbildungsjahr bedeutete.

Fand der erste Unterricht noch in den Kellergeschossen der Häuser 20 und 30 statt, erfolgte 1981 für die Theorieeinheiten der Umzug in das

Obergeschoss von Haus 30, dem Domizil der schon länger bestehenden Krankenpflegeschule. Ferner wurden drei Räume im Untergeschoss des Westflügels von Haus 20 für den handwerklichen und gestalterischen Unterricht mit Werkbänken, Brennofen, vielen Schränken mit diversen Handwerksgerätschaften und Regalen ausgestattet. Holzbearbeitung, Peddigrohr, Makramee, Metall, Arbeiten mit Papier und Pappe bis hin zum Buchbinden, Näharbeiten und anderes standen für den Unterricht an.

Drei festangestellte Therapeuten vermittelten das fachspezifische Wissen. Ärzte, ein Medizinaldirektor, ein Gymnasiallehrer, ein Apotheker, Psychologen, ein Jurist, Diplom-Musiktherapeuten, ein namhafter Graphikdesigner, der damalige Verwaltungsleiter, ein Soziologe, Krankenpfleger, Physiotherapeutinnen, zwei Erzieher am Arbeitsplatz, ein Schreinermeister, ein Schlossermeister, ein Täschnermeister und Vertreter anderer Berufsgruppen waren Dozenten der ersten Stunde. Eine Besonderheit stellte die Hierarchie der Leitung dar. So war der Schulleiter in seinem Amt als Oberarzt dem Klinikleiter unterstellt, dieser wiederum war über die Zulassung der Aufsichtsbehörde als stellvertretender Schulleiter benannt.

Am 2. Januar 1981 erfolgte durch die zuständige Regierung von Schwaben die endgültige Legitimierung durch die staatliche Anerkennung der Berufsfachschule.

1981 wurde unter Mitbeteiligung vieler Günzburger Dozenten am Bayerischen Staatsministerium für Unterricht und Kultus der für ganz Bayern geltende Lehrplan für die Berufsfachschulen für Beschäftigungs- und Arbeitstherapeuten entwickelt. Ebenso initiierte 1981 Dr. Schaab unter anderem mit dem damaligen Leiter der Münchner Berufsfachschule und zwei anderen Leitern die »Arbeitsgemeinschaft der bayerischen Berufsfachschulen für BT/AT«, in der Regel bestehend aus den zuständigen Schulleitern. Diese treffen sich halbjährlich, um sich auszutauschen und abzusprechen. Aktuell sind 18 von 24 bayerischen Ergotherapie-Schulen Mitglied der Arbeitsgemeinschaft.

1982 ging der damalige erste Kurs zur praktischen Ausbildung an die teilweise weit verstreuten Praktikumsstätten im Bezirkskrankenhaus in

Günzburg, den Hessing-Kliniken Augsburg, dem damaligen Berufsbildungszentrum Augsburg, dem Reha-Verein in Ulm und Heidenheim, und andere. U. a. sind und lagen in Landsberg/Lech, Donauwörth, Mindelheim, Kaufbeuren, Neu-Ulm, Senden, Dillingen, Welden und Memmingen weitere Praktikantenstätten. Noch immer müssen Entfernungen bis zu 70 Kilometern zu den Praktikumstellen für die betreuende Lehrkraft zurückgelegt werden.

Viele nebenamtliche Dozenten kamen und gingen und mussten teilweise mit intensiver Bemühung rekrutiert werden, da die Vorgaben der aufsichtführenden Behörde in Augsburg strikt eingehalten werden müssen.

1990 wurde durch eine weitere hauptamtliche Lehrkraft der Personalstamm auf vier Angestellte erweitert.

1993 erfolgte der Umzug aus den beengten Werkräumen des Kellers von Haus 20 nach großem Umbau in den 1. Stock von Haus 63e, der die Qualität der Ausbildung weiter deutlich anhob. In diesem Jahr ersetzte Herr Vollmer Herrn Brandl als Ausbildungsleiter.

Von 1997 bis zum Jahr 2000 war die Berufsfachschule eine der beiden Ergotherapiemodellschulen, die vom bayerischen Staatsinstitut für Schulpädagogik und Bildungsforschung für das Projekt »Didaktischmethodische Optimierung der Erstausbildung in den Berufsfachschulen des Gesundheitswesens«, gefördert durch das BMBF (Bundesministerium für Bildung, Wissenschaft, Forschung und Technologie), ausgewählt worden waren.

Auch beteiligten sich wiederum viele Dozenten aus Günzburg an der Überarbeitung des bayerischen Lehrplanes, der dann ab 2000 in ganz Bayern umgesetzt wurde. Parallel dazu wurde die Berufsbezeichnung von »Beschäftigungs- und Arbeitstherapeut« auf »Ergotherapeut« durch das neue Gesetz über den Beruf der Ergotherapeutin und des Ergotherapeuten (ErgThG) und die Ausbildungs- und Prüfungsverordnung für Ergotherapeuten (ErgThAPrV) vom 2. August 1999 bundeseinheitlich vollzogen.

Die Schule erhielt gleichzeitig, auch durch die Veränderung in der Trägerschaft bedingt, den Namen »Berufsfachschule für Ergotherapie der Bezirkskliniken Schwaben am Bezirkskrankenhaus Günzburg«.

Seit dem Jahr 2000 erfüllt die Schule nach Antrag und Überprüfung die hohen Anforderungen der WFOT-Anerkennung (World Federation of Occupational Therapists). Dies spiegelt das hohe Qualitätsniveau der Ausbildung.

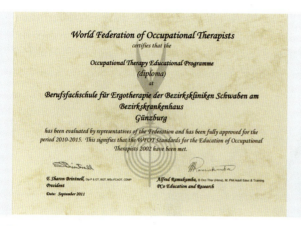

▣ Diese Urkunde erhielt die Berufsfachschule für Ergotherapie der Bezirkskliniken Schwaben am Bezirkskrankenhaus Günzburg im Jahr 2000. Sie ist eine Anerkenung für das hohe Qualitätsniveau der Ausbildung.

Seit 2002 besteht die aktive Mitgliedschaft im VDES (Verband Deutscher Ergotherapie-Schulen e.V.). Die halbjährlich stattfindenden Treffen dienen bundesweit dem Austausch, der Weiterbildung durch Referenten und einem gewissen Abgleich auf Schulleiterebene. Ebenso wird hinsichtlich der Aus- und Weiterbildung berufspolitisch kritisch Stellung zu aktuellen Entwicklungen bezogen.

2005 erfolgte die Verabschiedung von Dr. Schaab und der Sekretärin in den Ruhestand, nach über 25 jähriger Tätigkeit an der BFS. Neuer ärztlicher Leiter wurde der Klinikleiter Prof. Dr. Thomas Becker. Er steht der BFS bis heute als ärztlicher Leiter vor.

Von 2008 bis 2010 erfolgten gemeinsam mit der BFS für Physiotherapie Verhandlungen bezüglich einer Kooperation mit der Fachhochschule Hohenfels in Coburg, die allerdings 2010 seitens der Schulen abgebrochen wurden, da die Rahmenbedingungen der FH sich änderten.

2009 wurde die BFS erstmals Projektträger beim Programm für lebenslanges Lernen »Leonardo da Vinci Mobilität«, in Zusammenarbeit mit der Nationalen Agentur Bildung für Europa beim Bundesinstitut für Berufsbildung (NABiBB). Nach Einreichung und Förderzusage der NABiBB (Genehmigung) können Schüler ein mehrwöchiges anerkanntes Praktikum in den EU-Ländern absolvieren. So waren SchülerInnen schon auf Malta, in der Schweiz, in Österreich, Italien, Dänemark, England, Schottland, Irland und Wales, auf den Shetland-Inseln und in Schweden. Kliniken in Spanien, Frankreich und den Niederlanden befinden sich momentan auf der Antragsliste.

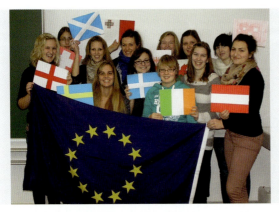

Leonardo da Vinci-Teilnehmer 2013

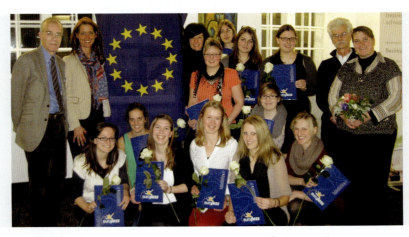

Europass-Verleihung durch Bezirksrätin Stephanie Denzler und Ltd. Ärztlicher Direktor des Bezirkskrankenhauses Günzburg, Thomas Becker.

2012 konnte eine Dozentin der BFS über »Leonardo da Vinci« und VETpro (ein Unterprogramm für Ausbilder und Dozenten) für zwei Wochen an der Universität für Ergotherapie in Helsinki/Finnland hospitieren und im darauf folgenden Jahr, 2013, weilten drei Dozenten für eine Woche an der University of East Anglia in Norwich/UK. Einer finnischen Studentin aus Helsinki wurde 2012 für drei Monate eine hiesige Praktikumstelle vermittelt, in Zusammenarbeit mit der finnischen Universität wurde sie von der BFS angeleitet und betreut.

Als erste BFS für Ergotherapie in Bayern können seit 2012 im dritten Ausbildungsjahr einem Schüler ein Praktikum (drei Monate) mit Betreuung im EU-Raum angeboten werden (Modellversuch).

Dieses Programm des »Lebenslanges Lernen« ist seit Februar 2014 in »Comenius+« umorganisiert worden.

Seit 2012 besteht ein Kooperationsvertrag mit der Dualen Hochschule Baden-Württemberg Heidenheim, wodurch Schüler zusammen mit Auszubildenden der Physiotherapie- und Gesundheits- und Krankenpflegeschule die Möglichkeit erhalten, ausbildungs- und berufsbegleitend den akademischen Grad »Bachelor of Arts« im Fach Interprofessionelle Gesundheitsvorsorge zu erwerben.

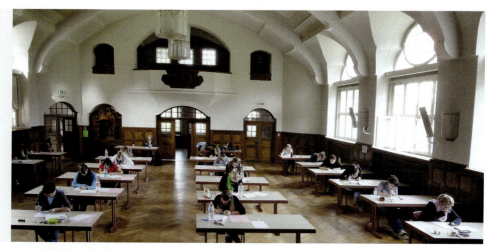

Kopfzerbrechen für das Staatsexamen: Die Schülerinnen und Schüler bei der schriftlichen Prüfung im Festsaal des Bezirkskrankenhauses.

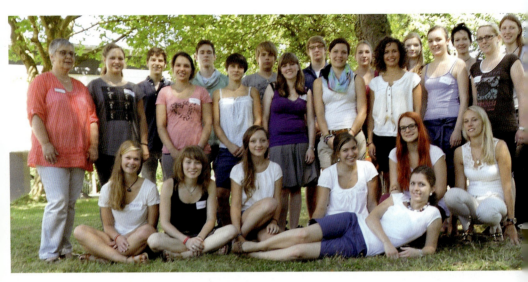

◦ Ausbildungsstart für angehende Ergotherapeuten 2013

Berufsbild – Ergotherapie

Im Rahmen eines Kooperationsprojektes von Ergotherapeuten der deutschsprachigen Länder Deutschland, Österreich, Schweiz und der Region Südtirol wurde folgende Definition des Berufsbildes entworfen. Wir finden, dass diese Definition den Kern der Profession hervorragend wiedergibt:

»Die Ergotherapie [...] geht davon aus, dass »tätig sein« ein menschliches Grundbedürfnis ist und dass gezielt eingesetzte Tätigkeit gesundheitsfördernde und therapeutische Wirkung hat. Deshalb unterstützt und begleitet Ergotherapie Menschen jeden Alters, die in ihrer Handlungsfähigkeit eingeschränkt oder von Einschränkung bedroht sind und/oder ihre Handlungsfähigkeit erweitern möchten.

Ziel der Ergotherapie ist es, Menschen bei der Durchführung von für sie bedeutungsvollen Betätigungen in den Bereichen Selbstversorgung, Produktivität und Freizeit/Erholung in ihrer Umwelt zu stärken.

In der Ergotherapie werden spezifische Aktivitäten, Umweltanpassung und Beratung gezielt und ressourcenorientiert eingesetzt. Dies erlaubt dem Klienten, seine Handlungsfähigkeit im Alltag, seine gesellschaftliche Teilhabe (Partizipation) und seine Lebensqualität und -zufriedenheit zu verbessern.³⁰¹«

Im Mittelpunkt der Ergotherapie steht der Mensch, der in seinem Alltag und in seiner Umwelt eine optimale Handlungsfähigkeit und Lebensqualität erhalten beziehungsweise wieder erlangen will. Die Begriffe »Handlung«, »Mensch«, »Alltag«, »Umwelt« und »Lebensqualität« sind daher für die Ergotherapie zentral.

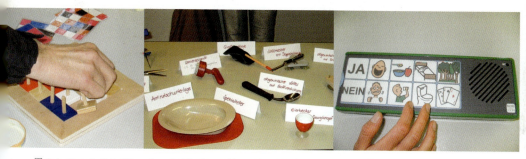

links: Angefertigtes Therapiematerial, Mitte: Hilfsmittel, rechts: Kommunikationshilfe

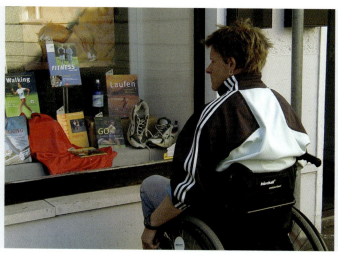

Rollitraining der Schüler

Stundentafel für die Berufsfachschule für Ergotherapie

Nr.	Fachbezeichnung	1. Schuljahr	2. Schuljahr	3. Schuljahr	Gesamt	aus Verteilung
Theoretischer Unterricht						
1	Berufs- und Staatskunde	40	0	20	60	20
2	Fachenglisch	40	0	0	40	20
3	Deutsch und Dokumentation	60	0	0	60	
4	Gesundheitslehre und Hygiene	40	0	0	40	10
5	Biologie, Anatomie und Physiologie	180	0	20	200	20
6	Krankheitslehre und Arbeitsmedizin	160	140	80	380	40
7	Arzneimittellehre	0	20	0	20	
8	Psychologie und Pädagogik	160	60	40	260	10
9	Medizinsoziologie und Gerontologie	60	0	20	80	10
10	Grundlagen der Ergotherapie	120	0	20	140	
11	Prävention und Rehabilitation	0	40	0	40	
12	Ergotherapeutische Verfahren (Fachtheorie)	40	80	80	200	
Summe	Theoretischer Unterricht	900	340	280	1520	130

Nr.	Fachbezeichnung	1. Schuljahr	2. Schuljahr	3. Schuljahr	Gesamt	aus Verteilung
Fachpraktischer Unterricht						
13	Ergotherapeutische Verfahren	80	160	60	300	
14	Adaptierende Verfahren	0	40	0	40	
15	Handwerkliche und gestalterische Techniken	340	120	80	540	40
16	Spiele, Hilfsmittel und technische Medien	140	60	0	200	
17	Erste Hilfe	20	0	0	20	
Summe	Fachpraktischer Unterricht	580	380	140	1100	170
	Zur Verteilung				80	
Summe	Theoretischer und fachpraktischer Unterricht	1480	720	420	2700	

Nr.	Fachbezeichnung	1. Schuljahr	2. Schuljahr	3. Schuljahr	Gesamt	aus Verteilung
Praktische Ausbildung *						
18	Praktische Ausbildung im psychosozialen Bereich	–			425	
19	Praktische Ausbildung im motorisch-funktionellen, neurophysiologischen oder neuropsychologischen Bereich	–			425	
20	Praktische Ausbildung im arbeitstherapeutischen Bereich	–			425	
21	Wahlpflichtbereich Ergotherapeutische Arbeit mit Kindern oder Jugendlichen, mit Erwachsenen und mit älteren Menschen	–			425	
Summe	Praktische Ausbildung	–	850	850	1700	
Summe	Theoretischer, fachpraktischer Unterricht und Praktische Ausbildung	1480	1570	1270	4400	

* jeweils mit Kindern oder Jugendlichen, mit Erwachsenen und älteren Menschen

Zukunftssicher durch Akademisierung

Rainer Vollmer, Erich Renner, Barbara Aigner

Aktuell muss sich die berufliche Bildung der Gesundheitsfachberufe mit zwei zentralen Herausforderungen auseinandersetzen.
Zum einen sind Anforderungen an die Gesundheitsfachberufe von stetig zunehmender Komplexität gekennzeichnet, so dass in Teilbereichen der Gesundheitsversorgung ein Kompetenzniveau eingefordert wird, das über eine klassische 3jährige Berufsfachschulausbildung kaum mehr vermittelt werden kann. Zum andern findet durch einen deutlichen Rückgang der Schulabgänger allerorts ein Ringen um die qualifiziertesten Bewerber statt, dem sich auch die Berufsfachschulen für Gesundheitsberufe nicht entziehen können.
Durch diese Gegebenheiten gleichermaßen betroffen fanden sich die Schulleitungen der drei Schulen des Bezirkskrankenhauses zusammen, um einen gemeinsamen Studiengang auf den Weg zu bringen, der es ermöglichen sollte, auch Bewerbern mit höheren Schulabschlüssen ein attraktives Ausbildungsangebot zu machen, um damit zukunftsorientiert Absolventen mit weitergehenden Kompetenz- und Verantwortungsbereichen zu qualifizieren.
Es ist der Überzeugungsarbeit der Schulleiterin der Physiotherapieschule, Barbara Aigner, zu verdanken, dass es am 4. Juli 2010 zu einem richtungsweisenden Treffen im Landratsamt Neu-Ulm kam. Nachdem die Verantwortlichen der beteiligten Projektpartner Bezirkskliniken Schwaben, Kreiskliniken Günzburg-Krumbach und Kreisspitalstiftung Weißenhorn ihre Zustimmung zum »Günzburger Modell« eines gemeinsamen Studiengangs gegeben hatten, fand sich mit der Dualen Hochschule Baden-Württemberg (DHBW) in Heidenheim ein kompetenter und engagierter Kooperationspartner.

Innerhalb von zwei Jahren (die Akkreditierung erfolgte im Sommer 2012) entwickelten die drei Schulleitungen zusammen mit der DHBW den ausbildungsintegrierten dualen Bachelor-Studiengang »Interprofessionelle Gesundheitsversorgung« und das Bezirkskrankenhaus Günzburg wurde zum Dualen Partner der DHBW.

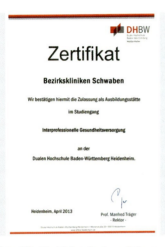

Zertifikat Bezirkskrankenhaus als Kooperationspartner der DHBW Heidenheim

Ziel des Studiengangs ist es, durch gemeinsame Vorlesungen für alle drei Berufsgruppen schon früh die für eine moderne Gesundheitsversorgung unverzichtbare Interprofessionalität zu implementieren, um die Absolventen optimal auf ihre Tätigkeit an und mit dem Patienten zu qualifizieren. Aufgrund der Tatsache, dass die Studenten der Physiotherapie und der Ergotherapie wie die Kollegen der Gesundheits- und Krankenpflege eine Ausbildungsvergütung erhalten, besitzt der Studiengang deutschlandweit ein Alleinstellungsmerkmal.

Die Konzeption des Studiengangs ermöglicht es jungen Menschen, innerhalb von vier Jahren ihren Berufsabschluss und den Bachelor »Interprofessionelle Gesundheitsversorgung« zu erwerben.

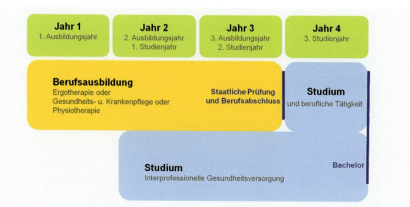

⊡ Konzeption des Studiengangs

Die ersten »hauseigenen« Studenten in der Geschichte des Bezirkskrankenhauses starteten am 1. Oktober 2013 in ihr erstes Semester.

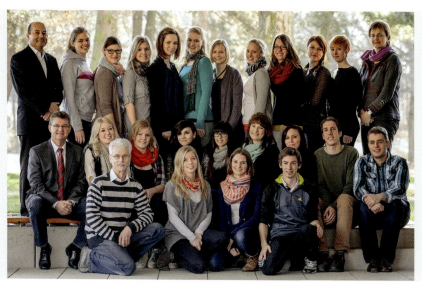

⊡ Die ersten Studenten 2013 mit dem Lehrkörper:
(links oben) Erich Renner (Schulleiter Berufsfachschule für Krankenpflege),
(rechts oben) Barbara Aigner (Schulleiterin Berufsfachschule für Physiotherapie),
(links Mitte) Georg Baur (Pflegedirektor),
(links unten) Rainer Vollmer (Schulleiter Berufsfachschule für Ergotherapie).

Struktur und Verwaltung

Struktur des Kommunalunternehmens »Bezirkskliniken Schwaben«

Thomas Düll

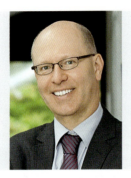

Thomas Düll

Ein kurzer Blick zurück

Bis zum Jahr 1993 wurden die bezirkseigenen Gesundheitseinrichtungen – sprich: die damaligen schwäbischen Bezirkskrankenhäuser – in der Organisationsform der über viele Jahrzehnte üblichen sogenannten unselbständigen Regiebetriebe verwaltet. Das Krankenhaus-Triumvirat, bestehend aus dem Leitenden Ärztlichen Direktor und gleichzeitigen Vorsitzenden der Krankenhausleitung, dem Verwaltungsleiter und dem Pflegedienstleiter, hatte vornehmlich die Aufgabe, ihren jeweiligen Zuständigkeitsbereich vor Ort entsprechend den Vorgaben der politischen Gremien des Bezirkstages zu organisieren. Strategische Aufgaben oder Vertretungsbefugnisse nach außen bestanden in den Bezirkskrankenhäusern so gut wie nicht. Alle über das sogenannte tägliche Geschäft hinausgehenden Entscheidungen wurden in den zuständigen Ausschüssen auf Bezirksebene getroffen, insbesondere gerade auch im Bereich der Personalbewirtschaftung und des Einstellungswesens.

Erstmals aufgebrochen wurden diese nicht mehr zeitgemäßen, wenig effizienten und schließlich auch die politischen Gremien überfordernden Strukturen mit der Gründung der 3 Eigenbetriebe für die Bezirkskrankenhäuser (später: Bezirkskrankenhäuser und Heime) in Augsburg, Günzburg und Kaufbeuren zum 1.1.1994. Die Rechtsform des Eigenbetriebs machte aus den Gesundheitseinrichtungen jeweils unselbständige Sondervermögen des Bezirks Schwaben. Damit wuchs deren Eigenständigkeit insbesondere in organisatorischer und administrativer Hinsicht, ohne dass der Bezirk seine Funktion als oberstes Verwaltungsorgan einbüßte (Krankenhaus-Werkausschuss, Bezirkstag, Bezirkstagspräsident). Die gewählte Struktur hatte damals bereits sehr weitblickend Holding-Charakter, wurde doch für alle 3 Eigenbetriebe dieselbe Person jeweils zum »Werkleiter« bestellt. In den Jahren 01/1994 bis 09/1997 nahm diese Aufgabe Ewald Schmid, ab 10/1997 Thomas Düll als dessen Nachfolger wahr. Trotz rechtsformaler Unselbständigkeit des Eigenbetriebs selbst besaß der Werkleiter generelle Vertretungsvollmacht nach außen und hatte ein deutlich größeres Wirkungsspektrum in eigener Zuständigkeit als in früheren Rechtsstrukturen, verblieben doch nur in der Eigenbetriebs-Satzung normierte, im Grunde zentrale Entscheidungen den politischen Gremien überlassen. Damit gab es deutlich größere Spielräume und die Reaktionsschnelligkeit auf bestimmte, insbesondere operative Entwicklungen nahm erheblich zu. Unterstützt wurde dies durch eine als fortschrittlich zu bezeichnende Eigenbetriebs-Satzung als quasi »innerer Verfassung«, die den Rahmen für den Werkleiter nicht zu kleinlich abgesteckt hatte.

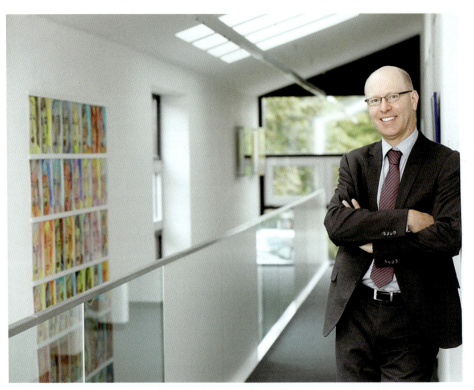

⊡ Vorstandsvorsitzender Thomas Düll auf der Galerie im ersten Stock des Gebäudes, in dem die Unternehmensleitung der Bezirkskliniken Schwaben ihren Sitz hat: in Augsburg an der Dr.-Mack-Straße 4, unweit der Stadtgrenze zu Neusäß

Gründung und Struktur des Kommunalunternehmens – Bezirkskliniken Schwaben

So wegweisend der Schritt in der Rechtsformwahl mit den Eigenbetrieben auch war, so stellte sich im Laufe der Jahre immer deutlicher heraus, dass damit beileibe weder alle möglichen ökonomischen und administrativen Synergien erzielt noch alle sinnvollen medizinischen bzw. therapeutischen Abstimmungsprozesse koordiniert werden konnten. Auch die Entwicklung und Vorgabe einer Gesamtstrategie für ein mittlerweile erheblich gewachsenes mittelständisches Unternehmen war wesentlich erschwert.

Hinzu kam die Tatsache, dass es Kommunen zwischenzeitlich gestattet wurde, für ihre »Wirtschaftsunternehmen« wie Kliniken, Nahverkehrs-, Energieversorgungs- oder Kulturbetriebe Rechtsformen zu wählen, welche aus ihnen eigenständige Rechtssubjekte werden ließ. Dabei spielte es keine Rolle, ob man öffentlichrechtliche oder privatrechtliche Rechtsformen wählte. Von der Anstalt des öffentlichen Rechts (in Bayern: Kommunalunternehmen) über die GmbH bis zur Aktiengesellschaft war alles möglich geworden.

Der Bezirk Schwaben entschied sich am 13.12.2007 nach einem langen, bereits 2005 von der Werkleitung eingeleiteten und vom Bezirkstag eng begleiteten Prozess für die Rechtsform eines Kommunalunternehmens, also einer Anstalt des öffentlichen Rechts. Hierin sind alle Vorteile einer rechtlich völlig verselbständigten Organisationseinheit für die »Tochtergesellschaft« mit der Interessenslage der öffentlichrechtlich strukturierten »Mutter« bestmöglich in Übereinstimmung gebracht. Zudem, und dies war von Anfang an der in die Umstrukturierung mit eingebundenen Mitarbeitervertretung wichtig, sind Kommunalunternehmen nicht insolvenzfähig, da von Seiten der kommunalen Mutter eine gesetzlich festgelegte sogenannte Gewährsträgerhaftung besteht.

Mit Wirkung zum 1.1.2008 wurde das Kommunalunternehmen – Bezirkskliniken Schwaben gegründet. Die Leitung des Unternehmens liegt seither in den Händen des Vorstands (jeweils seit 01/2008 Thomas Düll als Vorstandsvorsitzender und Winfried Eberhardinger als Stv. Vorstandsvorsitzender). Als Aufsichtsorgan fungiert der Verwaltungsrat, dessen Mitglieder aus den Reihen des und vom Bezirkstags bestellt werden (seit 01/2008 amtiert Bezirkstagspräsident Jürgen Reichert als Verwaltungsratsvorsitzender). Die Unternehmenssatzung regelt die Kontrollbefugnisse des Verwaltungsrats und legt dessen Zuständigkeiten fest. Im Wesentlichen sind dies die Bestellung des Vorstands und der Chefärzte, die Genehmigung des Wirtschaftsplans und des geprüften Jahresabschlusses sowie Entscheidungen von großer strategischer Tragweite. Hiervon abgesehen, liegen alle Entscheidungen in alleiniger Verantwortung des Vorstands. Die 2008 neu etablierten »Medical« und »Nursing« Boards versetzen den Vorstand dabei in die

Lage, jederzeit den notwendigen Fach- und Sachverstand von Medizin und Pflege bei der Entscheidung operativer und strategischer Fragestellungen miteinfließen zu lassen und gleichzeitig eine Koordination wichtiger Themen und Prozesse über alle Standorte hinweg sicherzustellen.

Die Verwaltung selbst wurde von 3 ehemals unabhängig voneinander handelnden Funktionseinheiten in den Eigenbetrieben in Augsburg, Günzburg und Kaufbeuren zu einer unternehmensweit organisierten und von der in Augsburg beheimateten Unternehmensleitung gelenkten Zentralverwaltung umgebaut. In den Service-Centern Personal, Finanzen und Patientenmanagement werden die einzelnen Kompetenzen und Aufgaben gebündelt sowie einheitlich für alle Standorte und Einrichtungen administriert. Gleichzeitig wurde ein einheitliches unternehmensweites Controlling durch die einzelnen Service-Center aufgebaut, welches über ein valides Berichtswesen die verlässliche Steuerung aller betriebsrelevanten Geschäftsabläufe zulässt. Für die vielen budgetverantwortlich handelnden Personen im Unternehmen stellt dies eine unerlässliche Basis ihres täglichen Handelns dar. Als Besonderheit im Bereich Ver- und Entsorgung wurde am Standort Günzburg das Dienstleistungs- und Logistikzentrum (DLZ) als sogenanntes Profit-Center mit eigener Leitung gebildet.

Bilanztechnisch besteht die Aufgabe, aus den verschiedenen Buchungskreisen des Kommunalunternehmens jeweils zum Jahresende eine sogenannte konsolidierte Bilanz zu erstellen, um für das gesamte Unternehmen eine aussagefähige Bilanz vorweisen zu können. Aus Gründen der Transparenz und Kostenkontrolle ist es allerdings unabdingbar, möglichst genau in einzelne Bereiche und Einrichtungen blicken zu können und sogenannte Teilabschlüsse zu generieren. Für den Standort Günzburg wurden insofern folgende eigenständige Buchungskreise gebildet:

- Bezirkskrankenhaus Günzburg
- WOHNEN und FÖRDERN Günzburg (einschließlich Standort Krumbach)
- Dienstleistungs- und Logistikzentrum Günzburg

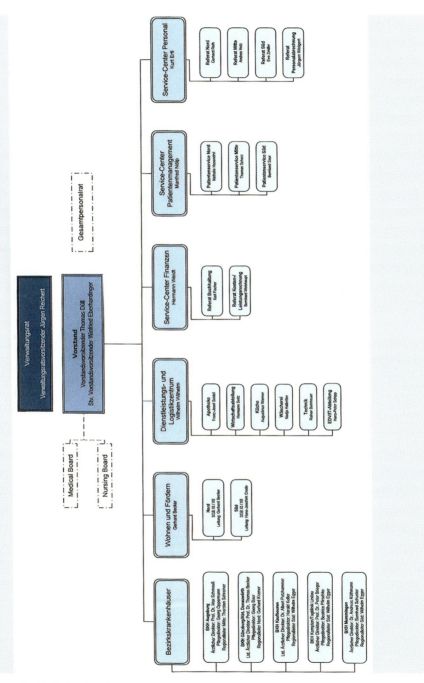

Organigramm Bezirkskliniken Schwaben

Insgesamt gesehen haben die Bezirkskliniken Schwaben eine nicht nur von ihrer Aufgabenstellung her betrachtet, sondern gerade auch in wirtschaftlicher Hinsicht positive Entwicklung genommen. So wurden seit 2008 jährlich Überschüsse erzielt und die Eigenkapitalquote erhöht. Die Bilanzsumme erhöhte sich um 50%-Punkte, gleichzeitig wuchs die Zahl der Mitarbeiterschaft bezogen auf Vollkraftzahlen um 16% und die Zahl der stationären und ambulanten Patienten in unseren klinischen Einrichtungen nahm um 20% zu.

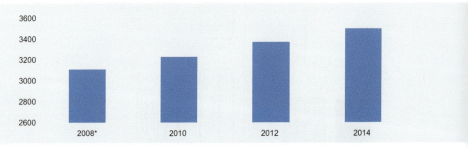

⊡ Beschäftigte Bezirkskliniken Schwaben

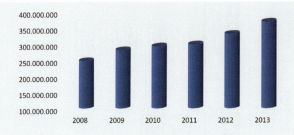

⊡ Bilanzsumme Bezirkskliniken Schwaben

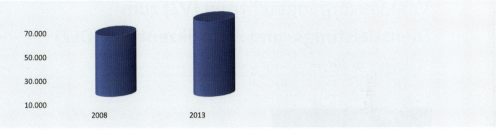

Patientenzahlen Bezirkskrankenhaus

Aus heutiger Sicht kann daher durchaus von einem 2008 begonnenen Erfolgsmodell gesprochen werden, dessen ökonomisch größte Herausforderung der kommenden Jahre in der Umstellung der Psychiatrie auf ein neues, bundesweit pauschaliertes Vergütungsmodell liegen dürfte.

Vom Versorgungszentrum (VZ) zum Dienstleistungs- und Logistikzentrum (DLZ)

Wilhelm Wilhelm

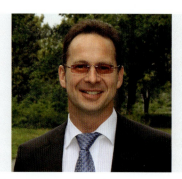

Wilhelm Wilhelm

Mit der offiziellen Einweihung am 14. Oktober 1985 wurde das knapp 85 Millionen DM teure Großprojekt Versorgungszentrum, gemeinsam mit dem Neubau des Kreiskrankenhauses Günzburg (81 Millionen DM), den Nutzern übergeben. Der damalige Staatsminister für Arbeit und Soziales Franz Neubauer lobte bei der Ansprache Herrn Dr. Georg Simnacher als »geistigen Vater dieses Konzeptes« und verwies bei der Einweihungsrede auf die »zielstrebige Arbeit zwischen Landkreis und Bezirk bei der Neuordnung der Krankenhausversorgung«.

Mit der Unterzeichnung des Kooperationsvertrages im Jahre 1979 zwischen dem Landkreis Günzburg und dem Bezirk Schwaben wurde der Grundstein für den Betrieb eines gemeinsamen Versorgungszentrums gelegt. Für die damalige Zeit war es eine enorm innovative und betriebswirtschaftlich erfolgreiche Grundsatzentscheidung, die »versorgungstechnischen Aufgaben von Krankenhäusern« kooperativ zu meistern. Die Eckdaten wurden in eine Zweckvereinbarung gefasst, die auch heute noch in einer modifizierten Form existiert. Die Kreiskliniken Günzburg-Krumbach sind nach wie vor der wichtigste Kooperationspartner in den Bereichen Ernährung/Verpflegung/Catering, Arzneimittelversorgung und Apothekenleistungen, Wäscheservice, Warenwirtschaft mit Logistik, Entsorgung/Wertstoffhof sowie Gebäudemanagement inklusive Energieerzeugung.

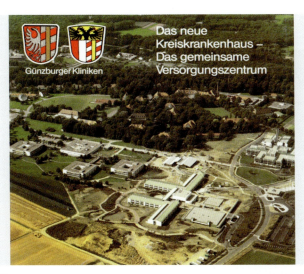

Titelbild einer Broschüre mit dem Luftbild vom Günzburger Klinikgelände. Zu sehen ist das gemeinsame Versorgungszentrum für Kreisklinik und Bezirkskrankenhaus.

Das Konstrukt hatte jedoch über die Jahrzehnte durch sinkende Belegungszahlen und kürzere Liegezeiten an Wirtschaftlichkeit und Innovationskraft verloren. Auch technisch und bautechnisch war das Versorgungszentrum nicht mehr so aufgestellt, sich dem Wettbewerb in der Krankenhauslandschaft stellen zu können. Ein wesentliches Ziel war daher, eine wirtschaftliche Auslastung mit entsprechendem Wachstum zu forcieren sowie stringente Geschäftsprozesse aufzubauen.
Zahlreiche Modelle, von der Privatisierung des Versorgungszentrums bis hin zur kommunalen GmbH, wurden untersucht und diskutiert. Es galt, die richtige Entscheidung für die notwendige Betriebssicherheit bei einer betriebswirtschaftlich interessanten Konstellation zu finden. Mit der Umstrukturierung der Eigenbetriebe (Bezirkskrankenhäuser in Schwaben) in die Bezirkskliniken Schwaben als Kommunalunterneh-

men wurde im Jahr 2007 nach intensiver Diskussion in den Gremien beschlossen, dem Organisations- und Strukturgutachten der Peritinos AG zu folgen und das Versorgungszentrum mit weiteren, auch technischen Abteilungen in ein neu orientiertes Dienstleistungs- und Logistikzentrum (DLZ) mit »Profit-Center-Ausrichtung« unter einer Leitung zusammenzuführen.

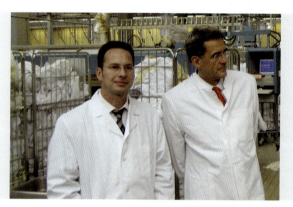

Wilhelm Wilhelm (links) und Michael Faas im November 2007.

Für die Neuorganisation und professionelle Weiterentwicklung wurde Dr. Michael Faas ab September 2007 als unterstützender Interimsmanager, gemeinsam mit dem DLZ-Leiter in spe, Wilhelm Wilhelm, eingesetzt. Leider verstarb Dr. Faas überraschend im Februar 2008. Die Managementaufgaben strategischer und operativer Art mussten deshalb kurzfristig alleinverantwortlich durch den DLZ-Leiter ab Februar 2008 kommissarisch übernommen werden. Die offizielle Bestellung des ersten DLZ-Leiters erfolgte dann zum 1.8.2008 mit Wilhelm, der bereits seit acht Jahren die Technischen Abteilungen am Bezirkskrankenhaus Günzburg leitete.
Die Einführung und Umsetzung der neuen Organisationsstrukturen betraf nahezu alle am Standort Günzburg angesiedelten Abteilungen, von der Apotheke (organisatorisch), Küche und Wäscherei über die Technischen Abteilungen bis hin zur Logistik. Es wurde aber auch eine standortübergreifende Konsolidierung vorgenommen, wie zum Bei-

spiel die Zusammenlegung aller EDV-Abteilungen der Eigenbetriebe. So musste aus den drei eigenständigen EDV/IT-Abteilungen in Günzburg, Kaufbeuren und Augsburg eine zentrale, dem DLZ zugeordnete Abteilung geformt werden. Dazu waren auch erhebliche personelle Umstellungen sowie fachliche Neuausrichtungen der Mitarbeiter notwendig. Durch die Zentralisierung entstanden Schwerpunkte mit den Säulen IT-Infrastruktur, Klinische IT und EDV/IT-Organisation für unser Kommunalunternehmen unter der Gesamtleitung von Hans-Peter Schipp.

Auch die organisatorische sowie personelle Umstrukturierung der technischen Abteilungen und Wirtschaftsbetriebe erforderte von jedem/r Mitarbeiter/in ein hohes Maß an Vertrauen, Eigeninitiative und Engagement. Ein wesentliches DLZ-Ziel war und ist es dabei, dass der gesamte »Prozess/Workflow« einer wirtschaftlichen und qualitativ hochwertigen Abwicklung für die Krankenhäuser im Vordergrund steht und eigene Abteilungsinteressen und -grenzen dem notwendigen Prozess unterstellt werden.

Die Organisationsoptimierung wurde auch im Hinblick auf ein mögliches Wachstum ausgelegt, um weitere eigene Standorte zu unterstützen oder auch weitere Kliniken, Seniorenheime, Kindergärten sowie andere soziale Einrichtungen in der Region einen Suppout anbieten zu können. Die Projekte wurden stets segmentiert ausgelegt, so dass ein Wachstum und Schrumpfen ohne großen technischen Aufwand möglich ist. Dies ist notwendig, um Anfragen und Ausschreibungen zu kalkulieren und bei einem Auftragszuschlag innerhalb kürzester Zeit die Leistungen erbringen zu können. Wesentliche Komponenten dafür sind, eigene standardisierte Prozesse zu schaffen, wie beispielsweise durch die Einführung eines elektronischen Bestellwesens für Arzneimittel, durch textile Poolversorgung, Medical-Belieferung und Speisenbestellung. Eine hohe Flexibilität, Einfachheit, Stabilität in der Bestellmöglichkeit (zum Beispiel per Scanner, Hitlisten, vorbelegte Standardbestellung) und die workflowunterstützende Funktionalität (beispielsweise einfache digitale Bestellfreigabe durch den Arzt zu jeder Zeit) vereinfachen den täglichen Bestellprozess tausender Artikel.

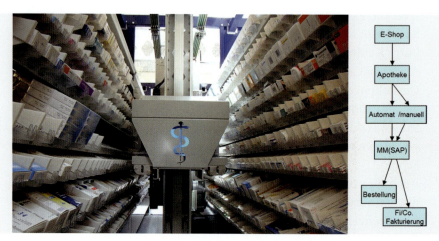

⊡ Kommissionierautomat für Arzneimittel (über 30.000 Packungen auf kleinstem Raum)

Mit einer »Onlinetransparenz« der bestellten, kommissionierten, zurückgestellten oder ausgelieferten Artikel werden falsche oder Doppelbestellungen vermieden. Dies spart Personalressourcen in allen beteiligten Berufsgruppen. Einen wichtigen Punkt stellt dabei auch die Datengenerierung für das Servicecenter Finanzen und Controlling dar, denn die Material- und Artikeldaten mit tagesaktuellen Preisinformationen werden direkt nach erfolgter Kommissionierung auf die Kostenstellen gebucht. Auch Partner- und Fremdhäuser profitieren von diesem Verfahren, da wir die Daten und Preise kostenstellenbezogen in der Fremdhausfaktura verwerten, beziehungsweise die Daten in digitaler Form den Kliniken übermitteln.

Die wesentlichen Meilensteine für ein mögliches Wachstum stellten im Jahre 2010 die Modernisierung der Automatischen Warentransportanlage (AWT) mit Containerwaschanlagen (CWA) sowie die energetische Fassadensanierung mit einem Erweiterungsbau für das Lager und die Apotheke dar.

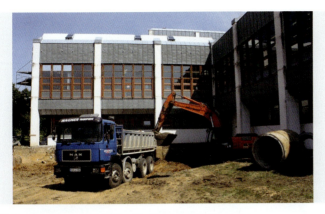

⊡ Erweiterungsbau Lager (EG) und Apotheke (OG) im Jahre 2010

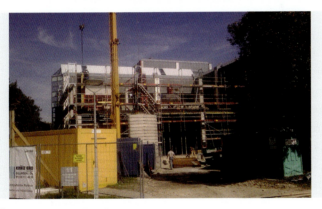

⊡ Sanierung der Holzfassade

Die Erhöhung der AWT-Transportkapazitäten und Erweiterung der Flächen in Haus 11 ermöglichten der Kreisklinik Günzburg, das eigene Medical- und Wirtschaftslager aufzulösen und die DLZ-Dienstleistungen vom Einkauf über die Warenannahme bis hin zur stationsgerechten Logistik in Anspruch zu nehmen. Die Kommissionierung aus dem Lager erfolgt dabei jedoch in Eigenregie, ein wesentliches Merkmal einer vertrauensvollen Kooperation. Die gemeinsame Nutzung der Ressourcen, Zusammenlegung der Bestellmengen und der Umsätze stellen eine bedeutende Win-win-Konstellation für beide Unternehmen dar.

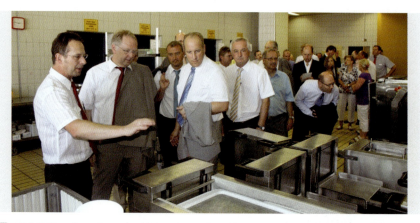

Offizielle Einweihung der modernisierten AWT- und Containerwaschanlagen im Jahre 2010

Die Erweiterung der Apothekenfläche war dringend notwendig, um die Lagerung der Infusionen sowie die parenterale Ernährung (pE) gesetzeskonform in die Räume der Apotheke zu integrieren und Freiräume für den Kommissionierautomaten zu schaffen. Die dadurch frei werdenden Flächen im Medicallager wurden für den erweiterten Kundenstamm im Bereich Wäscheservice und im Medicalbereich benötigt. Außerdem konnten wir bei dieser Gelegenheit auch das Infusionslager der Kreisklinik Günzburg in die Apotheke integrieren.

Langfristig bestehende ebenso wie zahlreiche neue Geschäftsbeziehungen in den wirtschaftlichen Abteilungen dokumentieren den erfolgreichen Wandel vom reinen Versorger zu einem modernen und zuverlässigen Dienstleister und Partner. Die erfolgreiche Teilnahme an Ausschreibungen bestätigt ein überaus marktgerechtes und konkurrenzfähiges Preisgefüge. So konnte beispielsweise der Umsatz innerhalb der letzten fünf Jahre im Medical- und Wirtschaftsbereich vervierfacht werden.

Es ist jedoch nach wie vor für alle DLZ-Mitarbeiter eine große Herausforderung und stetige Aufgabe, Synergieeffekte zu erkennen, weiter auszubauen und die vielschichtigen Klinikprozesse ganzheitlich im Sinne einer betriebswirtschaftlichen Optimierung zu forcieren.

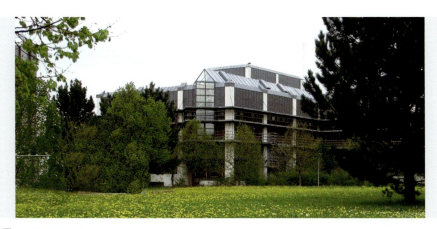

⊡ Vor der Modernisierung und Erweiterung von Haus 11

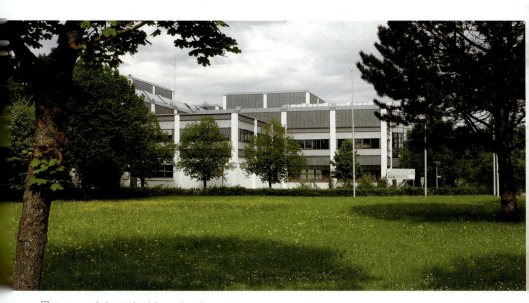

⊡ Haus 11 nach der Modernisierung im Jahre 2014

DLZ-Eckdaten

Aktionsgebiet	Bezirk Schwaben
Kunden / Partner	rund 50
Lieferanten	> 3.000
Standorte	Augsburg, Kaufbeuren und Günzburg
Dienstleistungsbereiche	Apotheke, EDV / IT, Einkauf mit Lager und Logistik, Wäscherei, Küche, Technik
Mitarbeiter / innen	220 Mitarbeiter / innen (davon 180 Vollkräfte)

Geschichten aus der »Anstalt«

Gerhard Fischer, Wilhelm Losert, Bernhard Widder

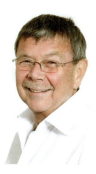
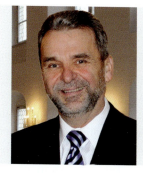
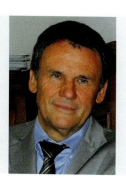

von links: Gerhard Fischer, Wilhelm Losert, Bernhard Widder

Der Glöckner von der »Anstalt«

Ein Bewohner des ehemaligen Heimbereiches – jetzt »Wohnen und Fördern« – war Mesner, Ministrant und Glöckner in der evangelischen Krankenhauskirche. Seiner Glöcknertätigkeit kam er mit solchem Eifer nach, dass sich eines Tages beim Läuten die Glocke überschlug, aus der Halterung löste und auf die Straße fiel. Personen kamen dabei glücklicherweise nicht zu Schaden, die Kirche bekam jedoch eine neue Glocke.

Ein toller Zahltag

Im Jahr 1975 wurde die bis dahin manuelle Lohnabrechnung auf das EDV-Verfahren umgestellt. Bei der Umstellung mussten viele Zahlen in das neue System eingegeben werden, dabei zum Teil konkrete Geldbeträge, zum Teil auch nur Steigerungsfaktoren. Bei den zu zahlenden Zulagen wurde in der Personalabteilung versehentlich statt des Steigerungsfaktors 1 der konkrete Geldbetrag eingegeben, was dazu führte, dass bei den betreffenden Lohnempfängern bis zu 250.000 DM auf der

Überweisung erschienen. Verständlicherweise wurde dies von den Betroffenen begeistert aufgenommen. Es zeigten sich jedoch alle einsichtig und die Korrektur der ungewollten Lohnerhöhung verlief problemlos.

Psychiatrie-Enquete und Sechsecktische

Im Bezirkskrankenhaus Günzburg griff die Psychiatrie-Enquete des Jahres 1975 nicht nur in therapeutischer, sondern auch in baulicher Hinsicht. Es wurde viel um- und ausgebaut. So erfuhren auch die Stationen in Haus 44 eine grundlegende Sanierung. Auch das Inventar wurde dabei erneuert. Wundervolle Sechsecktische zierten fortan die Speiseräume. Auch die Bereitstellung der Speisen wurde vom bisherigen Schöpf-System auf das Tablett-System umgestellt. Leider wurde nicht bedacht, dass die Tabletts nicht sechseckig waren, sondern lediglich über vier Ecken verfügten. Somit konnten sich an den Tischen nicht mehr sechs, sondern nur noch drei Personen die Mahlzeit schmecken lassen. Die Lösung des Dilemmas: Es wurden große Vierecktische angeschafft und die Sechsecktische in die Verbannung in das Lager geschickt. In einer großen Klinik wie dem Bezirkskrankenhaus geht jedoch nichts verloren. Wenige Wochen später tauchten die Tische auf Station 53 II auf, wo in einer Nacht- und Nebelaktion die »Heimwerker« der Station die alten klobigen Eckbänke mit Flex, Schutzbrille und diversem Werkzeug entfernt hatten. Die nachfolgende Standpauke, die sich der damalige Abteilungsleiter beim Ärztlichen Direktor und dem technischen Leiter einhandelte, war nichts gegen den verschönerten Speisesaal und den sich hierdurch weiter verstärkenden Teamgedanken.

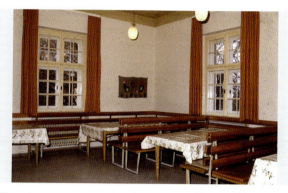

⊡ Wenig attraktive Sitzgelegenheiten in Haus 53 II vor der »Sanierung«

Freundschaftsspiel mit Folgen

Am Bezirkskrankenhaus besteht seit 1951 eine Betriebssportgemeinschaft, die unter anderem Fußballturniere mit anderen Behördenmannschaften veranstaltet. Zum Abschluss einer Fußballsaison kam man auf die Idee ein internes Freundschaftsspiel zwischen akademischem und nichtakademischem Personal zu veranstalten. Gedacht, getan. Zu Spielbeginn wurden alle Spieler angehalten fair zu bleiben, denn man wollte am nächsten Tag ja wieder miteinander arbeiten. Bis kurz vor Schluss funktionierte dies auch ausgezeichnet. Dann jedoch wurde es hektisch, was beim akademischen Personal zu mehreren behandlungsbedürftigen Verletzungen führte. Bleibende Verstimmungen zwischen den Berufsgruppen blieben aus. Der Ärztliche Direktor der Klinik bat jedoch inständig in Zukunft von derartigen Freundschaftsspielen abzusehen.

Go-Cart-Rennen für Patienten

Der damalige Ärztliche Direktor der Klinik, Professor Lungershausen, war ein bekennender Autofan. In den 80er Jahren kam er auf die Idee mit den Patienten Go-Cart-Rennen zu veranstalten. Zu diesem Zwecke wurden zwei dieser Fahrzeuge gekauft, das eine fuhr 120 km/h, das andere immerhin 80 km/h. Die Organisation übernahm die Betriebssportgemeinschaft. Der Parcours war mit Strohballen und Autoreifen abgesichert, die Werkfeuerwehr stand in Alarmbereitschaft und auch ein Notarzt mit Rettungswagen war anwesend. Das Rennen begann mit einer Überraschung: Die kalkulierte Fahrzeit von drei Minuten wurde von den ersten Fahrern stark unterboten, weswegen das schnelle Go-Cart unverzüglich aus dem Verkehr gezogen wurde. Danach lief zunächst alles gut. Die Patienten fuhren ruhig und gelassen. Nichts passierte, alle freuten sich. Das änderte sich schlagartig, als die Klinikmitarbeiter fahren durften. Einer fuhr gegen einen Baum, ein anderer in einen Reifenstapel, wobei er unter das Go-Cart geriet, mehrere Streckenposten konnten nur noch fliehen. Trotzdem wurden die Rennen über drei Jahre hinweg wiederholt. Auch das Personal konnte jetzt Go-Cart fahren, so dass größere Unfälle erfreulicherweise ausblieben.

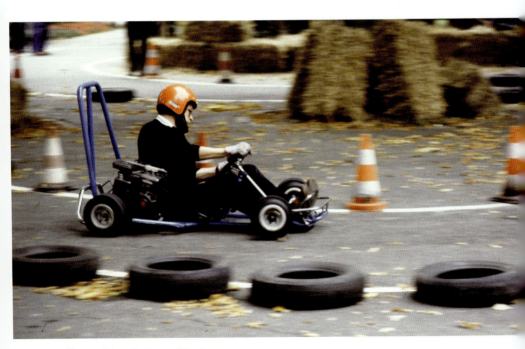

»Rennfahrer« Dr. Franz auf dem Parcours

Der Maibaum-Wettbewerb

Der Landkreis Günzburg veranstaltete regelmäßig einen Maibaumwettbewerb, bei dem der schönste Maibaum prämiert wurde. Voraussetzung war, dass die Maibäume von den jeweiligen Vereinen und Organisationen in der Freizeit gefertigt und aufgestellt wurden. Auch das Bezirkskrankenhaus nahm daran teil und gewann auch zweimal den zugehörigen Preis. Danach wurden wir allerdings ausgeschlossen, weil Beschwerden beim damaligen Landrat und Bezirkstagspräsidenten eingegangen waren. Es wurde nämlich behauptet, dass unsere Handwerker den Maibaum während der Arbeitszeit gefertigt hätten. Das stimmte natürlich nicht. Geholfen hat die Gegendarstellung leider jedoch nicht. Das jährliche Maibaum-Fest gibt es aber immer noch.

Oberschwester Gusti und der Kirschbaum

Oberschwester Gusti war im Zuge einer Umbaumaßnahme mit ihrer Frauenstation nach Thannhausen ins ehemalige Krankenhaus ausquartiert worden. Sie war bei den Patientinnen sehr beliebt, weil sie es gut verstand einen abwechslungsreichen Tagesablauf zu gestalten. Vor dem Krankenhaus stand ein schöner großer Kirschbaum, übervoll mit reifen Kirschen, die gepflückt werden sollten. Ein für sie unlösbares Problem. Der Kommandant der hiesigen Werkfeuerwehr hatte aber die rettende Idee. Nachdem die Fahrzeuge und Geräte regelmäßig auf ihre Funktionsfähigkeit hin überprüft werden müssen, wurde mit Genehmigung der Verwaltungsleitung eine Feuerwehrübung in Thannhausen einberufen. Dort befreiten die Feuerwehrmänner mit schwerem Gerät ganz nebenbei den Kirschbaum von seiner Last. Die anschließende Brotzeit wurde von Schwester Gusti mit ihren Patienten üppig und wohlschmeckend gestaltet. Merke: Feuerwehrübungen können auch Spaß machen.

»Völkerwanderungen« im Bezirkskrankenhaus

Auf dem großen Klinikgelände des Bezirkskrankhauses wird ständig etwas neu gebaut, umgebaut oder saniert, was für den Erhalt einer modernen und attraktiven Klinik auch unverzichtbar ist. Spontan denkt jedoch kaum jemand daran, dass in den zu sanierenden Räumen Patienten untergebracht sind und die zugehörigen Krankenstationen nicht einfach geschlossen werden können. Nach Jahren eher geringer Bautätigkeit begannen Anfang der 1990er Jahre umfassende Sanierungsarbeiten. Der Start war in Haus 53, das 1994 seiner Bestimmung zur Behandlung von Suchtkrankheiten übergeben wurde. Kaum eine der Kliniken und Stationen blieb in den folgenden Jahren »verschont«, und bis heute wurden sicherlich mehr als 1000 Patienten zusammen mit ihren Stationen um-, hin- oder herverlegt. Die Umzüge erfolgten dabei während des laufenden Betriebs. Dies erforderte nicht nur eine erhöhte Präsenz des Pflegedienstes, sondern auch eine klare Feinabstimmung mit dem Handwerksdienst, dem Fahrdienst, dem Reinigungsdienst und natürlich auch die Toleranz der zu diesem Zeitpunkt sich in stationärer Behandlung befindlichen Patienten. Dank der hohen Motivation und des großen Engagements aller Beteiligten klappten die Umzüge jedoch stets vorzüglich. Nicht zuletzt haben die Umzüge aber auch viel Spaß gemacht.

Rauchverbot oder ein Tritt ins Fettnäpfchen

Ein Rauchverbot in Krankenhäusern ist heute kein Thema mehr. Dies war nicht immer so. Der erste neurologische Chefarzt im Bezirkskrankenhaus war selbst ein starker Raucher. Bei Übergabe der Klinik an den neuen Chefarzt 1996 führte dies zu dessen ersten Fehltritt, indem er gleich bei seiner Eröffnungsansprache den etwas verblüfften Mitarbeitern erklärte, dass ab sofort das Rauchen in den Räumen der Klinik, die nicht zuletzt Folgeschäden des Rauchens behandelt, aufhören solle. Prompt kam kurz darauf ein Anruf des Personalrats mit der Frage, ob dem frischgebackenen Chefarzt denn bekannt sei, dass derartige Entscheidungen nach dem bayerischen Personalvertretungsgesetz zustimmungspflichtig seien? Ganz abwegig fand der selbst sportlich aktive Personalratsvorsitzende den Gedanken allerdings nicht, so dass man sich auf die Möglichkeit einer Selbstverpflichtung einigte.

Vom Alleinherrscher zum Triumvirat

Die Ärztlichen Direktoren der psychiatrischen Kliniken an den bayerischen Bezirkskrankenhäuser hatten bis Anfang der 1990er Jahre bei allen Entscheidungen im Haus das alleinige Sagen. Dies begann sich zu ändern, als erstmals Krankenhausleitungen, bestehend aus dem Leitenden Ärztlichen Direktor, dem Pflegedirektor und dem Verwaltungsleiter, etabliert wurden. Einem kleinen Erdbeben gleich kam die Entscheidung des damaligen Bezirkstagspräsidenten Simnacher im Jahr 1998, den Leitenden Ärztlichen Direktor des Bezirkskrankenhauses zukünftig in regelmäßigen Abständen von den Chefärzten selbst wählen zu lassen. In ganz Bayern wurde aufmerksam verfolgt, dass danach in Günzburg ein Neurologe die Geschicke eines Bezirkskrankenhauses mitbestimmen sollte. Für die neurologischen Abteilungen an den bayerischen Bezirkskrankenhäusern, die lange im Schatten der wesentlich größeren psychiatrischen Abteilungen standen, bedeutete diese Veränderung seinerzeit einen wichtigen Schritt zur Eigenständigkeit.

Land unter in der Neurochirurgie

Ende der 1990er Jahre erfolgte die Generalsanierung von Haus 25, um dort die Neurochirurgische Klinik dauerhaft unterzubringen. Der Innenausbau war bereits beinahe abgeschlossen, als festgestellt wurde, dass auch das Dach erneuert werden musste. Der Wechsel des Daches hätte jedoch über das Wochenende hinweg trockenes Wetter erfordert, was leider nicht der Fall war. Der Wettergott ließ es regnen, und zwar so heftig, dass in manchen Zimmern sogar die aufgestellten Badewannen, Kübel und sonstige Behältnisse die eindringenden Wassermassen nicht fassen konnten. Zu allem Übel hatten Bauarbeiter die von der Kanalisation abgetrennten Regenrinnen in die Lichtschächte der Gymnastikhalle im Untergeschoss geleitet, die danach eher einer »Schwimmhalle« glich.

»Feuerwehrfest« zum Jahreswechsel 2000

Zum Jahreswechsel 2000 bestand weltweit die Befürchtung, dass EDV-Anlagen danach nicht mehr funktionieren würden. So auch im Bezirkskrankenhaus Günzburg, wo dies sowohl alle Geräte auf den Intensivstationen als auch die gesamten technischen Einrichtungen einschließlich der Telefonanlage betroffen hätte. Um bei einer drohenden Gefahr unverzüglich reagieren zu können, wurde am Silvesterabend die Mitglieder der Werkfeuerwehr mit Anwesenheitspflicht in Alarmbereitschaft versetzt. Allerdings wurde den Feuerwehrmännern gestattet, dass sie ihre Frauen mitbringen durften, das Silvesterbuffet wurde vom Haus geliefert. So erlebten alle – zwar alkoholfrei – trotzdem einen schönen, unvergesslichen Jahreswechsel.

Das Ärztehaus als Zufallsprodukt

Viele Dinge, die im Nachhinein selbstverständlich erscheinen, verdanken ihre Entstehung dem Zufall. So berichtete der Pflegedirektor Anfang 2000 bei einer Sitzung der Krankenhausleitung eher nebenbei von einem aktuellen Besuch bei seinem Hausarzt. Dieser habe ihm erzählt, dass man in der Innenstadt von Günzburg ein Ärztehaus mit mehreren Fachgebieten plane. Spontan kam der Gedanke auf, dass dieses doch auch auf dem Klinikgelände gebaut werden könnte, um damit Synergieeffekte zwischen ambulanter und stationärer Versorgung zu nutzen und nicht zuletzt auch die Öffnung des Bezirkskrankenhauses für die Bevölkerung weiter voranzutreiben. Die Idee fand beim Werkleiter Düll sofort Gehör und Zustimmung, und nach intensiven Gesprächen und Planungen konnte das Ärztehaus an dominanter Stelle am Klinikeingang realisiert werden. 14 Jahre später ist es selbstverständlicher Bestandteil der medizinischen Versorgung an den Günzburger Kliniken – als hätte es nie etwas anderes gegeben.

Verkehrsberuhigung im Bezirkskrankenhaus

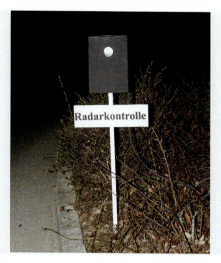

»Starenkasten« an der Pforte des Bezirkskrankenhauses

An der Einfahrt zum Bezirkskrankenhaus ist bekanntlich die Geschwindigkeit auf 20 km/h begrenzt. So auch am Ostermontag des Jahres 2002. Mit dem Schichtwechsel des Pflegedienstes eilten kurz vor 7 Uhr rund 30 Mitarbeiter in ihren Fahrzeugen heran. »Was war das?« fragten sie sich plötzlich, »Radio 7 meldete heute Morgen doch keinen Blitzer!« Manch ein geblitzter Fahrer wendete sein Fahrzeug und besah sich den Einfahrtsbereich. Prompt blitzte es erneut. Des Rätsels Lösung folgte kurze Zeit später. Telefonisch wurden alle Stationen verständigt und über den Scherz zum 1. April aufgeklärt. Zur »Verkehrsberuhigung« hatten sich zwei Mitarbeiter der Pflegedienstleitung eine Radarfalle ausgedacht. Geblitzt wurde alles. Selbst Fußgänger wurden nicht verschont. Im Holzgehäuse neben der Straße verbarg sich ein Scheinwerfer, der kurz eingeschaltet wurde, sobald jemand vorbeikam. Fast alle der »Geblitzten« fanden dies einen gelungenen Aprilscherz. Ob dies dazu führte, dass zukünftig im Gelände des Bezirkskrankenhauses langsamer gefahren wird, ist nicht bekannt. Übrigens: Männliche und weibliche Mitarbeiter haben es gleichermaßen eilig.

Vom »Simnacher« zum »Sinnmacher«

Im Jahr 2002 sollte zum ersten Mal für das Bezirkskrankenhaus Günzburg eine Klinikbroschüre erstellt werden. Die Informationsschrift beschrieb das Leistungsspektrum aller Kliniken und Fachbereiche. Für die Abwicklung und Bereitstellung der Texte war der Pflegedirektor zuständig, was keine leichte Aufgabe war, da die verantwortlichen Personen in der Klinik ihre Beiträge nur sehr zögerlich abgaben. Endlich war es jedoch soweit und die Präsentation der ersten Hochglanzbroschüren erfolgte anlässlich der Jubilar-Ehrung im Schwäbischen Bildungszentrum Irsee durch den Bezirkstagspräsidenten Dr. Simnacher. Wieder in Günzburg angekommen erreichte den Pflegedirektor ein Anruf, ob er denn die Broschüre auch gut gelesen habe, denn dort sei vom »Bezirkspräsident Dr. Sinnmacher« die Rede. Nach dem ersten Erschrecken wählte er die Telefonnummer von Dr. Simnacher um ihm seinen Fehler zu beichten. Mit einem herzlichen, ja fast schon ergriffenen Lachen sagte dieser jedoch: »Da steht mein Name doch endlich auch für mein Lebenswerk und der Name Sinnmacher würde mir gut gefallen.« Dieser Einschätzung kann man nur beipflichten.

Verwaltung
Gerhard Kramer

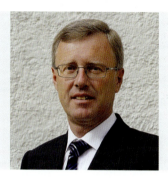

Gerhard Kramer

Das Bezirkskrankenhaus und seine Verwaltung unterlagen in den vergangenen Jahren durch die Entwicklung der Klinik vom Regiebetrieb des Bezirks Schwaben über den Eigenbetrieb hin zu einem Standort des Kommunalunternehmens Bezirkskliniken Schwaben einem erheblichen Wandel.
Bis zur Gründung des Kommunalunternehmens im Jahr 2008 war die Verwaltung des Bezirkskrankenhauses mit seiner damals üblichen Abteilungsstruktur (Verwaltungsleitung, Finanz- und Rechnungswesen einschließlich Controlling, Wirtschaftsabteilung, Patientenabrechnung und Personalabteilung) für das gesamte Krankenhaus sowie für den Therapeutischen Wohnbereich und das Versorgungszentrum in Günzburg umfassend zuständig. Alle wesentlichen Entscheidungen wurden über die Bezirksverwaltung bzw. Werkleitung den zuständigen Bezirksgremien (in der Regel dem Bezirkstag, bzw. dessen Ausschüssen) zur abschließenden Entscheidung vorgelegt.
Diese Struktur wurde mit der Gründung des Kommunalunternehmens von Grund auf erneuert. Die Bezirkskliniken Schwaben Kommunalunternehmen umfassen derzeit sieben Standorte, worunter der komplexeste und budgetstärkste Standort an Einrichtungen, Gebäuden, Kliniken,

Abteilungen, Berufsfachschulen und weiteren Angeboten das Bezirkskrankenhaus Günzburg ist.

Die Leitung des Unternehmens ist so organisiert, dass an der Spitze der Bezirkskliniken Schwaben der Vorstand mit dem Vorstandsvorsitzenden sowie dem Stellvertretenden Vorstandsvorsitzenden steht. Auch die einzelnen Verwaltungsbereiche werden zentral geführt und sind jeweils für alle Unternehmensstandorte zuständig. Diese Organisationseinheiten werden durch die Service-Center Finanzen, Patientenmanagement sowie Personal abgebildet. Auch sämtliche Budgetkalkulationen zur Sicherung der Leistungsabrechnung mit den Kostenträgern werden einheitlich zentral erstellt. Im Zeitalter der elektronischen Kommunikation ist es möglich, die jeweiligen Leitungen der Service-Center in der Unternehmenszentrale in Augsburg zu situieren und den Mitarbeitern trotzdem Arbeitsplätze vor Ort im Krankenhaus zur Verfügung zu stellen. Dies hat den enormen Vorteil der Wissenszentralisierung und einheitlichen Sachbearbeitung bei einer großen Vielfalt von Verwaltungsvorgängen. Nicht zuletzt dient dies auch einer Kostenminimierung im Verwaltungsbereich.

Als Kontrollorgan für den Vorstand wie für das gesamte Unternehmen fungiert der Verwaltungsrat mit seinem Vorsitzenden, dem Bezirkstagspräsident für Schwaben an der Spitze.

Ausgenommen von dieser Zentralisierung sind die jeweiligen Regionalleitungen innerhalb des Kommunalunternehmens. Für das Bezirkskrankenhaus Günzburg ist dies die Regionalleitung Nord. Die Regionalleitung hat die Aufgabe der standortindividuellen Bearbeitung von Verwaltungsvorgängen, der Sorge für Gebäude und Liegenschaften, der engen Kooperation mit dem Dienstleistungszentrum, das umfassend die Aufgaben der Versorgung und Logistik übernimmt. Damit übernimmt die Regionalleitung Nord für das Bezirkskrankenhaus Günzburg Aufgaben, die durch die überregional arbeitenden Service-Center nicht geleistet werden können.

Die Aufgabengebiete der Regionalleitung Nord umrissen im Einzelnen:
- Steuerung des Krankenhauses nach aktuellen betriebswirtschaftlichen Erkenntnissen und Erfordernissen unter Sicherstellung der Leistungsfähigkeit, Sparsamkeit und Wirtschaftlichkeit – dies geschieht in enger Kooperation mit den anderen Mitgliedern der Krankenhausleitung
- Erstellung von Instandhaltungsplanungen zur langfristigen Sicherstellung der Leistungsfähigkeit der einzelnen Kliniken und sonstigen Einrichtungen innerhalb des Bezirkskrankenhauses
- Umsetzung von Unternehmensentscheidungen innerhalb des Bezirkskrankenhauses Günzburg
- Beauftragung von notwendigen Instandhaltungen der Gebäude und technischen Anlagen unter Berücksichtigung der Budgets
- Genehmigung und Beschaffungen in Abstimmung mit dem Leitenden Ärztlichen Direktor und Pflegedirektor im Rahmen vorgegebener Regelungen
- die Verantwortung für den Brand-, Katastrophen- und Arbeitsschutz sowie
- die Erarbeitung von Lösungsvorschlägen auf der Grundlage vorliegender Controllingberichte

Aufzuzählen sind als Bestandteile der Regionalleitung Nord die physisch notwendigen Verwaltungsbereiche vor Ort, d.h. die Pforte, Telefonzentrale, Poststelle sowie diverse Beauftragte, die ihre Dienstleistungen durch Präsenz im Bezirkskrankenhaus Günzburg erbringen.

Bezirkskrankenhaus Günzburg im Spiegel der Presse

Georg Schalk

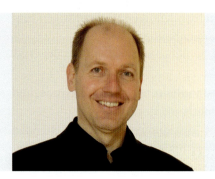

Georg Schalk

Kaufbeuren. Immer wieder Kaufbeuren. In meiner Kindheit war es nicht das Bezirkskrankenhaus Günzburg, dem ich im Alltag begegnete, sondern das Bezirkskrankenhaus Kaufbeuren. »Gell, wenn weiter so blöd tuscht, dann schick mer di nach Kaufbeuren«, gab es da mal zu hören. Oder: »Der spinnt doch, der g'hört nach Kaufbeuren.« Böse Sätze. Nicht von meinen Eltern, sondern von Klassenkameraden, die zotige Witze rissen, von Erwachsenen, die versuchten, ihre Kinder einzuschüchtern, von Menschen in der Nachbarschaft, die gedankenlos am Rad der Stigmatisierung drehten. Von den »Irren« war da die Rede und von der »Irrenanstalt«. Das Bezirkskrankenhaus Günzburg sollte mir erst später begegnen – privat und vor allem beruflich.
Ich bin in Ottmarshausen im Landkreis Augsburg aufgewachsen. Als junger gebürtiger Augsburger war für mich das Thema Psychiatrie so weit weg wie die Erde vom Mond. Was mit Menschen passieren würde, die seelisch erkranken, das war mehr als zwei Jahrzehnte lang für mich kein Thema. Bis meine Nachbarin, eine schlagfertige ältere Dame, plötzlich unter Depressionen litt. Sie kam ins Bezirkskranken-

haus Günzburg. Im Nu war die Einrichtung für mich präsent. Ich bekam mit, wie sich meine Eltern mit ihrer Familie über die Patientin unterhielten: Wie es ihr geht, was wohl die Ursache für die Krankheit ist und wie sich das Leben manchmal von einem Tag auf den anderen verändern kann.

Ich habe den Leidensweg der Frau, die mich behandelte, als sei ich ihr eigenes Enkelkind, noch relativ gut in Erinnerung. Einmal habe ich sie sogar mit meinen Eltern in Günzburg besucht. Dass sie – wie ein Häufchen Elend herumkauernd, deutlich unter dem Einfluss von Medikamenten stehend – nicht mehr der lebenslustige Mensch war, den ich viele Jahre kennen und erleben durfte, das weiß ich heute noch genau. Nur noch schemenhaft ist mir dagegen im Gedächtnis geblieben, wie schön das Klinikgelände dort mitten in einer Parklandschaft liegt. Und dass so manches Gebäude mit den großen Ziffern an der Außenfassade wohl schon einige Jahre auf dem Buckel hatte. Da fand ich den bevorstehenden Bau des Riesen-Krankenhauses »Augsburger Zentralklinikum« (Inbetriebnahme 1982) viel spannender.

Immer wieder kam meine Nachbarin heim. Dann war sie wieder in Günzburg. Dann wieder zuhause. Bis sie eines Tages in ihrem eigenen Bett starb. Sie hatte ihre Depressionen nie mehr überwunden. Sie tat mir leid. Mit ihr verschwand auch das Bezirkskrankenhaus Günzburg für einige Jahre wieder aus meinem Blickfeld.

Bis 1996. Im Januar dieses Jahres begann ich meine neue Tätigkeit bei der *Günzburger Zeitung*, einer Heimatausgabe der *Augsburger Allgemeinen*. Als Redakteur und stellvertretender Redaktionsleiter sollte ich mich schwerpunktmäßig um die Kliniken im nördlichen Landkreis Günzburg kümmern, was ich auch gerne tat. Dazu gehörte das Bezirkskrankenhaus. Dass es damals schon der größte Arbeitgeber in der Stadt war, wurde mir erst im Lauf der Zeit bewusst. Genauso, welche Bedeutung die Klinik für das gesamte Leben in und um Günzburg hatte und bis heute hat.

22. Dezember 2000

Hightech-Medizin für ganz Schwaben

BKH Günzburg hat viel vor

Von unserem Redaktionsmitglied
Georg Schalk

Günzburg
Der Bezirk Schwaben ist mit keiner Kommune so eng verbunden wie mit der Großen Kreisstadt Günzburg. „Unser Ziel lautet weiterhin, die beste Medizin für Schwaben aus Günzburg zu bieten. Dafür werde ich mich einsetzen", versprach Bezirkstagspräsident Dr. Georg Simnacher beim Jahresdammerschoppen des Stadtrates im Forum im Hofgarten. Auf dem Gelände des Bezirkskrankenhauses (BKH) und drumherum stehen große Projekte an.

Das BKH ist mit seinen rund 1350 Beschäftigten der größte Arbeitgeber in der Stadt und im nördlichen Landkreis. „Einer mit Zukunft", wie Simnacher treffend hinzufügte, „doch diese Zukunft will gewonnen werden".

Der Bezirk macht dies mit einer Reihe von millionenschweren Vorhaben. Der Bau des Bettenhauses der Neurochirurgischen Klinik in diesem Jahr verschlang bereits zehn Millionen Mark. Nebenan soll nun ein komplett neuer OP-Trakt entstehen, der mehrere Millionen Mark kosten wird, kündigte der Präsident an. Die Neurologie stehe vor einem Neubau (zwölf Millionen Mark teuer), ergänzt das Berufsschulzentrum (5,5 Mio.). Das Haus 50 auf dem BKH-Gelände wird derzeit für drei Millionen Mark umgebaut und saniert. Im Bereich der Psychiatrie, der größten Disziplin am BKH, sollen spezielle Abteilungen in der Gerontologie (Alterungsforschung) und Forensik geschaffen werden. Zudem sollen Wasser-

Georg Simnacher

21. November 2013

BKH: Pa neu ger

Nicht alle Beschä

Sonderstellung

Forensik Neubau der Klinik markiert einen Meilenstein für das Bezirkskrankenhaus Günzburg

VON GEORG SCHALK

tagspräsident Jürgen Reichert kennt das Spannungsfeld „zwischen den Anforderungen der therapeutischen Bedingungen und dem berechtigten Interesse der Bevölkerung nach Sicherheit". Es müsse die richtige Balance gefunden werden. Dazu gehöre, das sich Mitarbeiter und Patienten wohlfühlen. Schließlich gehe es, so der Verwaltungsratsvorsitzende der Bezirkskliniken, Inbetriebnahme- und Gesundheitskompass weiterzukommen. Reichert: „Für manche Menschen, die dort rein dürfen

Am Samstag ist von 9.30 bis 14 Uhr Tag der offenen Tür, gestern war Einweihung der neuen forensischen Klinik am Bezirkskrankenhaus (BKH) Günzburg. Unser Bild (von links) Bezirkstagspräsident und Verwaltungsratvorsitzender der Bezirkskliniken Schwaben Jürgen Reichert, Oberbürgermeister Gerhard Jauernig, Prof. Thomas Becker (Leitender Ärztlicher Direktor am BKH), Ärztliche Direktorin Prof. Manuela Dudeck, Der Vorgänger Pr. Ernst Baljer, Thomas Düll (Vorstandsvorsitzender des Bezirkskliniken Schwaben), Karl-Heinz Ariane (Leitender Ministerialrat im Bayerischen Staatsministerium für Arbeit, Soziales, Familie und Integration), Bezirksrätin Stephanie Denzler, Architekt Martin Feldweg (Bezirksbau & Service GmbH) und Landtagsabgeordneter Dr. Hans Reichhart. Foto: Bernhard Weizenegger

05. Oktober 2013

Dem BKH seit Jahrzehnten verbunden

Dienstjubiläen Bezirkskrankenhaus ehrt langjährige Mitarbeiter des Pflegedienstes

Günzburg Im Rahmen einer kleinen Feier im Bezirkskrankenhaus (BKH) Günzburg ehrte Pflegerichter Georg Baur...

21. Dezember 1991

Der ärztliche Direktor ist nicht mehr der alleinige Chef

Verwaltungs- und Pflegedienstleiter in Führung der Bezirkskliniken

Augsburg (ro). Die Bezirkskrankenhäuser (BKH) Günzburg, Kaufbeuren, Augsburg und Kempten werden künftig von Dreier-Direktorien geführt, denen neben dem jeweiligen ärztlichen Direktor auch der Verwaltungs- und der Pflegedienstleiter angehören.

Dies beschloss der Bezirkstag gegen die Stimme von FDP-Bezirksrat Felix von Mengden. Präsident Dr. Georg Simnacher (CSU) sagte, die neuen Führungsgremien garantierten eine „effektivere, wirtschaftlichere Führung" und bedeuteten eine „Aufwertung des Pflegedienstes".

SPD-Fraktionssprecher Hans Holland sprach von einem „Vorgang der Demokratisierung". Felix von Mengden sieht in dem Direktorium „keinen Gewinn". Zwar liege man damit im Trend. Aber: „Die sogenannte Aufwertung des Pflegedienstes ist nur die Aufwertung des Pflegedienstleiters." Der ärztliche Direktor –

er war bisher alleiniger Klinikchef – der Verwaltungs- und der Pflegedienstleiter sind jetzt gleichberechtigte Mitglieder der Führungsspitze. Übernommen hat die Sprecherrolle. Wer bei einer Mehrheitsentscheidung unterliegt, kann der strittigen Fall dem Bezirkstag unterbreiten. Wie es bei einer Regelung vor allem beim Günzburger BKH-Direktor Prof. Schüttler auf energischen Widerstand gestoßen. Nach Ansicht des Chefarztes der Psychiatrie muss die Pflegedienst der ärztlichen Führung untergeordnet bleiben.

Simnacher bezeichnete die neuen Klinikleitungen gegenüber unserer Zeitung als „erste Stufe" auf dem Weg zu einem kostengünstigeren Klinikbetrieb. Nach dem „schlagartigen Anstieg der Defizite" in den Bezirkskrankenhäusern auf insgesamt rund neun Millionen Mark im Jahr 1990 werde jetzt die Umwandlung der Kliniken in sogenannte Eigenbetriebe mit klaren Gewinn- und Verlustrechnungen geprüft.

02. April 1996

Chefarzt plant Schlaganfall-Zentrum

Neuer Leiter der Neurologie will Einrichtung verwirklichen

„BKH kein Hochs

Gestern entwichen wieder zwei Straf

Günzburg (alk).
Der Bezirk Schwaben und das Bezirkskrankenhaus (BKH) Günzburg haben gestern einen GZ-Bericht vom selben Tag bestätigt, wonach seit Januar 14 gerichtlich unterge-

16. Mai 2013

ner engagiert sich zudem als Regionalbeauftragter der Deutschen Schlaganfall-Stiftung und ist in dieser Funktion für ganz West-

Seit 1. Mai leitet Prof. Manuela Dudeck die Klinik für Forensische Psychiatrie und Psychotherapie am Bezirkskrankenhaus Günzburg. Im Hintergrund ist der Neubau zu sehen, der voraussichtlich im November in Betrieb gehen wird. Darauf freut sich die 44-Jährige, die das durchdachte Konzept und Raumprogramm lobt. Foto: Georg Schalk

Eine Frau mit zwei Arbeitgebern

BKH Prof. Manuela Dudeck aus Greifswald/Stralsund ist neue Ärztliche Direktorin der Forensischen Klinik in Günzburg und hat gleichzeitig einen Lehrstuhl an der Uni Ulm

VON GEORG SCHALK

Günzburg Üblicherweise kann niemand zwei Herren dienen. Prof. Manuela Dudeck muss es. Und sie will es auch: Die 44-Jährige ist seit 1. Mai Ärztliche Direktorin der Forensischen Klinik am Bezirkskrankenhaus (BKH) Günzburg und zugleich Lehrstuhlinhaberin an der Universität Ulm. Sie wurde im Land Baden-Württemberg verbeamtet und ist gleichzeitig angestellt bei der Bezirksklinken Schwaben. Diese Doppelfunktion ist einzigartig in Deutschland. Die gebürtige Rostockerin freut sich auf ihre Aufgaben – wenngleich sie manches auch kalt Wasser gewiesen wurde.

Gerade den zweiten Tag war die Nachfolgerin von Dr. Ernst Baljer im Dienst, als ein großer Vorfall sie auf die Günzburger Forensik Reißern zufloss. Fortan war sie der erste Tag mit dem Fall beschäftigt. „Anfangs hätte ich nicht einmal eine Telefonnummer gewusst. Aber ich hatte ja mein Team", berichtet Manuela Dudeck, die aus dem hohen Norden an die Donau gekommen ist. Nachdem der 33-Jährige etwa acht Stunden später am Bahnhof Offingen gefasst werden konnte, begann die interne Aufarbeitung. „Wir haben die Nato-Drahtrolle, die vier und 4,50 Meter hohen Zaun umfasst und die der Patient überwun-

den hatte, inzwischen verdoppelt. Außerdem wurden Arbeitsmaterialien verschlossen und die Patienten deutlich eingeschränkt. Das gefällt uns auch, aber wir wollen auch andere", sagt die Leitende Ärztin.

Es sei ein ganz schmaler Grat, zwischen Sanktion, Sicherung und Freiheit die richtige Balance zu finden – noch dazu im Maßregelvollzug mit psychisch Kranken und Straftätern. „Dennoch ist mir die soziale Komponente wichtig, die Freiheit zu gestalten und das Menschenrechte einzuhalten. Das zeigen wir zum Beispiel mit dem Prinzip der offenen Tür. Wir stecken niemanden in den Bunker und werden bei aufgeregten oder wütenden Patienten in Kulten Raum gesperrt. Es ist besten Vorgehen ein Patient Existent werden muss", so Dudeck.

Vor diesem Hintergrund freut sich die Ärztliche Direktorin auf die Arbeitsbedingungen der neuen forensischen Klinik – ein 24-Millionen-Euro-Neubau auf dem Gelände des BKH. „Dort wird es keinen Vorhof geben und kein Feinengitterverfahren." Ein Garten, wie Pfleglaschuhen und blaue Farben werden laut Dudeck dafür sorgen, „dass die Spannung aus den Räumen rausgenommen wird". Dadurch ist eine Therapie besser möglich. Vor einem Hintergrund sind die dort ruhige Kraft vom Vorgänger

Baljer, der in den Ruhestand ging, und im Planern großes Lob.

Prof. Manuela Dudeck ist die erste Frau als Leitende Ärztin bei der Bezirkskliniken Schwaben. Dass sie knapp 20 Jahren in allen Bereichen der Psychiatrie und Neurologie gearbeitet hat und klinische Erfahrung besitzt, sei der Beförderung wohl zugutegekommen. Das spezielle Auswahlverfahren und die Suche nach einer Person, die Theorie und Praxis bedienen kann, hatte dies Jahre gedauert. Grundsätzlich begrüßt die 44-Jährige die Einführung einer Frauenquote, um bei zunehmenden, persönlich geprägten, wenn es zumal verhalten würde, intrugen Job bekommen zu haben. „Ich wäre allerdings nie in eine Führungsposition zu bringen, täte ich diese persönlich gekehrt, wenn wenn noch zumal verhalten würde, erkrankt Gleichstellung im Beruf gerecht zu haben."

Derzeit wohnt Manuela Dudeck sich in Schwesterwohnheim auf dem BKH-Gelände. Sie sucht eine Wohnung in Ulm. Auch wenn die Wind und Wasser der Ostsee fehlen, gefällt ihr Ihre neue Umgebung sehr gut. „In der Arbeit habe ich ein Team herrlich aufgenommen worden", erzählt sie. Jetzt müsse sie leben, dass der Zeitzoch in Bayern Nierenstab heißt. Und sich nicht wundern, dass ihr Parken im Amt Auskunftsschmal von großen Hunden, die an die parkähnliche Klinikgelände vorbeispazieren, gekeult wird.

Zur Person: Prof. Manuela Dudeck
● Geboren: 11.12.1968 in Rostock
● Studium der Humanmedizin an der Uni Rostock mit Auslandsaufenthalten in Österreich und Nicaragua
● Facharztausbildung in Mecklenburg-Vorpommern. 2003 Anerkennung Facharzt für Nervenheilkunde. Manuela Dudeck, die aus dem hohen Norden an die Donau gehoben ist und Neurologie.
● Seit 2006 Oberärztin in der Klinik für Psychiatrie und Psychotherapie der Ernst-Moritz-Arndt Universität Greifswald.
● Seit 2007 Lehrauftrag an Lehrstuhl für Kriminologie der Ernst-
rit-Arndt-Universität Greifswald für Forensische Psychiatrie.
● 2007 Schwerpunktbezeichnung Forensische Psychiatrie.
● Seit 2008 Lehrauftrag am Institut für Klinische Psychologie der Universität Heidelberg für Forensische Psychologie und Psychotherapie.
● 2012 Habilitation für das Fach Psychiatrie und Psychotherapie an der Medizinischen Fakultät der Universität Greifswald zum Thema: „Zur Relevanz von Maßnahmenslenkungen und Gefängnismassen". (alk)

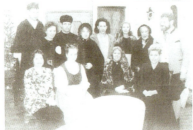

Die Geschichte des Weihnachtsliedes „Stille Nacht, Heilige Nacht" spielte das Ensemble der Patientenbühne in Regensburg. Bild: Deger

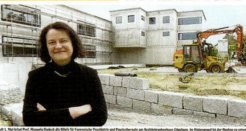

Das BKH Günzburg im Spiegel der Zeit

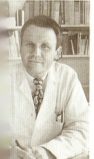
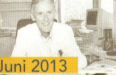
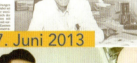

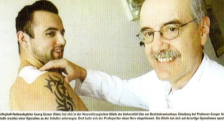

Meine ersten journalistischen Beiträge, die das Bezirkskrankenhaus betrafen, befassten sich eher mit Randthemen. Da war zunächst einmal die Kritik der Gewerkschaft über das mangelhafte Bus-Angebot zu den Kliniken, über das ich berichtete (26. Januar 1996). Das Landratsamt wies die Vorwürfe damals zurück. Heute übrigens fährt der Günzburger Stadtbus quer durch das Klinikgelände. Beschäftigte und Besucher nehmen das Angebot des Öffentlichen Nahverkehrs gerne an. Es ist zur Selbstverständlichkeit geworden.

Am 1. Februar 1996 veröffentlichte ich einen Artikel des damaligen freien Mitarbeiters der *GZ*, Franz-Josef Paul, der über Resi Schlott berichtete. Sie begann als »Stationsmädchen« und wurde dann am Bezirkskrankenhaus als erste Oberin und stellvertretende Pflegedienstleiterin in den Ruhestand verabschiedet. Mit dabei: der damalige Pflegedienstleiter Gerhard Fischer, Werkleiter Ewald Schmid, Prof. Dr. Reinhold Schüttler (Psychiatrie) und Prof. Dr. Hans-Henning von Albert (Neurologie).

So ging es weiter. Im Wochenrhythmus trudelten die Themen ein, im Wochenrhythmus wurden Artikel und Bilder aus dem Bezirkskrankenhaus in der *Günzburger Zeitung* abgedruckt: »Neurologie: Fachärzte im Kreis übernehmen Versorgung – Patienten dürfen nicht mehr ans Bezirkskrankenhaus überwiesen werden« lautete eine Schlagzeile am 8. Februar 1996. Bei der Kommunalwahl Mitte März wurde Hubert Hafner zum neuen Landrat des Landkreises Günzburg gewählt und damit zum Nachfolger von »Mister Bezirk« Dr. Georg Simnacher, der Ende April 2014 starb. Am 20. März 1996 informierte ich die Öffentlichkeit über Bauarbeiten auf dem Gelände der Günzburger Kliniken. »Die Häuser 20, 21 und 25 des Bezirkskrankenhauses müssen in den nächsten Jahren schrittweise saniert werden. Als Ausweichmöglichkeit errichtet der Bezirk Schwaben im Osten des Hauses 25 ein Interimsgebäude in Containerbauweise« hieß es in dem Artikel. In dem Interimsgebäude sollten zunächst 17 Betten für die Intensivstation der Neurochirurgie und der Neurologie untergebracht werden. Grund für das millionenteure Vorhaben: Die im Jahre 1970 bezogenen Häuser auf dem Bezirkskrankenhaus-Areal mussten nach und nach wieder auf Vordermann gebracht werden. Ein sehr aktuelles Thema, heute noch.

Dabei steht die Krankenhausleitung bei Bauprojekten stets vor dem Problem: wohin mit den Dutzenden Patienten und Beschäftigten? Denn die Stationen zu schließen und die Leute einfach nach Hause zu schicken, geht nicht. In diesem Fall sollte ein Provisorium als Ausweichmöglichkeit dienen.

Das Thema Bauen und die Frage, wohin mit der zunehmenden Zahl der Patienten, beschäftigten die Verantwortlichen in den vergangenen 100 Jahren schon immer. Die Gedanken, welche zum Beschluss führten, in Günzburg eine Heil- und Pflegeanstalt zu errichten, wurden zum ersten Mal in einer »Denkschrift über den Stand und die Weiterentwicklung des Irrenwesens in Schwaben« von dem damaligen Direktor der Heilanstalt Kaufbeuren, Dr. Alfred Prinzing, im Jahre 1906 »in feste Formen gebracht«. Das hat Direktor Dr. Maximilian Barth aufgeschrieben. Der Medizinaldirektor hat in der Festschrift zum 50-jährigen Bestehen des »Nervenkrankenhauses Günzburg« 1965 die »Entwicklung der Anstalt« ausführlich beleuchtet.

In seinem Beitrag führt er eine »sehr sorgfältige« Studie an, die um 1906 auf die drohende Überbelegung der beiden damals in Schwaben noch allein bestehenden Anstalten Kaufbeuren und Irsee aufmerksam gemacht hatte. »Die Zahl der anstaltspflegebedürftigen Geisteskranken stieg in Schwaben in dieser Zeit jährlich um durchschnittlich 22–25. Rasche Abhilfe war also notwendig«, heißt es darin. Ein paar Jahre später – im September 1910 – kommt die Stadt Günzburg als Platz für die neue Anstalt ins Spiel. Schon der Kaufbeurer Direktor Medizinalrat Dr. Prinzing findet es »reizvoll nachzulesen, welche Gesichtspunkte damals für die Wahl Günzburgs maßgebend waren«: Die tiefe Ackerkrume, die eine hohe Ertragsfähigkeit des Bodens verspreche bei gleichzeitig guter Eignung des Untergrundes zum Bauen. Das Terrain, das unter anderem im Osten durch den Hügel der Reisensburg gegen die Winde geschützt sei. Der nahe gelegene Bahnhof, durch den eine bequeme Verbindung bestehe, ohne dass die Stadt berührt zu werden brauche. »Bahnlinien nach vier Richtungen ermöglichen eine gute Verbindung mit dem Aufnahmegebiet«, zitiert der Direktor. Also schon damals haben die Verantwortlichen nicht nur die besondere Lage des Areals im Grünen und in der Nähe zur Stadt erkannt, sondern

auch die Bedeutung der guten Verkehrsverbindungen, von denen Günzburg stets profitiert hat. Das wussten die Römer, und das schätzen die Dänen bis heute. Sie errichteten 2002 das weltweit vierte Legoland vor allem deswegen in Günzburg – und nicht in Tokio.
Zurück zu den Anfängen des Bezirkskrankenhauses. Als einziger Nachteil Günzburgs wurden anfangs die häufigen Nebel, bedingt durch Donau und Günz, genannt. Und die Schnakenplage. Denen gegenüber standen die »ausgezeichneten Schnellzugverbindungen mit den großen Städten Augsburg und Ulm«. Diese sollten im ersten großen Bericht des *Kreis- und Mindelboten,* einem Vorläufer der *Augsburger Allgemeinen,* vom 24. November 1915 eine Rolle spielen. Anlass war die feierliche Übergabe der Heil- und Pflegeanstalt an die Kreisgemeinde, der Vorgängerin des heutigen Bezirkes. Es heißt da unter anderem: »Mit dem Vormittags-Schnellzug, der ungeheizte Wägen mit sich führte, traf heute zähneklappernd und mit kalten Füßen der Schwäbische Landrat (damals ein Gremium, keine Einzelperson; d. Red.) vollzählig hier ein, um den baulichen Fortschritt der neuen Heil- und Pflegeanstalt, die zum Teil schon bezogen ist und bis zum nächsten Frühjahr vollendet sein wird, in Augenschein zu nehmen«. Vom Günzburger Bahnhof begaben sich »die illustren Festgäste, unter ihnen Regierungspräsident Exzellenz von Praun, Regierungsdirektor Freiherr von Müller und der Landratspräsident Horchler, ... nach Begrüßung durch die örtlichen Honorationen zu Fuß auf der Reisensburger Straße ... nach der eine Viertelstunde entfernten Anstalt. Im Rahmen der Festansprachen, welche bei einem Mittagsmahl im Gasthof zum Bären gehalten wurden, bedankte sich unter anderem der damalige Bürgermeister der Stadt Günzburg, Herr Hanner, für den Entschluß, die Anstalt hierher zu legen, und wünschte, dass diese ›ein Wahrzeichen edelster Menschenkultur für kommende Geschlechter sein möge‹«. Eine unfreiwillige Verlängerung, so ist zu lesen, habe die Feier noch durch eine zweistündige Verspätung des Schnellzuges erfahren, der die Gäste wieder nach Augsburg zurückbringen sollte.
Es war der zweite Winter des Ersten Weltkrieges. Die Zeit war überschattet von den wirtschaftlichen Nöten des Krieges. Neben dem ausführlichen Bericht im *Kreis- und Mindelboten* steht eine Anzeige: »Ver-

geßt nicht unsere Landsleute im Felde zu Weihnachten!« Eine geschichtsträchtige Zeit, der weitere geschichtsträchtige Jahre und Ereignisse folgen würden. Das alles nachzulesen, finde ich immer noch sehr, sehr spannend. Stets mitten drin: die Heil- und Pflegeanstalt, die Kreisirrenanstalt, das Nervenkrankenhaus und später das Bezirkskrankenhaus Günzburg – vier Namen für eine einzige Klinik.
Der Günzburger Stadtarchivar Walter Grabert hat tief in seinem Archiv gesucht. »Über eine damals übliche Grundsteinlegung habe ich überhaupt nichts gefunden«, berichtet er. Stattdessen stieß er auf folgenden Sechszeiler, der am 3. September 1915 unter der Rubrik »Lokal- und Bezirks-Nachrichten« veröffentlicht wurde: »In die 2. Schwäbische Heil- und Pflegeanstalt sind gestern die ersten Pfleglinge eingezogen. Es handelt sich um mehrere Leichterkrankte, zu deren Wiedergesundung die Garten- und Feldarbeiten, mit denen sie beschäftigt werden, beitragen sollen.« Artikel Ende.
Sehr interessant zu lesen ist eine Amtliche Bekanntmachung im *Kreis- und Mindelboten* drei Tage später. Es ging um die Versorgung des Krankenhauses mit Lebensmitteln: »Für die Heil- und Pflegeanstalt Günzburg wird der Bedarf für 4. Vierteljahr 1915 an Mastochsenfleisch, Mastkuhfleisch, Kalbfleisch, Schweinefleisch, Wurstwaren, Eingeweiden, Rollgerste, Sago, Gries, Reis, Haferflocken, Hafermehl, Grünkern (geschrotten), dürren Erbsen, Linsen, Bohnen, Butterschmalz, süßer Butter, Salz, Eier, Milch, Essig, Salatöl, Kaffee (coffeinfreier), Mandelkaffee, Zucker, dürren Zwetschgen, Schweizer- und Backsteinkäse, Unschlitt- und Stearinkerzen, Petroleum, Seife, Stärke und Soda, in Submission vergeben und sind mit Muster belegte Angebote bis 20. September 1915 einzureichen. Die Zusendung der Waren hat frachtfrei der Anstalt auf Gefahr der Lieferanten zu geschehen. Nähere Aufschlüsse können ab 16. September bei Unterzeichnetem erholt werden. Günzburg, den 6. September 1915. Heil- und Pflegeanstalt Günzburg: Ott, Königlicher Rechnungsführer.« Zum Verständnis: Sago wurde zum Andicken von Suppen verwendet, mit dürren Erbsen sind getrocknete Erbsen gemeint, und Unschlitt sind verkochte Schlachtabfälle, aus denen Fett für die Kerzen gewonnen wurde. Das stank erbärmlich.

Ein weiterer englischer Truppentransportdampfer gesunken!

Wien, 2. Sept. Wie die „Reichspost" aus Budapest meldet, liegen dort Telegramme aus Sofia vor, denen zufolge die offiziöse „Kambana" berichtet: Ein englischer Transportdampfer explodierte infolge Auffahrens auf eine Mine und sank. 320 Offiziere, 1250 Soldaten und die aus 300 Köpfen bestehende Bemannung ertranken. Bisher wurden 600 Leichen geborgen. („Deutsche Tageszeitung." Z)

Konstantinopel, 3. September. Das Hauptquartier teilt mit: Der englische Transportdampfer „Sawsland" ist von einem deutschen Unterseeboot im Aegäischen Meere versenkt worden. Ein großer Teil der an Bord befindlichen Truppen ist ertrunken.

Amerika pumpt dem Vierverbande nichts.

Basel, 2. Sept. Die „Neue Zürcher Zeitung" meldet aus Amsterdam: Alle Nachrichten aus Newyork und London bestätigen, daß die große englische Milliardenanleihe in Amerika auf unbestimmte Zeit verschoben worden ist, in Wirklichkeit aber scheiterte. Die Morgangruppe sei mit europäischen Schatzwechseln geradezu übersättigt.

Friedensbemühungen?

London, 2. Sept. „Daily News" melden aus Newyork: Der Herausgeber des Londoner „Economist" Hirst, telegraphierte an die Newyorker „Tribune", daß die Besserung in der Behandlung der Kriegsgefangenen, die Bemerkung Greys über die Freiheit der Meere in seiner Antwort an den Reichskanzler und die Modifizierung des deutschen Unterseebootskrieges auf eine Verringerung der Spannung zwecks hochdiplomatischer Absichten hindeuten. (??)

Lokal- und Bezirks-Nachrichten.

Günzburg, 3. Sept. In die 2. Schwäb. Heil- und Pflegeanstalt sind gestern die ersten Pfleglinge eingezogen. Es handelt sich um mehrere Leichtkranke, zu deren Wiedergesundung die Garten- und Feldarbeiten, mit denen sie beschäftigt werden, beitragen sollen.

Günzburg, 3. Sept. Der durch seine gediegenen musikalischen Vorführungen und sein

Nahrung dienen kann. Dies gilt besonders für Fallobst und gewisse Wildfrüchte, die in manchen Gegenden völlig unbenützt bleiben, obwohl sie einen großen Wert für die Herstellung von Obstkonserven besitzen. Da die Erzeugnisse der Obstverwertungsindustrie im kommenden Winter eine erhöhte Bedeutung als Brotaufstrich zum teilweisen Ersatz der immer knapper werdenden Fette erlangen, ist es nötig, die Versorgung der Marmeladenfabriken mit Obst über die gewöhnliche vom eingeführten Handel getragene Zufuhr hinaus zu steigern. Zu diesem Zweck sollen überall im Reich, wo es an geordneten Absatzwegen fehlt, Sammelstellen geschaffen werden, die jede Menge Fallobst von zwei Zentnern aufwärts annehmen und zu Waggonladungen (100 oder 200 Zentner) vereinigt, der Industrie zuführen. Der Absatz der so gewonnenen Früchtemengen zu festgesetzten Preisen ist durch Vereinbarungen der Zentral-Einkaufsgesellschaft (Berlin W. 8, Behrensstr. 21, Abteilung Fruchtverwertung) geregelt, die allen Interessenten auf Verlangen die zu diesem Zweck aufgestellten Anleitungen zuschickt. Es ist zu hoffen, daß diese gemeinnützigen Bestrebungen überall die eifrigste Unterstützung finden.

Günzburg, 3. Sept. Ein in den jüngsten Tagen in einer Ortschaft des Bezirkes ausgebrochener Brand, der durch sog. Kurzschluß entstanden sein dürfte, lehrt neuerdings, wie notwendig es ist, daß Störungen elektrischer Einrichtungen sofort behoben oder wenigstens einem Sachverständigen bekannt gegeben werden. Wenn das Licht nicht brennt oder der Motor nicht geht, muß sofort von kundiger Seite nachgesehen werden, soweit möglich ist die Stromzufuhr auszuschalten, jedenfalls darf nicht bis zu gelegentlicher Nachschau und Instandsetzung zugewartet werden.

Günzburg, 3. Sept. Eine Bekanntmachung des Staatsministeriums des Innern an die Regierungen, K. d. J., und Distriktsverwaltung und Gemeindebehörden besagt: Die bereits im Gange befindlichen örtlichen Sammlungen zu Zwecken der Fürsorge für die Angehörigen der Kriegsteilnehmer und für die Erwerbslosen, entweder von den Gemeinden oder von gemeinnützlich eingerichteten und beaufsichtigten Wohlfahrtsunternehmungen (Wohlfahrtsausschüssen usw.) veranstaltet sind, werden hiermit gemäß der Bundesratsverordnung über die Regelung der Kriegswohlfahrtspflege vom 22. Juli 1915 (RGBl. 94) insoweit genehmigt, als sie mittels Aufruf in öffentlichen Blättern und Anschlägen und mittels Einrichtung von Einzahlungsstellen v

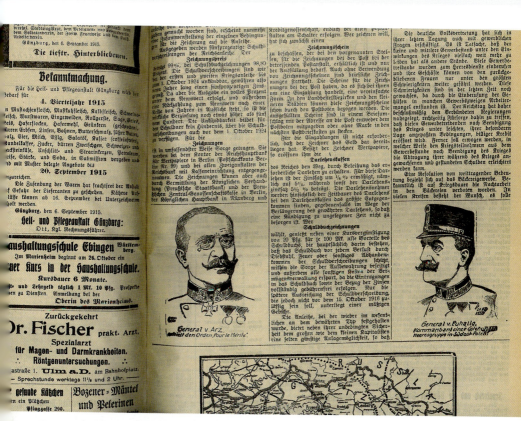

Ausschnitte aus dem Günz- und Mindelboten 1915

»Da sieht man, was da alles noch nachgefragt wurde«, bemerkt Stadtarchivar Grabert. Auf derselben Zeitungsseite steht neben der Bekanntmachung eine Anzeige, die darauf hinweist, dass die dritte Kriegsanleihe aufgelegt wird. »Dabei wurde den Bürgern fünf Prozent Zins versprochen. Es herrschte noch gute Stimmung.« Leute sollten ihre Goldmünzen zurückgeben und sie gegen Papiergeld eintauschen. »Sehr viele vaterländisch Gesinnten taten dies«, so Grabert, der Leiter des Günzburger Heimatmuseums. Später sei aller Wohlstand eines Volkes buchstäblich in Rauch aufgegangen.

Die Presse – vor allem die örtliche – hat das Bezirkskrankenhaus über die Jahre kontinuierlich begleitet. Es gab viel zu schreiben und zu berichten. Viele Beschäftigte, das weiß ich aus Erzählungen, sind täglich gespannt darauf, ob über »ihr« Bezirkskrankenhaus wieder etwas in der Zeitung steht und wie die Klinik in der Öffentlichkeit dargestellt wird. Da dies in aller Regel konstruktiv sachlich und überwiegend positiv erfolgt(e), haben Zeitung und Klinik über die vielen Jahre ein gutes, vertrauensvolles Verhältnis zueinander aufgebaut. Ich habe meinen Kollegen der *GZ* und der *AZ* immer wieder gesagt, dass man allein für das Bezirkskrankenhaus Günzburg eine eigene Kraft einstellen könnte, so viel ist dort los. Damit meinte ich aber nicht mögliche Skandale oder unentdeckte Missstände. Vielmehr dachte ich an das lebendige Leben in dieser großen Einrichtung mit ihren etwa 100 Gebäuden und den heute knapp 1500 Beschäftigten.

Missstände? Doch, die gab es dort natürlich auch. Hinsichtlich eines bestimmten Falles, auf den ich gleich näher eingehe, formuliere ich es einmal so: Es gab unterschiedliche Ansichten über Behandlungsformen sowie diverse Meinungen über strenge oder liberale Therapie im Maßregelvollzug. Als ich das erste Mal darüber berichtete, ahnte noch niemand, welche Wellen dieses Thema bayernweit schlagen würde. Die Sache begann damit, dass ich mich mit Prof. Schüttler, dem damaligen Chef der Gesamtpsychiatrie in Günzburg, ausgetauscht habe. Als bekannt wurde, dass immer wieder Patienten aus dem Maßregelvollzug aus der Klinik entwichen, da wollte ich von ihm wissen, was da los ist. Er antwortete, das seien alles harmlose Ereignisse, bisweilen handele es sich lediglich um Zeitüberschreitungen. »Das sind keine Gefangenen, sondern Patienten«, betonte er.

Ich recherchierte und kam zum Teil zu anderen Ergebnissen. Daraufhin entstand am 7. November 2000 der Bericht »Schon 14 BKH-Patienten gelang die Flucht«. Aufhänger war, dass ein 40-jähriger Mann betrunken am Steuer eines Wagens in der Augsburger Innenstadt beinahe einen Polizisten, der mit seinem Motorrad eine gesperrte Straße absicherte, über den Haufen gefahren hätte. Der Autofahrer hatte 2,3 Promille intus und war vier Monate zuvor aus dem Maßregelvollzug des Bezirkskrankenhaus Günzburg geflohen. Der Bericht schlug ein wie eine Bombe.

Eine lebhafte Diskussion über die sichere Verwahrung von gerichtlich untergebrachten Straftätern in psychiatrischen Einrichtungen entbrannte. Diese wurde zusätzlich befeuert durch den Fall des Gewaltverbrechers Frank Schmökel, der die Öffentlichkeit in diesen Tagen bewegte, aber nichts mit dem Bezirkskrankenhaus Günzburg zu tun hatte. Schmökel war ein rechtskräftig verurteilter Mörder und Vergewaltiger, der immer wieder aus dem Maßregelvollzug floh und weitere Straftaten beging. Erschwerend kam hinzu, dass noch am selben Tag der Veröffentlichung des oben genannten Artikels erneut zwei Patienten in Günzburg Reißaus nahmen. Oder wie es Prof. Schüttler formulierte: »sich der Therapie entzogen«. Es sollten nicht die letzten bleiben. Der Ruf nach mehr Sicherheit in der Forensik des Bezirkskrankenhauses Günzburg wurde immer lauter. Der Bezirk und das Ministerium schalteten sich ein, die Polizei gab Stellungnahmen ab, die Politik forderte Konsequenzen aus der Fluchtserie. Diese Fluchtserie setzte sich indes fort. Mitten drin: Die vielen Patienten und Mitarbeiter, auf die plötzlich ein gewaltiger Druck von außen einwirkte und die fortan auch mit einem großen Druck von innen umgehen mussten: Ein externer Wachdienst lief Streife, der Garten wurde meterhoch eingezäunt, Türen wurden zu Schleusen umgebaut, Fenster mit Gittern ausgestattet, Kontrollen verschärft. »Unsere Klinikphilosophie ist in Gefahr«, klagte Chefarzt Dr. Hartmut Franz damals. Und der Ärztliche Direktor stellte fest: »Ich bin doch kein Gefängnisdirektor.« Es war eine sehr schwierige Zeit für die Klinik.

Das Ende ist bekannt: Die bayerische Staatsregierung beschloss ein millionenschweres Sicherheitspaket für die psychiatrischen Krankenhäuser im Freistaat. Aus der forensischen Abteilung der Günzburger Psychiatrie wurde eine eigenständige Klinik mit eigenständigem Ärztlichen Direktor. Und die Klinik für forensische Psychiatrie und Psychotherapie in Günzburg hat seit November 2013 einen eigenständigen Neubau für den Maßregelvollzug, der niemand mehr an ein Gefängnis erinnert – ohne Gitter und Stacheldraht. Dafür gab der Freistaat viel Geld aus: insgesamt 23 Millionen Euro.

Das Leben im und um das Bezirkskrankenhaus herum ging in den Jahren 2000 und 2001 weiter – auch wenn das Thema Forensik in dieser

Zeit alles andere in den Schatten stellte. Vorher und nachher ereignete sich unglaublich viel, darunter viel Erfreuliches: Die Psychiatrie bekam eine eigene Institutsambulanz, die Patientenbühne wurde mit der Silberdistel der *Augsburger Allgemeinen* ausgezeichnet (1999); es gab neue Gebäude für die Neurologie, die Neurochirurgie (Brain Suite) und die Berufsfachschulen; in Kooperation mit der Uni Ulm veröffentlichten Mitarbeiter des Bezirkskrankenhauses einige bedeutsame wissenschaftliche Arbeiten; die unterirdische Automatische Warentransportanlage (AWT) wurde generalsaniert; der Standort Donauwörth als Außenstelle des Bezirkskrankenhauses Günzburg entstand (2001); Constanze Rummler wurde zur ersten Verwaltungsleiterin am Bezirkskrankenhaus bestimmt (1996); die Zeitung berichtete über kleinere und größere Brände, und, und, und.

In der Zeitung war über all die Jahre auch über Bezirkstagspräsident Dr. Simnacher und sein »Günzburger Modell« zu lesen. Es besteht in einer engen medizinischen und wirtschaftlichen Zusammenarbeit zwischen Bezirksklinik und Kreiskrankenhaus, das unmittelbar neben dem Bezirkskrankenhaus erbaut wurde. Auf diese Weise sei es gelungen, die Psychiatrie aus ihrer Isolierung zu reißen, sagte Dr. Simnacher damals. Und die damalige Staatssekretärin im bayerischen Sozialministerium, Barbara Stamm, wird in einem Artikel vom 26. Januar 1991 zum 75-jährigen Bestehen des Bezirkskrankenhauses mit den Worten zitiert: »Aus den Günzburger Krankenhäusern ist ein Klinikum entstanden, in dem der ganze Mensch behandelt wird.«

Als »Günzburger Modell« wurde auch eine zweite wegweisende Kooperation bezeichnet: die Zusammenarbeit mit der Universität Ulm. 1970 wurde die Neurochirurgische Klinik der Uni in Betrieb genommen – aus Platzgründen im Bezirkskrankenhaus Günzburg. Seitdem werden dort jährlich tausende Operationen im Schädel-, Nerven- und Wirbelsäulenbereich durchgeführt. Einzigartig, so heißt es in einem Pressebericht am 25. September 1995, sei das sogenannte »Günzburger Modell«: Auf einem Gelände befinden sich Neurochirurgie, Neurologie (Nervenheilkunde) und Psychiatrie. Die Zusammenarbeit über Landesgrenzen hinweg gewährleiste eine umfassende Patientenbetreuung, aber auch eine sehr gute Ausbildungsmöglichkeit für Ärzte.

Das Bezirkskrankenhaus hat sich als Akademisches Krankenhaus für die Uni Ulm längst bewährt. Es konzentriert sich als einziges Krankenhaus in Deutschland ausschließlich auf die Versorgung von Erkrankungen des zentralen und peripheren Nervensystems. Innerhalb dieser Spezialisierung deckt es alle relevanten Fachrichtungen ab. Während die Neurochirurgische Klinik bundesweit anerkannt ist, bietet die Neurologie bei der Fernübermittlung von Diagnosen (Telemedizin) und Schlaganfallversorgung neueste Methoden an. Diese Beispiele wurden in den Medien nicht nur einmal als sehr positiv herausgestellt.
In der Struktur der Klinik selbst änderte sich Grundlegendes: Schwaben wandelte als erster Bezirk in Bayern seine Krankenhäuser am 1. April 1994 in drei Eigenbetriebe um. Das betraf die drei Bezirkskrankenhäuser Augsburg/Zusmarshausen, Günzburg und Kaufbeuren/Kempten. Vorher waren es Regiebetriebe. Die *Augsburger Allgemeine* berichtete am 15. Oktober 1993 mit einem kleinen Zweispalter darüber. Seit dem 1. Januar 2008 werden die Kliniken und Heime des Bezirks Schwaben unter der Bezeichnung »Bezirkskliniken Schwaben« in der Rechtsform eines Kommunalunternehmens (Anstalt des öffentlichen Rechts des Bezirk Schwabens) geführt. Das wiederum bekam die Öffentlichkeit kaum mit, weil sich für die Menschen fast nichts änderte: Der Betrieb lief ruhig und geordnet weiter.
Die archivierten Zeitungsausschnitte füllen Aktenberge. »Die Klinik ist wie eine kleine Stadt in der Stadt«, habe ich zu meinen Kolleginnen und Kollegen in der Zeitung wiederholt gesagt, »da passiert immer etwas«. Für einen neugierigen und engagierten Journalisten wie mich »ein gefundenes Fressen«. Die Themen lagen und liegen quasi »auf der Straße«, man muss(te) sie nur aufheben. Im Fall des Bezirkskrankenhauses Günzburg liegen sie wohl irgendwo verstreut auf dem weitläufigen Gelände im Pavillonstil.
Vielen Menschen aus dem Bezirkskrankenhaus bin ich in den 17 Jahren meines Wirkens bei der *Günzburger Zeitung* begegnet. Fast immer waren die Begegnungen spannend, kurzweilig und haben meinen Horizont erweitert. So habe ich zum Beispiel hautnah miterleben dürfen, wie Dr. Rainer Wittek versucht, Menschen durch Hypnose die Angst zu

nehmen und sie zu therapieren. Dazu habe ich mich selbst ein Stück weit hypnotisieren lassen. Dr. Wittek war psychologischer Psychotherapeut am Bezirkskrankenhaus Günzburg.

Einem anderen Menschen bin ich in all den Jahren immer wieder gerne begegnet: Prof. Dr. Dr. Bernhard Widder. Er war der erste, den ich am 2. April 1996 in meiner neuen Funktion als Redakteur bei der *Günzburger Zeitung* porträtiert habe. Der Ärztliche Direktor hatte einen Tag zuvor die Leitung der Neurologischen Klinik am Bezirkskrankenhaus übernommen – als Nachfolger von Prof. von Albert, der 25 Jahre lang an der Spitze der Neurologie am Bezirkskrankenhaus Günzburg stand. Der neue Chefarzt plante damals ein Schlaganfall-Zentrum. Im Januar 1997 wurde diese »Stroke Unit« eröffnet. Sie war damals das erste und bis dato einzige Schlaganfall-Zentrum, das außerhalb einer bayerischen Großstadt in Betrieb ging. Mitte 2014 verabschiedete sich Prof. Widder in seinen wohlverdienten Ruhestand. Zu diesem Anlass durfte ich wieder über ihn berichten. Diesmal allerdings in neuer Funktion. Denn seit 1. Februar 2014 bin ich nicht mehr bei der *Augsburger Allgemeinen/Günzburger Zeitung* tätig, sondern bei den Bezirkskliniken Schwaben. Hier bin ich für das Referat Presse- und Öffentlichkeitsarbeit zuständig. Der Kreis schließt sich.

Im Rahmen meiner neuen Tätigkeit führte mich mein erster Weg übrigens nach Kaufbeuren ins dortige Bezirkskrankenhaus. Ich traf mich mit Sandra Hoppstock, um sie als erste Chefärztin am Bezirkskrankenhaus Kaufbeuren seit 1849 der Öffentlichkeit vorzustellen. Die gebürtige Chilenin leitet seit Jahresbeginn 2014 das Zentrum für Psychiatrie, Psychotherapie und Heilpädagogik (ZPH). Ich hatte das Bezirkskrankenhaus Kaufbeuren in den vergangenen Jahrzehnten komplett aus den Augen verloren. Jetzt ist es wie die vielen anderen Standorte unter dem Dach der Bezirkskliniken Schwaben wieder in meinen Fokus gerückt. Ein weiterer Kreis hat sich geschlossen.

Anhang

Chronologie
des Bezirkskrankenhauses Günzburg

1906 erste Pläne zur Errichtung eines zweiten psychiatrischen Krankenhauses in Schwaben (Denkschrift Dr. Albert Prinzing)
1908 Empfehlung der Kgl. Regierung von Schwaben und Neuburg zum Bau eines zweiten Hauses
1910 Beschluss zur Errichtung dieser Klinik in Günzburg
1911 Beschluss über den Standort, (1.10.)Beginn der Bauarbeiten
1915 (24.11.) Feierliche Eröffnung der ›Heil- und Pflegeanstalt Günzburg‹ mit 12 männlichen Patienten aus der Heil- und Pflegeanstalt Kaufbeuren
1915–1919 Dr. Wilhelm Damköhler (Direktor der Heil- und Pflegeanstalt)
1916 Durchschnittliche Belegung 108 Patienten
1920–1931 Dr. Edwin Harlander (Direktor der Heil- und Pflegeanstalt)
1923 Anerkennung als Krankenpflegeschule
1932–1937 Dr. Roderich Mayr (Direktor der Heil- und Pflegeanstalt)
1934 (20.6.) Beginn der erbbiologischen Kartierung der Patienten, Beginn der Zwangssterilisationen in Günzburg (1934–1943 über 360 Patienten der Heil- und Pflegeanstalt und der umliegenden karitativen Einrichtungen betroffen, für 1944/45 fehlen leider entsprechende Angaben)
1938–1952 Nach dem Tod von Direktor Dr. Mayr (9/1937) übernimmt (10/1938) Dr. Albert Sighart als Direktor die Leitung der Anstalt.
1938 mit finanzieller Unterstützung der IG Farben Einrichtung eines »Stoffwechsellabors« unter der Leitung des Chemikers Dr. Arno Grosse, dort Humanexperimente zur Epilepsieforschung
1939 (09/1939) erste planmäßige Krankenverlegung von Patienten aus Klingenmünster in die »Sammelanstalt« Günzburg zur Weiterverlegung in Tötungsanstalten
1940 Höhepunkt im Krankenstand, Belegung 692 Patienten

1940/41 (7/1940–7/1941) fünf Krankentransporte von insg.
394 Patienten in sog. »Tötungsanstalten« im Rahmen der »Aktion T4«
1941 Beginn mit der Elektrokrampftherapie
1943 (11/1943) Gebäude der Anstalt als Ausweichkrankenhaus
für Augsburg zur Patientenversorgung in Anspruch genommen.
1943 (11/1943–3/1944) Verlegung von 567 Patienten nach
Kaufbeuren, Räumung weiterer Krankengebäude für das Städt.
Krankenhaus Augsburg
1943 (Sommer) Günzburg als Durchgangslager für geisteskranke
Ostarbeiter bestimmt
1944 Durchschnittliche Belegung 140 Patienten
1945 (15.4.) Zerstörung von zwei Krankengebäuden durch Luftangriff,
Bombardierungen mit Sachschäden, Personen wurden nicht verletzt.
1945 (Mai) Wiederaufnahme von psychisch Kranken, Belegung einiger
Gebäude durch die amerikanischen Alliierten (Sanitätskompanie,
UNRRA)
1946 Einrichtung eines Flüchtlingskinderheimes
1947/48/53 Wiederaufbau und Wiederinbetriebnahme der beschädigten und zerstörten Gebäude
1952–1966 Dr. Maximilian Barth (Direktor der Heil- und Pflegeanstalt)
1953 Beginn der modernen Psychopharmakotherapie in Günzburg
1958–1962 Erweiterung der Versorgungsbetriebe, Eröffnung von drei
weiteren neuerbauten Gebäuden
1964 Umbenennung in ›Nervenkrankenhaus des Bezirks Schwaben‹;
durchschnittliche Patientenbelegung liegt bei ca. 1000 Patienten
1965 Beschluss des Bezirkstages von Schwaben zum Bau einer
psychiatrischen Aufnahmeklinik, eines zentralen Diagnostikgebäudes
und einer neurologischen Abteilung
1966–1974 Dr. Dr. Hans-Erich Schulz (Direktor der Psychiatrie)
1968 Beschluss des Bezirkstags zur Errichtung einer neurochirurgischen Abteilung
1970–1996 Prof. Dr. Hans-Hennig von Albert (Direktor der Neurologie)
1970 (Juni) Eröffnung des Klinikums mit neurologischer und
neurochirurgischer Abteilung mit Diagnostik- und Therapiezentrum

1971–1989 Prof. Dr. Klaus Schmidt (Direktor der Neurochirurgie)
1971 Eröffnung der Neurochirurgischen Abteilung (heute Klinik für Neurochirurgie der Universität Ulm), damit am Krankenhaus Günzburg alle Disziplinen der Nervenheilkunde (Psychiatrie, Neurochirurgie, Neurologie) auf einem Gelände vereint, zu diesem Zeitpunkt einmalig in Deutschland. (»Günzburger Modell«)
1972 Einrichtung einer Isolierstation (Pockenstation) für die Bezirke Oberbayern und Schwaben
1973 Beschluss zur Anbindung der psychiatrischen Abteilungen an die Universität Ulm, WS 73/74 Aufnahme des Unterrichts für Medizinstudenten der Universität Ulm in Günzburg
1974–1982 Prof. Dr. Eberhard Lungershausen (Direktor der Psychiatrie)
1974 Anbindung der Psychiatrischen Klinik an die Universität Ulm (heute: Klinik für Psychiatrie und Psychotherapie II der Universität Ulm)
1976 Umbenennung in ›Bezirkskrankenhaus Günzburg – Fachkrankenhaus für Psychiatrie, Neurologie und Neurochirurgie‹, Akademisches Krankenhaus für die Universität Ulm.
1978–1980 Generalsanierung zahlreicher Häuser (Renovierung und Erweiterung)
1982–2002 Prof. Dr. Reinhold Schüttler (Direktor der Psychiatrie)
1982–2003 Bauliche Sanierung und differentielle Strukturierung der Gesamtklinik in überschaubare, teils chefärztlich geführte therapeutische Abteilungen. Umbenennung der Psychiatrischen Klinik in Klinik für Psychiatrie, Psychotherapie und Psychosomatik. Errichtung einer psychiatrischen Institutsambulanz. Trennung von Behandlungs- und Heimbereich.
Errichtung eines Arbeitstrainingszentrums. Weiterbildungsstätte Fachpflege Psychiatrie.
1985 (14.10.) Eröffnung des neuen Grundversorgungskrankenhauses und des gemeinsamen Begegnungszentrums zwischen Bezirkskrankenhaus und Kreiskrankenhaus
1987 (23.11.) Einweihung einer Gedenkkapelle zum Gedächtnis an die Opfer des Nationalsozialismus

1989–2008 Prof. Dr. Hans Peter Richter (Direktor der Neurochirurgie)
1993 Eröffnung des Arbeitstrainingszentrums
1996–heute Prof. Dr. Dr. Bernhard Widder (Direktor der Neurologie, Ltd. Ärztlicher Direktor ab 1998)
1996 Prof. Schüttler, Ltd. Ärztlicher Direktor des Bezirkskrankenhauses Günzburg, erhält den Kurt Schneider-Forschungspreis
1997 Der therapeutische Wohnbereich des Bezirkskrankenhauses Günzburg erhält Heimstatus. Jetzt: Psychiatrisches Pflegeheim am Bezirkskrankenhaus Günzburg
2001 Eröffnung der Abteilung für Psychiatrie und Psychotherapie an der Donau-Ries-Klinik in Donauwörth
2002 Eigenständiger Status der Klinik für Forensische Psychiatrie und Psychotherapie, Ärztlicher Direktor Dr. Ernst Baljer (bis 2013)
2002 (Dezember) Spatenstich für Kanalsanierung im Bezirkskrankenhaus Günzburg
2002–heute Prof. Dr. Thomas Becker (Direktor der Psychiatrie)
2003 Sanierung der Stationen 55.2 und 55.3, Schlüsselübergabe für Haus 82 (Betr. Ärztlicher Dienst, Wohnen und Fördern)
2003 (April) Zytostatika Labor wird in Betrieb genommen
2003 (Mai) Ärztehaus auf dem Gelände des Bezirkskrankenhauses wird eröffnet
2003 (Oktober) Tag der Psychiatrie im Bezirkskrankenhaus
2003 (November) Psychosozialer Hilfsverein wird gegründet
2004 (April) Forschungsprojekt FIPS (Kinder psychisch kranker Eltern) wird angestoßen
2004 (November) Einweihung einer Gedenktafel zur Erinnerung der Opfer der Euthanasie-Aktionen unter der Herrschaft der Nationalsozialisten
2005 (August) Substitutionsambulanz eröffnet im Haus 53
2005 (Juli) 25 Jahre Psychotherapie am Bezirkskrankenhaus Günzburg; »Wir waren die Exoten«
2005 (September) 90 Jahrfeier der Klinik mit Tag der offenen Tür
2005 (Oktober) Eröffnung des Volleyballplatzes in Donauwörth mit Promiturnier

2005 (Oktober) Fachschule für Ergotherapie feiert 25. Geburtstag
2005 (Dezember) Home Treatment nimmt seine Arbeit auf; Klinik erhält höchste Qualitätsauszeichnung im Umweltschutz (EMAS)
2006 (März) Illertissener Krankenpflegeschule wird geschlossen. Aber weiter mit Ausbildung. Theoretischer Unterricht in Günzburger Schule.
2007 Gutachten wird erstellt und die neue Betriebsstruktur erarbeitet
2007 (Juni) Erster Pflegetag im Bezirkskrankenhaus Günzburg
2007 (Oktober) Eröffnung der Tagesstätte in der »alten Pforte«
2008–heute Prof. Dr. Christian Wirtz (Direktor der Neurochirurgie)
2008 (Oktober) Re-Zertifizierung der Klinik nach EMAS (Umweltschutz). 2005 Erstzertifizierung.
2009 (Juni) Beginn der Zertifizierungsphase der Klinik für Psychiatrie, Psychotherapie und Psychosomatik, einschl. Donauwörth
2009 (August) In der Gerontopsychiatrie wird das Belegungsmanagement durch eine Pflegekraft eingeführt.
2009 (November) Neues Schulzentrum wird seiner Bestimmung übergeben
2010 (September) Altar der katholischen Kirche wird nach Brand wieder eingeweiht
2010 (Dezember) Erfolgreiche Zertifizierung der Klinik für Psychiatrie, Psychotherapie und Psychosomatik, einschl. Donauwörth
2011 (Februar) Bauarbeiten für den Neubau der Klinik für Forensik beginnt
2011 (Juli) Das Bezirkskrankenhaus Günzburg und die Kreiskliniken Günzburg-Krumbach eröffnen Altersmedizinisches Zentrum (Geriatrie in Haus 45.1)
2012 (Januar) Erneut höchste Qualitätsauszeichnung für Umweltschutz im Bezirkskrankenhaus Günzburg
2012 (März) Denkmalpreis der Stadt Günzburg für Sanierung der Katholischen Kirche
2012 (April) Fertigstellung des Neubaus der Psychiatrischen Ambulanz

2012 seit WS 12/13 dualer Studiengang der Berufsfachschulen für Krankenpflege, Physio- und Ergotherapie am Bezirkskrankenhaus Günzburg
2013 Neugründung des Lehrstuhls für Forensische Psychiatrie und Psychotherapie an der Universität Ulm, Forensische Klinik ist somit Akademisches Krankenhaus für die Universität Ulm, Ärztliche Direktorin Prof. Dr. Manuela Dudeck (seit 2013)
2014 (April) Fertigstellung der Klinik für Forensik

Verzeichnis der Autorinnen und Autoren

Barbara Aigner Schulleitung der Berufsfachschule für Physiotherapie der Bezirkskliniken Schwaben am Bezirkskrankenhaus Günzburg

Prof. Dr. Gregor Antoniadis Leitender Oberarzt der Klinik für Neurochirurgie am Standort Günzburg, Facharzt für Neurochirurgie und Spezielle Neurochirurgische Intensivmedizin

Dr. Wolfgang Aurnhammer Leitender Oberarzt der Klinik für Neurologie und Neurologische Rehabilitation, Facharzt für Neurologie und Psychiatrie, Facharzt für Physikalische und Rehabilitative Medizin sowie Spezielle Neurologische Intensivmedizin

Georg Baur Pflegedirektor am Bezirkskrankenhaus Günzburg

Prof. Dr. Karl Bechter Chefarzt der Abteilung Psychotherapeutische Medizin und Psychosomatik

Prof. Dr. Thomas Becker Ärztlicher Direktor der Klinik für Psychiatrie und Psychotherapie II der Universität Ulm am Bezirkskrankenhaus Günzburg, Facharzt für Neurologie, Psychiatrie und Psychotherapie

Gerhard Becker Geschäfts- und Heimleitung Wohnen und Fördern am Bezirkskrankenhaus Günzburg

Prof. Dr. Manuela Dudeck Ärztliche Direktorin an der Klinik für Forensische Psychiatrie und Psychotherapie der Universität Ulm am Bezirkskrankenhaus Günzburg

Thomas Düll Vorstandsvorsitzender der Bezirkskliniken Schwaben

Prof. Dr. Heiner Fangerau Direktor des Institutes für Geschichte und Ethik der Medizin der Universität zu Köln

Gerhard Fischer ehemaliger Pflegedirektor am Bezirkskrankenhaus Günzburg

PD Dr. Karel Frasch Chefarzt Abteilung Donau-Ries Klinik Donauwörth

Uwe Genge Dipl.-Pflegewirt (FH) Leitung Abteilung Pflegewissenschaft und -forschung, Innerbetriebliche Fortbildung

Reinhard Huber Leiter Sozialdienst am Bezirkskrankenhaus Günzburg

Prof. Dr. Gerhard F. Hamann Ärztlicher Direktor der Klinik für Neurologie, Kurator der Berufsfachschule für Physiotherapie

Prof. Dr. Markus Jäger Geschäftsführender Oberarzt der Klinik für Psychiatrie, Psychotherapie und Psychosomatik/Klinik für Psychiatrie und Psychotherapie II der Universität Ulm

Susanne Jarisch Fachkrankenschwester Psychiatrie, Leiterin der Patientenbühne, Projektleiterin im Erfahrungsfeld Theater (BuT), Kunst-therapie

Josef Joas Fachliche Leitung Arbeitstraining und Ergotherapie, Kunst- und Musiktherapie

Flora Kadar Musiktherapeutin (FH), M.A.

Susanne Kilian Dipl.-Soziologe, Familientherapeutin, Leitung Psychiatrische Institutsambulanz

Prof. Dr. Reinhold Kilian Diplom-Soziologe, Universität Ulm, Klinik für Psychiatrie und Psychotherapie II der Universität Ulm am Bezirkskrankenhaus Günzburg Leiter der Sektion Gesundheitsökonomie und Versorgungsforschung

Günter Klas Patientenfürsprecher am Bezirkskrankenhaus Günzburg

Dr. biol. hum. Markus Kösters Dipl.-Psychologe, wissenschaftlicher Mitarbeiter

Gerhard Kramer Regionalleiter Nord Bezirkskliniken Schwaben

Wilhelm Losert ehemaliger Verwaltungsleiter des Bezirkskrankenhauses Günzburg

Prof. Dr. Peter Möller Direktor des Institutes für Pathologie, Facharzt für Pathologie

Maren Pfetsch Dipl.-Sozialarbeiterin (FH), Sozialdienst

PD Dr. Bernd Puschner Leiter der Sektion Prozess-Ergebnis-Forschung, Klinik für Psychiatrie und Psychotherapie

Erich Renner Dipl.-Med. Päd., Schulleitung der Berufsfachschule für Krankenpflege am Bezirkskrankenhaus Günzburg

CA Dr. med. Dirk Repkewitz Chefarzt der Abteilung für Neuroanästhesie, Vorsitzender der Hygienekommission

Univ.-Prof. Dr. med. Dipl.-Phys. Matthias W. Riepe Chefarzt Leiter Sektion Gerontopsychiatrie, Professor für Gerontopsychiatrie, Chefarzt Abteilung Gerontopsychiatrie und Akutgeriatrie

Edeltraud Rotter Sozialdienst des Bezirkskrankenhauses Günzburg

Prof. Dr. Nicolas Rüsch Professor für Public Mental Health, Leiter Sektion Public Mental Health, Oberarzt Klinik für Psychiatrie und Psychotherapie II der Universität Ulm am Bezirkskrankenhaus Günzburg

Dr. Saskia Schadow Assistenzärztin Neuroradiologie

Georg Schalk Presse- und Öffentlichkeitsreferat Bezirkskliniken Schwaben

Frederike Schludi Dipl.-Musiktherapeutin (FH)

Prof. Dr. med. Bernd Schmitz Sektionsleiter Neuroradiologie und Stellvertretender Ärztlicher Direktor der Klinik für diagnostische und interventionelle Radiologie

Dr. Jürgen Schübel Leiter der PIA, Stellvertretender Ärztlicher Direktor der Klinik für Psychiatrie, Psychotherapie und Psychosomatik

Dr. Georg Simnacher† ehem. Bezirkstagspräsident des Bezirks Schwaben, Alt-Landrat des Landkreises Günzburg, Präsident des Verbandes der bayerischen Bezirke

Dr. Felicitas Söhner Assistenz des Ärztlichen Direktors der Klinik für Psychiatrie und Psychotherapie II, wissenschaftliche Mitarbeiterin am Institut für Geschichte, Theorie und Ethik der Medizin der Universität Ulm

Prof. Dr. Dietmar R. Thal Leiter der Sektion Neuropathologie des Instituts für Pathologie der Universität Ulm, Facharzt für Neuropathologie

Dr. Karsten Tschauner Oberarzt und ärztlicher Kooperationspartner für das Bezirkskraukenhaus der Mutter-Kind-Station

Prof. Dr. Nenad Vasic Stellvertretender Klinikdirektor an der Klinik für Forensische Psychiatrie und Psychoterapie, Leitender Oberarzt an der Klinik für Forensische Psychiatrie und Psychotherapie

Dr. Rüdiger Vogel Stellvertretender Klinikdirektor der Klinik für Forensische Psychiatrie und Psychotherapie

Rainer Vollmer Stellvertretender Schulleiter, Ausbildungsleiter der Berufsfachschule für Ergotherapie am Bezirkskrankenhaus Günzburg

Prof. Dr. Dr. Bernhard Widder Facharzt für Neurologie und Psychiatrie, Rehabilitationswesen, Sozialmedizin, Klinische Geriatrie und Medizinische Informatik

Wilhelm Wilhelm Leiter Dienstleistungs- und Logistikzentrum

Prof. Dr. med. Christian Reiner Wirtz Ärztlicher Direktor der Klinik für Neurochirurgie der Universität Ulm am Klinikbereich Günzburg und Ulm

Thomas Wohlwend Analytischer Kunsttherapeut (APAKT), Kreativitätstrainer, Ergotherapeut

Abbildungsverzeichnis
Bildrechte liegen vor.

Seite 11 Georg Simnacher
Seite 14 Melanie Huml
Seite 14 Logo des Bayerischen Staatsministeriums für Gesundheit und Pflege
Seite 18 Jürgen Reichert
Seite 18 Logo des Bezirks Schwaben
Seite 20 Thomas Düll
Seite 20 Logo der Bezirkskliniken Schwaben
Seite 22 Karl Joachim Ebeling
Seite 22 Thomas Wirth
Seite 22 Klaus Michael Debatin
Seite 22 Logo der Universität Ulm
Seite 25 Hubert Hafner
Seite 25 Logo des Landkreises Günzburg
Seite 28 Gerhard Jauernig
Seite 28 Logo der Stadt Günzburg
Seite 30 Hermann Wohlgschaft, Ulrike Berlin, Joachim Böhm
Seite 33 Karl-Heinz Möhrmann
Seite 33 Logo LApK (Angehörige Psychisch Kranker)
Seite 35 Skulptur »Umarmung« auf dem Krankenhausgelände
Seite 35 Logo BayPo e.V.
Seite 40 Heiner Fangerau
Seite 44 Felicitas Söhner
Seite 46 Architekt und Planer Heinrich Ullmann
Seite 48 Postkarte mit neuer Heil- und Pflegeanstalt Günzburg
Seite 50 Verwaltungsgebäude von Süden
Seite 50 Evangelische Kirche
Seite 51 Wirtschaftshof
Seite 51 Festsaal mit Blick auf die Reisensburg im Hintergrund
Seite 53 Erste Patientin und erster Patient der Heil- und Pflegeanstalt Günzburg
Seite 54 Die Reisensburg bei Günzburg
Seite 55 Katholische Kirche
Seite 56 Zeichnungen des ersten Patienten. Bildtitel: (von links) Kirschen-Vogel, Blumen-Vogel, Frühlingsleben.

Seite 58 Blick auf Haus 51 und Rosengarten im Winter
Seite 59 Blick vom Gutshof auf die Reisensburg
Seite 61 ehemaliger Operationssaal der Heil- und Pflegeanstalt Günzburg
Seite 65 Forschungslabor und Versuchstiere von Oberarzt W. Leinisch
Seite 69 von links: Direktor Albert Sighart, Verwaltungsleiter Ludwig Trieb
Seite 71 Luftaufnahme der Heil- und Pflegeanstalt kurz vor Ende des Zweiten Weltkriegs
Seite 77 Luftaufnahme der Heil- und Pflegeanstalt 1962
Seite 78 Rosengarten vor Haus 40 um 1970
Seite 83 Luftaufnahme des Nervenkrankenhauses 1973
Seite 94 Altes Pförtnerhäuschen
Seite 95 Blick auf das Verwaltungsgebäude des Bezirkskrankenhauses Günzburg
Seite 97 Neubau der Psychiatrischen Institutsambulanz (PIA)
Seite 98 Georg Simnacher
Seite 101 Georg Simnacher war Festredner der Jubiläumsfeier zum 75-jährigen Bestehen des Bezirkskrankenhauses Günzburg.
Seite 104 Günter Klas
Seite 109 Logo des Vereins der Angehörigen psychisch Kranker Augsburg e.V.
Seite 115 Logo der Selbsthilfegruppe »Seelische Gesundheit«
Seite 116 Logo der Selbsthilfegruppe »Transmitter«
Seite 118 Georg Schalk
Seite 118 Jubiläumslogo des Bezirkskrankenhauses Günzburg
Seite 121 Pflegedirektor Georg Baur (links) und Kunsttherapeut Thomas Wohlwend überreichten der Siegerin des Malwettbewerbs, Jessica Schwegler, Blumen und ein Buch.
Seite 121 Das ist das Siegerbild von Jessica, aus dem das Jubiläumslogo kreiert wurde.
Seite 122 Susanne Kilian
Seite 123 Netzwerk an Hilfen, die aus dem Arbeitskreis »Kinder psychisch belasteter Eltern« entstanden sind.
Seite 125 Sie engagieren sich von Anfang an für das Netzwerk, das Kinder psychisch kranker Eltern hilft: (von links) Thomas Düll, Vorstandsvorsitzender der Bezirkskliniken Schwaben, die Mentorin Susanne Kilian von der Beratungsstelle FIPS, Barbara Hellenthal von der Fachstelle Sozialdienst beim Landratsamt Günzburg sowie Thomas Becker, Leitender Ärztlicher Direktor des Bezirkskrankenhauses.
Seite 128 1920er Jahre: Historische Dienstplantafel des Pflegedienstes
Seite 129 Um 1940: Blick von der Reisensburg auf die Anstalt
Seite 129 Um 1970: Haus 40 mit Rosengarten

Seite 130 1994: Spatenstich zu Haus 41: (von links) Direktor Reinhold Schüttler, stv. Pflegedirektorin Theresia Schlott, Bau-Architekt, Bezirkstagspräsident Georg Simnacher, Oberbürgermeister Rudolf Köppler sowie Bezirksrat u. Krankenhausreferent Helmuth Zengerle.
Seite 130 1997: Einweihung der ersten Schlaganfallstation »Stroke Unit«: (von links) Bernhard Widder, Hans-Peter Richter, Georg Simnacher, Reinhold Schüttler.
Seite 131 1997: Einweihung des neuen Feuerwehr-Autos: (von links) Kreisbrandmeister Albert Müller, Joseph Seibold (Werkfeuerwehr des Bezirkskrankenhauses), Bezirkstagspräsident Georg Simnacher, Kreisbrandrat Siegbert Wieser, Gerhard Müller Kommandant (Werkfeuerwehr des Bezirkskrankenhauses).
Seite 131 2011: Grundsteinlegung zur neuen Forensik am Bezirksklinikum Günzburg: (von links) Landrat Hubert Hafner, Architekt Martin Feldengut, Vorstandsvorsitzender Thomas Düll, stv. Direktor der Forensik Rüdiger Vogel, Oberbürgermeister Gerhard Jauernig.
Seite 132 2011: Junge Psychiater und Psychologen aus Deutschland, Polen und der Ukraine kamen 2011 auf Schloss Reisensburg zu der ersten »Summer School Psychiatrie« zusammen.
Seite 132 2012: Umweltschutz ist ein wichtiges Unternehmensziel am Bezirkskrankenhaus Günzburg. Nun wurde das Bezirkskrankenhaus Günzburg für nachhaltiges Umwelt-Management als EMAS-Betrieb (Eco-Management and Audit Scheme) ausgezeichnet.
Seite 133 2013: 20 Schülerinnen und fünf junge Männer haben ihr Examen an der Berufsfachschule für Krankenpflege der Bezirkskliniken Schwaben am Bezirkskrankenhaus Günzburg erfolgreich absolviert. Die Abschlussklasse mit ihrer Lehrerin Astrid Kindermann.
Seite 133 2014: Thomas Düll (Mitte), Vorstandsvorsitzender der Bezirkskliniken Schwaben, freut sich, dass der Stabwechsel in der Günzburger Neurologie von Bernhard Widder (rechts) zu Gerhard Hamann so harmonisch verlaufen ist.
Seite 133 2014: Krankenhausleitung: (von links) Pflegedirektor Georg Baur, Regionalleiter Nord Gerhard Kramer, Leitender Ärztlicher Direktor Thomas Becker.
Seite 136 Thomas Becker
Seite 140 Jürgen Schübel
Seite 143 Neue Räume des Ambulanzgebäudes
Seite 144 Gebäude der Psychiatrischen Institutsambulanz
Seite 145 Pflege via Bildschirm: Hubert Kießling, Fachpfleger für Gerontopsychiatrie nimmt Kontakt mit einem Patienten auf. Jürgen Schübel, der Leiter der PIA, und Pflegeleiterin Heike Häfele schauen ihm über die Schulter.
Seite 146 Persönliche Beratung vor Ort: (von links) Henriette Jahn, Anita Zähnle

Seite 147 Karl Bechter
Seite 148 Außenansicht Haus 55
Seite 149 Momente der Besinnung und des Nachdenkens im Rahmen der Märchengruppe auf 400 Jahre alten »Märchenmöbeln«
Seite 151 Blick in die Station 55
Seite 155 Matthias W. Riepe
Seite 160 Karel Frasch
Seite 161 von links: Chefarzt Karel Frasch und Pflegedienstleiterin Gabriele Bachhuber, Abteilung Donauwörth
Seite 163 Karel Frasch
Seite 169 von links: Susanne Jarisch, Flora Kadar, Thomas Wohlwend
Seite 170 Verleihung des bayerischen Sozialpreises durch Ministerpräsident Strauß
Seite 172 von links: Aufführung »Frühlingsgefühle« (2006), Aufführung »Bistro« (2007)
Seite 174 – ohne Bildunterschrift – Musiktherapie
Seite 175 Logo Kunsttherapie Bezirkskrankenhaus Günzburg
Seite 176 links: Gruppenarbeit in der Kunsttherapie, rechts: Beispiel für Analytische Kunstthcrapie
Seite 177 Elisabeth Reichhardt »Weggeräumt«
Seite 177 Kunsttherapie-Gruppenarbeit
Seite 184 Thomas Becker
Seite 185 Team Versorgungsforschung 2013: (von links) obere Reihe: Paulo Kling-Lourenço, Carmen Checchia, Reinhold Kilian, Thomas Becker, Jana Konrad, Annabel Stierlin, Hudson Kiige untere Reihe: Silvia Krumm, Bianka Reitenauer, Beate Dillinger, Sabine Loos, Kristina Klein.
Seite 188 Chefärzte der Psychiatrie Günzburg 1974–2014: (von links) Eberhard Lungershausen (1974–1982), Reinhold Schüttler (1982–2002), Thomas Becker (seit 2002).
Seite 193 Reinhold Kilian
Seite 198 Bernd Puschner
Seite 200 Nicolas Rüsch
Seite 203 Markus Jäger
Seite 210 Karl Bechter
Seite 211 Kleinhirn Pferd. Abbildung von Gehirngewebe, infiziert mit dem Virus der Borna'schen Krankheit (Immunhistologie, Histologie)
Seite 212 Entzündliches Infiltrat unter dem Mikroskop (Histologie) bei BDV Infektion
Seite 216 Bilder aus dem Beitrag »Jagd auf die Biokiller«, Abenteuer Wissen im Zweiten Deutschen Fernsehen 2008
Seite 218 Manuela Dudeck

Seite 220 Neubau der Klinik für Forensische Psychiatrie und Psychotherapie
Seite 222 Schlüsselübergabe für die neue Forensik: (von links) Manuela Dudeck, Ernst Baljer, Thomas Düll.
Seite 224 Forensik Blick in ein Zimmer
Seite 225 Forensik Küche
Seite 225 Forensik Ostseite
Seite 228 Bernhard Widder
Seite 229 Blick in die neurologische Intensivstation in den 1970er Jahren
Seite 230 Neurologische Intensivstation im »Intensivcontainer« nach der Inbetriebnahme 1997
Seite 231 Untersuchung eines Patienten im Computertomographen um 1980
Seite 232 Terrasse des Rehabilitationszentrums in Haus 45
Seite 234 Kontrastmitteldarstellung der rechtsseitigen Hirngefäße im Blick von vorne bei einem Verschluss der großen Hirnschlagader (linkes Bild). Nach mechanischer Entfernung des Blutgerinnsels stellen sich die zur Schläfe hin verlaufenden Gefäße wieder dar (rechtes Bild).
Seite 235 Erste telemedizinische Untersuchung eines Patienten im Rehabilitationskrankenhaus Ulm durch die Günzburger Neurologen im Sommer 1999.
Seite 236 Haus 21 vor der Sanierung
Seite 236 Haus 21 nach der Sanierung 2004
Seite 237 Therapeutischer Aufenthaltsbereich im Erdgeschoss von Haus 21
Seite 238 Aktivierende Therapie bei »Schmerzpatienten« im Trainingsraum von Haus 21
Seite 239 Bewegungsbad in der »Bäderabteilung« von Haus 25
Seite 240 Videoendoskopische Untersuchung der Schluckfunktion bei einem Schlaganfallpatienten
Seite 242 Chefärzte der Neurologie Günzburg 1970–2014: (von links) Hans-Henning von Albert (1970–1996), Bernhard Widder (1996–2014), Gerhard Hamann (seit 2014).
Seite 244 Stationäre Patienten der Stroke Unit Günzburg mit der Zuweisungsdiagnose Schlaganfall (I6) oder transitorische-ischämische Attacke (G45)
Seite 245 Weiterversorgung der in Günzburg frührehabilitativ behandelten Schlaganfallpatienten 2013
Seite 246 Vor-Ort-Konsile und Telekonsile in den TESS-Partnerkliniken 2004–2013. 2010 Eröffnung der Neurologie am Klinikum Memmingen, 2013 Eröffnung der Neurologie am Klinikum Kempten
Seite 246 NEVAS-Projekt mit den Schlaganfallzentren Klinikum Großhadern, Klinikum Ingolstadt und Bezirkskrankenhaus Günzburg
Seite 248 Christian Wirtz

Seite 249 Eine Szene im Röntgen aus dem Jahr der Gründung der Klinik 1971. Die Röntgendiagnostik wurde bis zum Jahr 2008 vollständig von der Neurochirurgie mit abgedeckt, da Prof. Richter zusätzlich auch Facharzt für Neuroradiologie war. Danach ließen die Bestimmungen der Röntgenverordnung dies nicht mehr zu und eine eigenständige Abteilung Neuroradiologie wurde gegründet, zu deren Leiter Prof. Schmitz berufen wurde.

Seite 249 Bereits 1972 wurden in den Operationssälen der Neurochirurgie ca. 1000 zum Teil sehr komplexe Operationen durchgeführt. Die Narkosen wurden von dem damaligen Chefarzt, Prof. Schmidt, überwacht, der nicht nur Neurochirurg sondern auch Facharzt für Anästhesie war (s. Beitrag Neuroanästhesie).

Seite 251 Im Jahr 2004 wurden die Neurochirurgischen Operationen zwar noch im alten Operationstrakt, aber mit modernster technischer Ausstattung durchgeführt. Nicht nur ein modernes Operationsmikroskop, sondern auch Gerätschaften zum intraoperativen elektrophysiologischen Monitoring waren bereits vorhanden. Dieses dient der Überwachung der motorischen und sensiblen Funktionen während Operationen am Gehirn oder Rückenmark beim narkotisierten Patienten um die Operation sicherer zu machen. Hier hatte Günzburg eine Vorreiterfunktion und die Mitarbeiter/Innen leisteten deutschlandweit Pionierarbeit. Zur sicheren Durchführung bedurfte es einer hoch spezialisierten Neuroanästhesie.

Seite 253 Direktoren der Neurochirurgischen Klinik Günzburg: (von links) Klaus Schmidt (1971–1989), Hans-Peter Richter (1989–2008) und Christian Rainer Wirtz (2008–heute).

Seite 254 Einweihung der BrainSuite am Bezirkskrankenhaus Günzburg am 20.2.2009: (von links) Reinhard Marre, Ärztlicher Direktor des Universitätsklinikums Ulm, Thomas Düll, Vorstandsvorsitzender der Bezirkskliniken Schwaben, Peter Frankenberg, Minister für Wissenschaft, Forschung + Kunst BW, Jürgen Reichert, Verwaltungsratsvorsitzender und Bezirkstagspräsident, Markus Söder, Bayer. Staatsminister für Umwelt und Gesundheit, Christian Rainer Wirtz, Ärztlicher Direktor der Neurochirurgischen Klinik, für die Universität Ulm am Bezirkskrankenhaus Günzburg.

Seite 258 linker Teil Bild S. 259

Seite 259 Hier findet in der Brain Suite eine Operation an einem Hirntumor statt. Der große Vorteil für die Patienten und den Operateur ist die Möglichkeit nach der Entfernung des Tumors sofort Bilder anfertigen zu können, um mögliche Reste sofort zu erkennen und noch gezielt zu entfernen. Da die Tumoren zum Teil kaum von gesundem Hirngewebe zu unterscheiden sind, ist die Anfertigung intraoperativer Kernspin (MRT) Aufnahmen oder sehr hilfreich.

Seite 261 Dirk Repkewitz

Seite 262 Das Anästhesieteam im Aufwachraum: (von links) Eva Schütz, Ulrich Ehrmann, Ewald Lukas, Michael Gösele, Gerson Weiss, Daniela Hauber-Köhle, Dirk Repkewitz, Werner Klingler, Dorothee Hock, Walter Moor, Jürgen Schmidt, Helmut Sykora.
Seite 263 Gruppenbild vom 14. Praxiskurs November 2013
Seite 266 Die Maligne Hyperthemie zählt zu den so genannten seltenen Erkrankungen und ist eine lebensbedrohliche Narkosekomplikation. In 50% der Fälle sind Kinder betroffen.
Seite 267 Bernd Schmitz
Seite 268 Durchführung einer Myelographie Bezirkskrankenhaus Günzburg 1971
Seite 268 Durchleuchtungsanlage Bezirkskrankenhaus Günzburg 1994
Seite 269 links: Schädelaufnahme mit Darstellung der Hirngefäße 1969. Pfeile: Verdrängung der Gefäße bei extraaxialer Blutung links. rechts: CT-Bild des Schädels 2013. Pfeile: Hyperdense epidurale Blutung links.
Seite 270 Offizielle Einweihung des neuen Spiral-CT 2010.
Seite 271 Alte biplanara Angiographieanlage 2009
Seite 272 Neue biplanara Angiographieanlage mit modernster Technik und neue Funktionen zur verbesserten Patientenversorgung 2011
Seite 274 von links: Peter Möller, Dietmar Thal
Seite 278 Georg Baur
Seite 279 weibliche Wachabteilung 1928
Seite 281 Belegung Patienten 1917–1988 (Frauen, Männer und gesamt)
Seite 283 Stand männliches und weibliches Pflegepersonal 1917–1988
Seite 284 Fachkraftquote (Pflegepersonal mit Examen) 1947–1988
Seite 287 Dauerbadeinrichtung 1928
Seite 291 Didymus Hasenkopf
Seite 294 Margarete Weinert
Seite 297 Gertrud Axmann
Seite 302 Edeltraud Rotter
Seite 305 Gemeinsame Freizeit der Langzeitpatienten im Allgäu
Seite 307 Reinhard Huber
Seite 309 Mitarbeiterteam des Sozialdienstes 2014: (von links) erste Reihe: Beate Löwlein, Tanja Sprenger-Frodl, Claudia Adam, Maren Pfetsch, Renate Mack-König, Edeltraud Rotter. zweite Reihe: Helmut Schönmann, Heiko Kurzhals, Christina Eigner, Michael Fischer, Carolin Burkhardt, Reinhard Huber, Jutta Wild, Christiane Skotak.
Seite 312 Gerhard Becker
Seite 313 »WOHNEN und FÖRDERN« in Bayerisch-Schwaben
Seite 318 Barbara Aigner
Seite 322 Besuch des Physiokongresses 2014

Seite 322 Zertifikat der Dualen Hochschule Baden-Württemberg Heidenheim
Seite 323 Berufsfachschule für Physiotherapie
Seite 324 Erich Renner
Seite 325 Auszug aus Anstaltschronik 1924
Seite 326 Staatliche Anerkennung der Schule 1953
Seite 328 Aus dem Flyer der Schwesternvorschule
Seite 329 Broschüre zur Schwesternvorschule
Seite 331 Ansicht Schwesternvorschule
Seite 332 Spatenstich für neue Unterrichtsräume für zwei Berufsfachschulen
Seite 332 Schulanbau der Berufsfachschulen für Krankenpflege und Ergotherapie
Seite 333 Gruppenfoto zum Ausbildungsbeginn aller drei Bezirkskrankenhaus-Schulen im Oktober 2013
Seite 335 Rainer Vollmer
Seite 336 Ergotherapie-Schüler
Seite 339 Diese Urkunde erhielt die Berufsfachschule für Ergotherapie der Bezirkskliniken Schwaben am Bezirkskrankenhaus Günzburg im Jahr 2000. Sie ist eine Anerkenung für das hohe Qualitätsniveau der Ausbildung.
Seite 340 Leonardo da Vinci-Teilnehmer 2013
Seite 340 Europass-Verleihung durch Bezirksrätin Stephanie Denzler Ärztlichen Direktor des Bezirkskrankenhauses Günzburg, Thomas Becker.
Seite 341 Kopfzerbrechen für das Staatsexamen: Die Schülerinnen und Schüler bei der schriftlichen Prüfung im Festsaal des Bezirkskrankenhauses.
Seite 342 Ausbildungsstart für angehende Ergotherapeuten 2013
Seite 343 links: Angefertigtes Therapiematerial, Mitte: Hilfsmittel, rechts: Kommunikationshilfe
Seite 343 Rolltraining der Schüler
Seite 348 Zertifikat des Bezirkskrankenhauses als Kooperationspartner
Seite 349 Konzeption des Studiengangs
Seite 349 Die ersten Studenten 2013: (links oben) Erich Renner (Schulleiter Berufsfachschule für Krankenpflege), (links Mitte) Georg Baur (Pflegedirektor), (links unten) Rainer Vollmer (Schulleiter Berufsfachschule für Ergotherapie), (rechts oben) Barbara Aigner (Schulleiterin Berufsfachschule für Physiotherapie).
Seite 352 Thomas Düll
Seite 354 Vorstandsvorsitzender Thomas Düll auf der Galerie im ersten Stock des Gebäudes, in dem die Unternehmensleitung der Bezirkskliniken Schwaben ihren Sitz hat: in Augsburg an der Dr.-Mack-Straße 4, unweit der Stadtgrenze zu Neusäß.
Seite 357 Organigramm Bezirkskliniken Schwaben
Seite 358 Beschäftigte Bezirkskliniken Schwaben
Seite 359 Bilanzsumme Bezirkskliniken Schwaben

Seite 359 Patientenzahlen Bezirkskrankenhaus
Seite 360 Wilhelm Wilhelm
Seite 361 Titelbild einer Broschüre mit dem Luftbild vom Günzburger Klinikgelände. Zu sehen ist das gemeinsame Versorgungszentrum für Kreisklinik und Bezirkskrankenhaus.
Seite 362 Wilhelm Wilhelm (links) und Michael Faas im November 2007
Seite 364 Kommissionierautomat für Arzneimittel (über 30.000 Packungen auf kleinstem Raum)
Seite 365 Erweiterungsbau Lager (EG) und Apotheke (OG) im Jahre 2010
Seite 365 Sanierung der Holzfassade
Seite 366 Offizielle Einweihung der modernisierten AWT- und Containerwaschanlagen im Jahre 2010
Seite 367 Vor der Modernisierung und Erweiterung von Haus 11
Seite 367 Haus 11 nach der Modernisierung im Jahre 2014
Seite 369 von links: Gerhard Fischer, Wilhelm Losert, Bernhard Widder
Seite 371 Wenig attraktive Sitzgelegenheiten im Haus 53 II vor der »Sanierung«
Seite 372 »Rennfahrer« Dr. Franz auf dem Parcours
Seite 377 »Starenkasten« an der Pforte des Bezirkskrankenhaus
Seite 379 Gerhard Kramer
Seite 382 Georg Schalk
Seite 384 Zeitungscollage das Bezirkskrankenhaus Günzburg im Spiegel der Zeit (Teil 1)
Seite 385 Zeitungscollage das Bezirkskrankenhaus Günzburg im Spiegel der Zeit (Teil 2)
Seite 390 Ausschnitte aus dem Günz- und Mindelboten 1915
Seite 391 Ausschnitte aus dem Günz- und Mindelboten 1915

Anmerkungen

Geleitwort

1 Zur Geschichte der »modernen« Anstaltspsychiatrie in Deutschland siehe Eric J. Engstrom: Clinical Psychiatry in Imperial Germany: A History of Psychiatric Practice. Ithaca, N.Y.: Cornell University Press, 2003 und Heiner Fangerau, Karen Nolte (Hrsg.): »Moderne« Anstaltspsychiatrie im 19. und 20. Jahrhundert – Legitimation und Kritik. Stuttgart: Steiner, 2006. Zur Geschichte der Psychiatrie allgemein siehe u.a. Heinz Schott, Rainer Tölle: Geschichte der Psychiatrie. Krankheitslehren, Irrwege, Behandlungsformen. München: Beck 2005 oder Edward Shorter: Geschichte der Psychiatrie. Berlin: Alexander Fest 1999. Eine kurze Übersicht bietet Heiner Fangerau: Psychische Erkrankungen und geistige Behinderung. In: Stefan Schulz, Klaus Steigleder, Heiner Fangerau, Norbert Paul (Hg.): Geschichte, Theorie und Ethik der Medizin. Suhrkamp: Frankfurt 2006, S. 368–398.
2 Gerald Dobler: Von Irsee nach Kaufbeuren. Grizeto Verlag: Irsee 2013, S. 75.
3 Michael von Cranach, Reinhod Schüttler: Heil- und Pflegeanstalt Günzburg. In: Michael von Cranach, Hans-Ludwig Siemen (Hg.): Psychiatrie im Nationalsozialismus. Die Bayerischen Heil- und
Pflegeanstalten zwischen 1933 und 1945. München: Oldenbourg,
S. 249–264, S. 249. Zur Günzburger Klinik siehe darüber hinaus Georg Simnacher: Von der Heil- und Pflegeanstalt zum Universitätskrankenhaus – zur Geschichte und Gegenwart des Bezirkskrankenhauses Günzburg. Historischer Verein: Günzburg 2011.
4 Vgl. Heinz Faulstich: Hungersterben in der Psychiatrie 1914–1949: Mit einer Topographie der NS-Psychiatrie. Lambertus: Freiburg 1998.
5 Vgl: Florian Steger, Andreas Görgl, Wolfgang Strube, Hans-Joachim Winckelmann, Thomas Becker: Die »Aktion-T4« und die Rolle der Heil- und Pflegeanstalt Günzburg. Psychiat Prax 37(06), 2010, S. 300–305; Florian Steger, Andreas Görgl, Wolfgang Strube, Hans-Joachim Winckelmann, Thomas Becker: Die »Aktion-T4«. Der Nervenarzt 82(11), 2011, S. 1476–1482; Florian Steger, Barbara Schmer, Wolfgang Strube, Thomas Becker: Zwangssterilisationen nach dem Gesetz zur Verhütung erbkranken Nachwuchses. Der Nervenarzt 83(3), 2012, S. 366–373.

6 Für eine Übersicht siehe Götz Aly: Die Belasteten: »Euthanasie« 1939–1945. Eine Gesellschaftsgeschichte. Fischer: Frankfurt 2013, S. 222–224.
7 Berufung Prof. Sommer: erster Neuropathologie-Professor in Ulm-Günzburg

100 Jahre Entwicklung des Krankenhauses

8 von Cranach, Michael; Schüttler, Reinhold (1999) Heil- und Pflegeanstalt Günzburg, in: von Cranach, Michael; Siemen, Hans-Ludwig (Hg.) Psychiatrie im Nationalsozialismus, S. 248–265
9 Kreis entspricht dem heutigen Bezirk
10 Dobler, Gerald (2013) Von Irsee nach Kaufbeuren. Die Erweiterungsplanungen der Kreisirrenanstalt Irsee ab 1865 bis zum Neubau der Heil- und Pflegeanstalt Kaufbeuren 1872, Grizeto Verlag, Irsee. Vgl. Dobler 2013
11 Kreisamtsblatt 1877, Nr. 2, S. 15
12 Kreisamtsblatt 1886, Nr. 35, S. 3
13 Prinzing, Alfred (1906) Denkschrift des K. Direktors der Heil- und Pflegeanstalt bei Kaufbeuren vom 14. August 1906 über den Stand und die Weiterentwicklung des Irrenwesens in Schwaben. Prinzing 1906
14 Hagel, Bernhard (1988) Vom Landrath des Oberdonaukreises zum Bezirkstag Schwaben (1828–1987), AV-Verlag, Augsburg. Vgl. Hagel 1988 S. 77
15 1905–1926 Dr. Alfred Prinzing (Direktor der Heil- und Pflegeanstalt Kaufbeuren)
16 Prinzing 1906
17 Prinzing 1906
18 Prinzing 1906
19 Prinzing 1906
20 Landrat entspricht etwa dem heutigen Bezirkstag
21 Landrat XIII. Öffentl. Sitzung am 4.12.1908
22 Bericht des Landrats-Ausschuss vom 8.11.1909
23 Königlich-bayrischer Bauamtmann Heinrich Ullmann (15.04.1872–12.06.1953), studierte an der TH in München und Berlin, ab 1896 Referendar im Landbauamt Kaiserslautern, ab 1899 Bauamtsassessor im Landbauamt Speyer, 1904–1910 zum Bau der HuPA Homburg beurlaubt, 1910 Vorstand des Landbauamtes Speyer, 1914 Vorstand des Landbauamtes Rosenheim, von 1915 bis zu seinem Ruhestand 1937 arbeitete er in der Obersten Baubehörde im Bayer. Staatsministerium des Innern in München, Bauwerke: Gymnasien in Zweibrücken und Speyer, Gerichtsgebäude in Landau i.d.Pfalz (1901–1903) und in Annweiler, Forsthäuser in Kandel, Bergzabern und

Germersheim, Pfälzischen Heil- und Pflegeanstalt in Homburg (1904–1910) und Günzburg (1912–1915), Rentämter in Landau, Neustadt i.d.Pfalz, Ludwigshafen und Speyer
24 Landrat für Schwaben-Neuburg, XII. Öffentliche Sitzung. Freitag, den 25.11.1910
25 von Praun, Paul Sigmund Ritter (1910) Gutachten vom 29. September 1910 an die Regierung von Schwaben, Augsburg. Von Praun 1910
26 Von Praun 1910
27 Von Praun 1910
28 Von Praun 1910
29 = 85,18 Hektar
30 = 7,15 Hektar
31 Von Praun 1910
32 »Die Forderung, daß der Platz so beschaffen sein müsse, daß man dem Kranken möglichst viel Freiheiten und die Möglichkeit zu ausgiebiger Beschäftigung in der Landwirtschaft bieten könne, stand bereits damals im Vordergrund. Auch der Familie wurde schon Beachtung geschenkt. In diesem einen Punkt sei sogar Nördlingen gegenüber Günzburg im Vorteil, da es von einem ganzen Kranz von Dörfern umgeben sei, in welchem sich die Einführung der Familienpflege besonders günstig verwirklichen lasse. Nicht ohne leichtes Schmunzeln kann man heute Ausführungen darüber lesen, wieweit durch die Nähe der württembergischen Landesgrenze Schwierigkeiten bei der Rückführung entwichener Kranker zu erwarten seien.« (Barth 1965 S.2)
33 Barth, Maximilian (1915) Die Entwicklung der Anstalt, in: 1915–1965. Nervenkrankenhaus Günzburg, Bezirk Schwaben. Festschrift zum 50-jährigen Bestehen des Nervenkrankenhauses in Günzburg, Verlag Himmer, Augsburg. Barth 1965 S.2
34 Günz- und Mindelbote vom 10.5.1911
35 Königlich-bayerischer Bauamtmann Hans Widerspick aus Günzburg, später kgl. Regierungs- und Baurat der Regierung von Mittelfranken, u.a. auch: Neubau der Gefangenanstalt in Landsberg (1908)
36 Vgl. Hagel 1988 S.78
37 Simnacher, Georg (2011) Von der Heil- und Pflegeanstalt zum Unviersitäts-Krankenhaus. Zur Geschichte und Gegenwart des Bezirkskrankenhauses Günzburg, Historischer Verein Günzburg e.V. Simnacher 2011 S.18ff
38 Bezirk entspricht dem heutigen Kreis
39 Vgl. Stadtarchiv GZ AZ: 541-8 (11) echo 7/1990
40 Vgl. Stadtarchiv GZ AZ: 541-8 (11) echo 7/1990
41 Jahresbericht der Heil- und Pflegeanstalt Kaufbeuren zum Jahr 1915

42 Julius F., Wilhelm W., Kaspar G., Josef M., Josef F., August S., Xaver D., Michael L., Josef G.
43 Patient Nr. 1 wurde im Deckengemälde der katholischen Kirche verewigt
44 Theresa B., Maria H., Therese V., Luise B., Josefa R., Therese L., Josefa T., Kreszenz S., Philomena B., Magdalena B., Ernestine R.
45 Weißzeugbeschließerin (heute: Wäschebeschließerin) verwaltet den Wäschebestand (Bettwäsche, Sanitärwäsche, Tischwäsche, Leibwäsche) sowie dessen Reinigung und Nachbesserung
46 »Außerdem wurde im Rahmen der Erstausstattung der neuen Einrichtung in den Kaufbeurer Anstaltsbetrieben unter tätiger Mitwirkung der Kranken im Rahmen der Arbeitstherapie eine Vielzahl von Gebrauchsgütern gefertigt. Die Liste der nach GZ gelieferten Gegenstände umfaßte beispielsweise 334 dreiteilige Roßhaarmatratzen, 92 Keilpolster, 30 Strohsackhüllen, 170 Matratzenschoner, 55 Kopfkisseninlets und 27 Oberbetteninletts für die II. Klasse, 475 Kopfkissenbezüge und 732 Leintücher für die III. Klasse, 1217 Handtücher, Herren- und Frauenhemden, Spüllappen, Wisch-tücher, 189 Pfleger- und Pflegerinnenschürzen und drgl. mehr.« (Jahresbericht der Heil- und Pflegeanstalt Kaufbeuren zum Jahr 1915)
47 1915–1919 Dr. Wilhelm Damköhler (Direktor der Psychiatrie)
48 Regierungspräsident Paul Sigmund Ritter von Praun (1858–1937)
49 Regierungsdirektor Freiherr Friedrich von Müller (1858–1941)
50 Landratspräsident Adolf Horchler (1849–1929)
51 Augsburger Zeitung vom 26.11.1915
52 Vgl. auch: Barth 1965 S.3
53 Bericht des Landrats-Ausschusses für 1916
54 Jahresbericht der Heil- und Pflegeanstalt Günzburg zum Jahr 1915
55 Hubensteiner, Maria (1975) Das Verwaltungsgebäude des Nervenkrankenhauses in Günzburg aus Sicht der Bauakten von 1909 bis ca. 1915, Seminararbeit, Universität Augsburg. Hubensteiner 1982 S. 8–10
56 damals Haus 25
57 Kgl. Geistlicher Rat Dr. Andreas Wille
58 Annemarie Nägelsbach, Kunstmalerin und Bildhauerin aus München
59 Vgl. Hubensteiner 1982 S. 8–10
60 Vgl. Hagel 1988 S.80f
61 1920–1931 Dr. Edwin Harlander (Direktor der Psychiatrie)
62 Jahresbericht der Heil- und Pflegeanstalt zum Jahr 1924
63 Vgl. Hagel 1988 S.80

64 Vgl. Hagel 1988 S.83ff.
65 Niederschrift über die 3.–8. Tagung des Kreistagesvom 23.10.–26.10. 1931 in Augsburg, S.14
66 Schreiben des Bayer. Kreistagsverbandes vom 18.10.1932 »An die Mitglieder des Arbeitsausschusses, die Regierung K.D.J.«, S.4
67 Vgl. Hagel 1988 S.83
68 Barth 1965 S.4
69 1932–1937 Dr. Roderich Mayr (Direktor der Psychiatrie)
70 Jahresbericht der Heil- und Pflegeanstalt zum Jahr 1934
71 Vgl. Hagel 1988 S.83 ff.
72 Jahresbericht der Heil- und Pflegeanstalt zum Jahr 1934
73 Z. B. im Verband bayerischer Kreistage
74 Vgl. Hagel 1988 S.86f
75 Bericht über die 9. Geheime Sitzung des Kreistagervom 7.3.1934 in Augsburg, »40. Vollzug des Gesetzes zur Verhütung erbkranken Nachwuchses«, S.22.
76 Jahresbericht der Heil- und Pflegeanstalt zum Jahr 1935 S.9
77 Assistenzarzt Dr. Adam
78 Jahresbericht der Heil- und Pflegeanstalt zum Jahr 1935 X.
79 Jahresbericht der Heil- und Pflegeanstalt zum Jahr 1935 X.
80 Stadtarchiv Günzburg
81 Steger, Florian; Schmer, **Barbara**; Strube, Wolfgang; Becker, Thomas (2011b) Zwangssterilisationen nach dem Gesetz zur Verhütung erbkranken Nachwuchses, in: Der Nerwenarzt, DOI: 10.1007/s00115-011-3253-3.
Vgl. Steger et al. 2011b
82 Steger et al. 2011b
83 1938–1952 Dr. Albert Sighart (Direktor der Psychiatrie)
84 Bis 1938 Außenfürsorgearzt
85 Vgl. Cranach 1999 S.253
86 Jahresbericht der Heil- und Pflegeanstalt Günzburg zum Jahr 1938
87 Steger et al. 2011b
88 Dr. Wilhelm Schlaegel, Arzt in Günzburg (1880–1950). »Er war seit 1907 in Günzburg tätig, gründete dort eine Privatklinik für chirurgische und Frauenkrankheiten, welche sich in Mittelschwaben eines großen Rufes erfreute. Er stand als Konsiliarius und Chirurg in höchstem Ansehen, weshalb sein Ableben von der schwäbischen Ärzteschaft aufs tiefste bedauert wird.« (Bayerisches Ärzteblatt 2/1950 S.46)
89 Vgl. Steger et al. 2011b

90 Dr. Wilhelm Leinisch (*1907) war Oberarzt und zeitweilig stell-vertretender Direktor an der Heil- und Pflegeanstalt Günzburg. Der wissenschaftlich engagierte Mediziner forschte ab Sommer 1936 mit Morphin-Depotpräparaten zu Sedierung, die ihm von der I.G. Farben zur Verfügung gestellt wurden.
Er initiierte den Ausbau eines Forschungslabors zur klinischen Untersuchung eines neuen Epilepsiepräparates.
91 Im September 1937 verstarb der Direktor der Günzburger Heil- und Pflegeanstalt Dr. Roderich Mayr (1883–1937). Die Leitung der Anstalt wurde zunächst von dem bisherigen Außenfürsorgearzt Dr. Albert Sighart (1885–1956) übernommen, ihm jedoch später wegen Zugehörigkeit zur sog. »Schlaraffia«-Vereinigung« [Ein 1859 in Prag gegründeter Männerbund zur Pflege von Kunst, Freundschaft und Humor. Die »Schlaraffia« wurde 1937 durch das Reichsinnministerium als unerwünschte Vereinigung klassifiziert und mit Erlass vom 22. April 1937 aufgelöst.] entzogen und vorübergehend an Wilhelm Leinisch übertragen.
Nach Lockerung des sog. Schlaraffia-Erlasses wurde Albert Sighart erneut ab 1. Oktober 1938 zum Anstaltsdirektor ernannt. Diese Position hatte er bis zu seiner Pensionierung im Jahr 1952 inne. (Vgl. Akten-Konstatierung in ABkG 7. Akten der Regierung von Schwaben, Vorgänge in der HuPA Günzburg)
92 Vgl. Cranach 1999 S. 250f
93 Jahresbericht der Heil- und Pflegeanstalt Günzburg zum Jahr 1937
94 Jahresbericht der Heil- und Pflegeanstalt Günzburg zum Jahr 1938
95 Jahresbericht der Heil- und Pflegeanstalt Günzburg zum Jahr 1936
96 Jahresbericht der Heil- und Pflegeanstalt Günzburg zum Jahr 1937 V.2
97 Archiv Günzburg 7. Akten der Regierung von Schwaben, Vorgänge in der HuPA Günzburg
98 Archiv Günzburg AZ 300 Nr. 351/Betr. Anstaltslaboratorium der IG Farben 21.12.1937
99 damals Haus 28
100 Untersuchungsbericht: 06.10.1949 (Staatsarchiv München Staatsanwaltschaften 34446/1)
101 Dr. Arno Grosse (1898–1952) studierte Chemie an der TH München und Stuttgart. Ab 1926 arbeitete er am Hygienischen Institut der LMU München. Seine dortigen Arbeiten galten der Erforschung des Kreislaufs und des Stoffwechsels. In dieser Zeit wurde er an der TH Stuttgart promoviert (1928). Von 1931 bis 1946 war Grosse bei der I.G. Farben, Ludwigshafen, angestellt als Leiter der Forschungsstelle für Psychiatrie und Betriebsführer der Abteilung Arzneimittel (Durant-Präparate), nach eigener Aussage »Prokurist bei I.G. Farben«.
Er beschäftigte sich mit experimentellen Fragen der Schizophrenie und Epilepsie. Für die I.G. Farben betrieb Grosse Forschung an den Heil- und Pflegeanstalten in Günzburg und Greifswald und war ab 1936 dazu in Günzburg tätig.

102 Söhner, Felicitas; Winckelmann, Joachim; Becker, Thomas (2015) Das Laboratorium der I.G. Farben an der Heil- und Pflegeanstalt Günzburg – Epilepsieforschung im Nationalsozialistischen Deutschland, in: Medizinhistorisches Journal, 2015 (in Redaktion). Vgl. Söhner et al. 2015
103 Archiv Günzburg 7. Akten der Regierung von Schwaben, Vorgänge in der HuPA Günzburg
104 Archiv 7. Akten der Regierung von Schwaben, Vorgänge in der HuPA Günzburg
105 Vgl. Söhner et al. 2015. »Vorhandene Gewichtskurven der beobachteten Patienten widerlegen einen ersten Verdacht, dass diese der seinerzeit in der bayerischen Psychiatrie durchaus üblichen sog. ›Hungerkost‹ unterzogen worden wären. Anzeichen der Unterernährung sind in den Günzburger Unterlagen nicht zu erkennen, vielmehr lässt sich bei einzelnen eine Gewichtszunahme im Verlauf der Versuchsreihe beobachten.« (Söhner et al. 2015)
106 Staatsarch München Staatsanw 34446/1 Bog.99
107 Archiv Günzburg 7. Akten der Regierung von Schwaben, Vorgänge in der HuPA Günzburg
108 Heil- und Pflegeanstalt Günzburg 1942 S.12
109 Stiftung für Sozialgeschichte 1999 05336
110 Oberregierungsrat Max Gaum (1898–1977)
111 Stiftung für Sozialgeschichte 1999 05336
112 Archiv Günzburg Patientenakten M. Haas
113 Heil- und Pflegeanstalt Günzburg 1943 S.12
114 Staatsarchiv Augsburg, Akt.Z.: 23/29
115 Archiv Günzburg 7. Akten der Regierung von Schwaben, Vorgänge in der HuPA Günzburg
116 Archiv Günzburg 7. Akten der Regierung von Schwaben, Vorgänge in der HuPA Günzburg
117 Vgl. Söhner et al. 2015
118 damals Haus 28
119 Pflegerquote: Verhältnis Pflegender zu Patienten
120 Jahresbericht der Heil- und Pflegeanstalt Günzburg 1940 sowie Cranach/Schüttler S.250f
121 Im Gebiet des Deutschen Reiches wurden zwischen 1939 und 1941 sechs Euthanasie-Tötungsanstalten errichtet, die der Berliner Zentrale T4 unterstanden: Brandenburg, Bernburg, Grafeneck, Hadamar, Hartheim, Sonnenstein
122 In diesen eigens dafür eingerichteten Anstalten wurden Patienten durch Giftgas ermordet. Dorthin wurden die nahezu wehrlosen Patienten aus Heil- und Pflegeanstalten transportiert und ermordet. Schätzungen über die definitive Zahl der ›Euthanasie‹-Opfer werden in der Forschung diskutiert: Man kann von rund

216.000 ›Euthanasie‹-Opfern im Deutschen Reich ... sprechen. (Vgl. Becker, Thomas; Hoffmann, Holger; Puschner, Bernd; Weinmann, Stefan (2008) Versorgungsmodelle in Psychiatrie und Psychotherapie, Verlag Kohlhammer, Stuttgart. Becker et al. 2008 S.37)
123 Vgl. Steger in: Simnacher 2011 S.103 ff
124 »Die Wahl der Heil- und Pflegeanstalt Günzburg als ›Sammelanstalt‹ der NS-Euthanasie könnte auf die geografische Lage im Sinn einer Sammelstelle zurückzuführen sein.« (Steger in: Simnacher 2011 S.103 ff)
125 Vgl. Römer, Gernot (1986) Die grauen Busse in Schwaben, Presse-Druck, Augsburg. Römer 1986 S.99f
126 Hermann Schwenninger (1902–unbek.) war ein deutscher Täter der NS-Euthanasie. Er leitete die Transportstaffel der Gekrat
127 in: Cranach/Schüttler 1999 S.256ff
128 Vgl. Steger, Florian; Görgl, Andreas; Strube, Wolfgang; Winckelmann, Hans-Joachim; Becker, Thomas (2010) »Die Aktion-T4«. Erinnerung an Patientenopfer aus der Heil- und Pflegeanstalt Günzburg, in: Der Nervenarzt, DOI: 10.1007/s00115-010-3031-7. Steger et al. 2010, Steger, Florian; Görgl, Andreas; Strube, Wolfgang; Winckelmann, Hans-Joachim; Becker, Thomas (2011a) Die »Aktion-T4« und die Rolle der Heil- und Pflegeanstalt Günzburg, in: Psychiatrische Praxis, DOI: 10.1055/s0030-1248439. Steger et al. 2011a
129 Steger et al. 2011a
130 Steger in: Simnacher 2011 S.103ff
131 Cranach/Schüttler 1999 S.256ff
132 Verwaltungsoberinspektor Ludwig Trieb (1899–1983)
133 Vgl. Cranach/Schüttler S.250f
134 Vgl. Steger et al. 2011a
135 Vgl. Cranach/Schüttler S.251
136 Lager Mayer's Söhne, Möbelfabrik, Kanonierstraße 37, Neu-Ulm
137 Stöferle, Peter (1997) Zwangsarbeit hatte eine Adresse. Wie aus Karteikarten ein Verzeichnis der Lager entsteht. Eine Untersuchung am Beispiel der Stadt Neu-Ulm, Abschlussarbeit Journalismus, Fu Berlin. Stöferle 1997 S.20
138 Görgl, Andreas (2008) Die »Aktion-T4« und die Rolle der Heil- und Pflegeanstalt Günzburg, Dissertation. Görgl 2008 S.93
139 Schreiben des Bezirksverbandes Schwaben ›An die Parteigenossen ...‹, den Herrn Regierungspräsidenten‹, vom 19.05.1944.
140 Archiv Günzburg 7. Akten der Regierung von Schwaben, Vorgänge in der HuPA Günzburg
141 Vgl. Barth 1965 S.4f
142 Vgl. Cranach/Schüttler S.251
143 Cranach/Schüttler 1999 S.256ff

144 Heuvelmann, Magdalene (2013) »Geistliche Quellen«. Zu den NS-Krankenmorden in der Heil- und Pflegeanstalt Irsee, Grizeto-Verlag, Irsee. Heuvelmann 2013 S.132f
145 Heuvelmann 2013 S.97
146 Heuvelmann 2013 S.132f
147 damals Haus 21
148 damals Haus 23
149 damals Haus 28
150 United Nations Relief and Rehabilitation Administration
151 Heil- und Pflegeanstalt Günzburg 1947 S.1
152 Vgl. Cranach/Schüttler 1999 S.256ff.
153 Barth 1965 S.5
154 damals Haus 37
155 Vgl. Barth 1965 S.5
156 heute Haus 43 und 42
157 Jahresbericht der Heil- und Pflegeanstalt Günzburg für das Jahr 1947
158 damals Haus 21
159 damals Haus 22
160 damals Haus 23
161 1952–1966 Dr. med. Maximilian Barth (Direktor der Psychiatrie)
162 Jahresbericht der Heil- und Pflegeanstalt Günzburg für das Jahr 1952
163 Jahresbericht der Heil- und Pflegeanstalt Günzburg für das Jahr 1953
164 Vgl. Simnacher 2011 S.27
165 Vgl. Hagel 1988 S.94
166 Vgl. Hagel 1988 S.99
167 damals Haus 37
168 Tröger, Gert Paul (1979) Geschichte der Anstalten der geschlossenen Fürsorge im bayerischen Regierungsbezirk Schwaben insbesondere während des 19. Jahrhunderts, Verlag Utz, München. Vgl. Tröger 1979 S.102
169 damals Haus 35 und 36
170 damals Haus 40
171 Archiv BKH Günzburg AZ 300 Nr.351
172 Archiv BKH Günzburg AZ 300 Nr. 348II
173 Vgl. Hagel 1988 S.99
174 Vgl. Hagel 1988 S.99
175 Stadtarchiv GZ AZ: 541-8 (11) echo 7/1990
176 Vgl. Schott, Heinz; Tölle, Rainer (2006) Geschichte der Psychiatrie: Krankheitslehren, Irrwege, Behandlungsformen, Verlag Beck, München. Schott/Tölle 2006 S.485
177 Jahresbericht der Heil- und Pflegeanstalt Günzburg für das Jahr 1938

178 Jahresbericht der Heil- und Pflegeanstalt Günzburg für das Jahr 1939
179 Jahresbericht der Heil- und Pflegeanstalt Günzburg für das Jahr 1941
180 Jahresbericht der Heil- und Pflegeanstalt Günzburg für das Jahr 1961
181 Jahresbericht der Heil- und Pflegeanstalt Günzburg für das Jahr 1966
182 Jahresbericht der Heil- und Pflegeanstalt Günzburg für das Jahr 1953
183 Jahresbericht der Heil- und Pflegeanstalt Günzburg für das Jahr 1966
184 Jahresbericht der Heil- und Pflegeanstalt Günzburg für das Jahr 1969
185 Jahresbericht der Heil- und Pflegeanstalt Günzburg für das Jahr 1961
186 Jahresbericht der Heil- und Pflegeanstalt Günzburg für das Jahr 1966
187 Krumm, Silvia; Becker, Thomas (2012) Historische Aspekte und Konzepte der Sozialpsychiatrie, in: Schmid, Marc, Handbuch Psychiatriebezogene Sozialpädagogik, Vandenhoeck & Ruprecht, Göttingen. Krumm/Becker 2012 S. 51
188 Prof. Dr. Ludwig Heilmeyer (1899–1969), 1948 und 1949 an der Universität Freiburg Dekan der medizinischen Fakultät. 1967 wechselte er nach seiner Emeritierung in Freiburg als Gründungsrektor an die Universität Ulm.
189 GZ vom 20.21.7.68 Nr. 165 S. 22
190 1966–1974 Dr. Dr. Hans-Erich Schulz (Direktor der Psychiatrie)
191 GZ vom 20.21.7.68 Nr. 165 S. 22
192 (1970–1996) Prof. Dr. Hans-Henning von Albert (Direktor der Neurologie)
193 (1970–1989) Prof. Dr. Klaus Schmidt (Direktor der Neurochirurgie)
194 Vgl. Hagel 1988 S.103ff
195 Heute mit der forensischen Psychiatrie vier eigenständige Abteilungen
196 Arbeitsgemeinschaft der bayer. Bezirkstagspräsidenten (Hg.) 1971 S.38
197 Vgl. Becker et al. 2008 S.36
198 Deutsche Gesellschaft für Neurochirurgie (2001) Neurochirurgie in Deutschland: Geschichte und Gegenwart. 50 Jahre Deutsche Gesellschaft für Neurochirurgie, Blackwell Wissenschafts-Verlag, Berlin. Deutsche Gesellschaft für Neurochirurgie 2001 S. 503
199 Vgl. Hagel 1988 S.105
200 Hepach, Wolf-Dieter (Hg.) (2007) Die Universität Ulm: lebendige Tradition, neue Horizonte, Süddeutsche Verlagsgesellschaft Ulm im Jan Thorbecke Verlag. Hepach 2007 S.99
201 Vgl. Hepach 2007 S.99
202 GZ vom 17.12.1970 Nr.291 S.17
203 GZ vom 5.4.1974 Nr.81 S.32
204 GZ vom 27.01.1972, Nr.21, S.16
205 Stadtarchiv GZ AZ: 541-8 (11) Anlage vom 28.11.1967
206 Stadtarchiv GZ AZ: 541-8 (11) Schreiben vom 7.5.1968
207 GZ vom 1.4.1969 Nr.76 S.10
208 GZ vom 24.4.69 Nr.94 S.14

209 GZ vom 9.4.1970 Nr. 81 S.16
210 Stadtarchiv GZ AZ: 541-8 (11) Meldung vom 2.8.1972
211 Stadtarchiv GZ AZ: 541-8 (11) Art. vom 9.4.1970
212 Stadtarchiv GZ AZ: 541-8 (11) Beschluss vom 28.4.1970
213 GZ vom 1.6.1970 Nr. 122 S.15
214 GZ vom 1.6.1970 Nr. 122 S.15
215 Beginn der Olympiade in München war am 26. August 1972
216 Stadtarchiv GZ AZ: 541-8 (11) Meldung vom 2.8.1972
217 GZ vom 21.8.1972 Nr. 175 S.19
218 Vgl. Simnacher 2011 S.41
209 Heute: Klinik für Psychiatrie, Psychotherapie und Psychosomatik – Klinik für Psychiatrie und Psychotherapie II der Universität Ulm
220 1974–1982 Prof. Dr. Eberhard Lungershausen (Direktor der Psychiatrie)
221 Mittelschwäbische Nachrichten vom 5.8.1974 Nr.178 S.13
222 Lungershausen in: GZ vom 01.08.1974 Nr. 174 S.17
223 GZ vom 21.01.1975 Nr.16 S.12
224 Dr. Georg Simnacher, 1966 bis 1996 Landrat des Landkreises Günzburg, 1974 bis 2003 Bezirkstagspräsident von Schwaben
225 Prof. Dr. Helmut Baitsch (1921–2007) 1970–1975 Rektor der Universität Ulm, Nachfolger des Gründungsrektors
226 GZ vom 31.12.74/1.1.75 Nr. 301 S.16
227 Prof. Dr. Wilhelm Hahn (1909–1996) 1964–1978 Kultusminister von Baden-Württemberg
228 GZ vom 13.9.1977 Nr.210 S.14
229 Vgl. Hagel 1988 S.105
230 Vgl. Stadtarchiv GZ AZ: 541-8 (11) EBBES Zeitschrift für das Bayerische Schwaben 4/1979 S.28
231 Hagel 1988 S.103
232 Cranach 2008 Vorwort, in: Domes, Robert (2008) Nebel im August: Die Lebensgeschichte des Ernst Lossa, cbt Verlag, München. Domes, Robert 2008 Nebel im August: Die Lebensgeschichte des Ernst Lossa; Vgl. Enquete 1975 – Bericht über die Lage der Psychiatrie in der Bundesrepublik Deutschland. Zur psychiatrischen und psychotherapeutischen/psychosomatischen Versorgung der Bevölkerung http://www.dgppn.de/schwerpunkte/versorgung/enquete.html
233 Der Städtetag 1983 Bd. 36, Ausg. 7-12, S.660
234 Hubensteiner in: Lungershausen, Eberhard (1977) Standortbestimmung, Verlag Deininger, Reisensburg. Lungershausen 1977 S.14
235 Hagel 1988 S.105
236 Dietrich Bessler, Bezirksverwaltung Schwaben, Vertreter des Bezirkstagspräsidenten im Amt.

237 140-1002/77, S.9
238 Sitzung vom 26.10.1978, 4. Sanierung des Pflegebereiches beim Bezirkskrankenhaus Günzburg, S.4, BHV-1051/78
239 Sitzung vom 04.05.1979, 2.Neubau des Pflegebereiches beim Bezirkskrankenhaus Günzburg, S.4, BHV-217/79
240 Hagel 1988 S.100f
241 damals Haus 36
242 damals Haus 27
243 Sitzung vom 17.12.1981, 4. Jahresbericht 1980 der Bezirkskrankenhäuser Günzburg und Kaufbeuren, S.8, BHV-011-2-0
244 Sitzung vom 28.02.1980 in Augsburg, 6. Erlaß einer Satzung über die Errichtung einer Berufsfachschule für Beschäftigungs- und Arbeitstherapeuten in Günzburg, S.19, BHV-65/80
245 Sitzung des Bezirksausschusses vom 22.11.1980 in Augsburg, 8. Berufsfachschule des Roten Kreuzes in Günzburg, S.12, BHV-436/80
246 GZ vom 04.05.1983 in: Schüttler, Reinhold (2002) Bezirkskrankenhaus Günzburg 1982–2002. Im Spiegel der Presse, Eigenverlag, Bezirk Schwaben
247 GZ vom 01.08.1983
248 Jahresbericht BKH Günzburg 1981; GZ vom 14.4.1982 Nr.85 S.17
249 Stadtarchiv GZ AZ: 541-8 (11) echo 7/1990
250 GZ vom 23.12.1981 Nr. 295 S.17
251 1982–2002 Prof. Dr. Reinhold Schüttler (Direktor der Psychiatrie)
252 GZ vom 10.8.1982 Nr.181 S.9
253 damals Haus 35
254 Vgl. Hagel 1988 S.100
255 Zweckvereinbarung vom 15.11.1977 zwischen dem Bezirk Schwaben und dem Landkreis Günzburg, §1, S.1, Anlage zur Sitzung des Bezirksausschusses vom 02.12.1977 in Augsburg, Nr. 140–1048/77
256 Simnacher 2011 S.36f.
257 Vgl. Stadtarchiv GZ AZ: 541-8 (11) echo 7/1990
258 Georg Simnacher in: Augsburger Allgemeine 2010 »Im Krankenbett waren die Baupläne gereift« Art. vom 08.10.2010
259 Gemeinsame Sitzung des Bezirkstages von Schwaben und des Kreistages Günzburg vom 25.04.1983, ›1., Teilverwirklichung des gemeinsamen Soziotherapiezentrums für das Bezirks- und Kreiskrankenhaus Günzburg‹, S.5–7, BHV/P.
260 GZ vom 03.12.1990; Schüttler, Reinhold; Neumann, Norbert-Ulrich (1990) 75 Jahre Bezirkskrankenhaus Günzburg. Forschung und Lehre 1974–1989, Janssen Verlag, Neuss.
261 Sitzung vom 13.12.1985 in Augsburg, 7. Jahresbericht 1985, S.16, BHV-011-2-0

262 AZ vom 15.10.1985. Über den mühsamen Weg bis zur Fertig-stellung der Anlagen im Jahre 1985, vgl. Günzburger Kliniken; Das neue Kreiskrankenhaus – Das gemeinsame Versorgungszentrum, Festschrift, Günzburg 1985
263 GZ vom 03.12.1990
264 Sitzung vom 18.04.1986 in Unterschleißheim, 5. Bezirkskrankenhaus Günzburg, S.11, BHV-011-2-0
265 GZ vom 31.10.1987
266 GZ vom 31.10.1987
267 1996–2014 Prof. Dr. Dr. Bernhard Widder (Direktor der Neurologie)
268 GZ vom 25.07.1997
269 GZ vom 21.09.1998
270 GZ vom 15.07.2000
271 GZGZ vom 29.07.2000
272 1989–2008 Prof. Dr. Hans Peter Richter (Direktor der Neurochirurgie)
273 Vgl. Hepach 2007 S.99
274 Vgl. Hepach 2007 S.9
275 2002–heute Prof. Dr. Thomas Becker (Direktor der Psychiatrie)
276 »Eco-Management and Audit Scheme«, ist ein freiwilliges Instrument der Europäischen Union, das Unternehmen und Organisationen jeder Größe und Branche dabei unterstützt, ihre Umweltleistung kontinuierlich zu verbessern
277 Zwei-Jahresbericht der Klinik für Psychiatrie und Psychotherapie II 2004–2005
278 Jürgen Reichert, seit 2003 Bezirkstagspräsident von Schwaben
279 Zwei-Jahresbericht der Klinik für Psychiatrie und Psychotherapie II 2004–2005
280 2008–heute Prof. Dr. Christian Wirtz (Direktor der Neurochirurgie)
281 Vgl. Cranach/Siemen 1999
282 Vgl. Görgl 2008
283 Steger/Görgl/Strube/Winckelmann/Becker 2010 und 2011; Söhner/Winckelmann/Becker/Fangerau 2014

Selbsthilfe in den umliegenden Landkreisen

284 Auszug aus dem Ratgeber der Deutschen Arbeitsgemeinschaft Selbsthilfegruppen (DAG SHG) e.V. (Hrsg.): Selbsthilfegruppen-Unterstützung. Ein Orientierungsrahmen. Gießen 1987, S. 5)

Prozess-Ergebnis-Forschung

285 Meyer A: Eine Taxonomie der bisherigen Psychotherapieforschung. Z Klin Psychol Psychother 1990, 19:287–291.
286 Paul GL: Behavior modification research: design and tactics. In Behavior therapy: Appraisal and status. Edited by Franks C. New York: McGraw Hill; 1969:29–62.
287 Kächele H, Kordy H: Psychotherapieforschung und therapeutische Versorgung. Nervenarzt 1992, 63:517–526.
288 Puschner B, Schöfer D, Knaup C, Becker T: Outcome management in in-patient psychiatric care. Acta Psychiatr Scand 2009, 120:308–319.
289 Puschner B, Steffen S, Völker KA, Spitzer C, Gaebel W, Janssen B, Klein HE, Spiessl H, Steinert T, Grempler J, Muche R, Becker T: Needs-oriented discharge planning for high utilisers of psychiatric services: multicentre randomised controlled trial. Epidemiol Psychiatr Sci 2011, 20:181–192.
290 Puschner B, Steffen S, Slade M, Kaliniecka H, Maj M, Fiorillo A, Munk-Jørgensen P, Larsen JI, Egerházi A, Nemes Z, Rössler W, Kawohl W, Becker T: Clinical decision making and outcome in routine care for people with severe mental illness (CEDAR): study protocol. BMC Psychiatry 2010, 10:90.
291 Koesters M, Becker T, Kilian R, Fegert JM, Weinmann S: Limits of meta-analysis: methylphenidate in the treatment of adult attention-deficit hyperactivity disorder. J Psychopharmacol 2009, 23:733–744.
292 Weinmann S, Becker T, Koesters M: Re-evaluation of the efficacy and tolerability of venlafaxine vs SSRI: meta-analysis. Psychopharmacology 2008, 196:511–520.
293 Koesters M, Guaiana G, Cipriani A, Becker T, Barbui C: Agomelatine efficacy and acceptability revisited: systematic review and metaanalysis of published and unpublished randomised trials. Br J Psychiatry 2013, 203:179–187.
294 Barbui C, Girlanda F, Ay E, Cipriani A, Becker T, Koesters M: Implementation of treatment guidelines for specialist mental health care. Cochrane Database Syst Rev 2014, 1:CD009780.
295 Guaiana G, Barbui C, Chiodo D, Cipriani A, Davies SJC, Imai H, Koesters M: Azapirones versus placebo for panic disorder in adults (Protocol). Cochrane Database Syst Rev 2013, 11:CD010828.
296 Guaiana G, Barbui C, Chiodo D, Cipriani A, Davies SJC, Koesters M: Benzodiazepines versus placebo for panic disorder in adults (Protocol). Cochrane Database Syst Rev 2013, 7:CD010677.
297 Guaiana G, Barbui C, Chiodo D, Cipriani A, Davies SJC, Koesters M: Antidepressants versus placebo for panic disorder in adults (Protocol). Cochrane Database Syst Rev 2013, 7:CD010676.

Von der »Krankenwartung«. Entwicklung der Pflege von 1915 bis 1990

298 (Verpflegungsklasse*= in Deutschland gab es 3 Klassen: 1. Klasse – Einzelzimmer mit eigenem Wärter (9 Reichsmark Pflegesatz), 2. Klasse – 2-Bettzimmer mit einem gemeinsamen Wärter (6 Reichsmark Pflegesatz) und 3. Klasse – 3- bis 5-Bettzimmer mit einem gemeinsamen Wärter (2,40 Reichsmark Pflegesatz)
299 zitiert nach DT Bundestag, Enquete-Kommission 1973).

Anfänge der Sozialen Arbeit am seinerzeitigen Nervenkrankenhaus

300 Alois Schinke, ehemaliger Direktor der Anstalt in Tost (Oberschlesien)

Berufsfachschule für Ergotherapie

301 Aus: Ergotherapie: »Was bietet sie heute und in Zukunft?«; eine Broschüre der DACHS-Arbeitsgruppe 02/2007, www.dachs.it

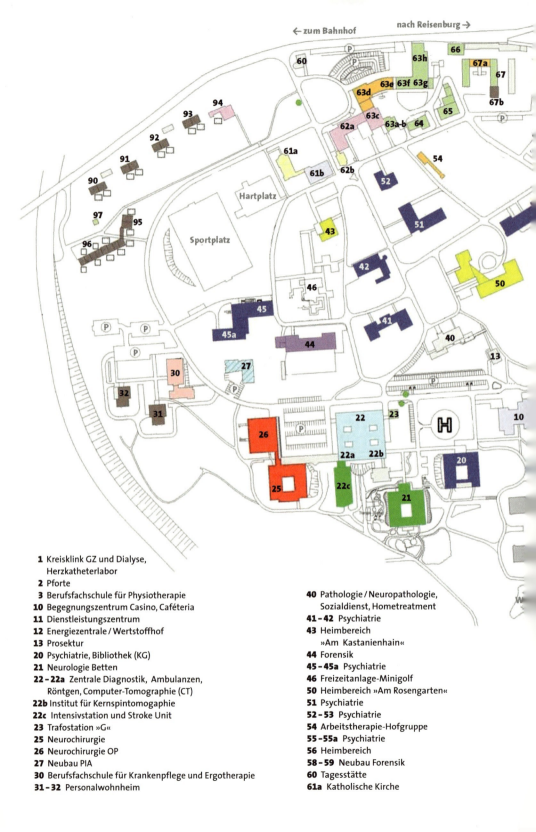

1 Kreisklink GZ und Dialyse, Herzkatheterlabor
2 Pforte
3 Berufsfachschule für Physiotherapie
10 Begegnungszentrum Casino, Caféteria
11 Dienstleistungszentrum
12 Energiezentrale / Wertstoffhof
13 Prosektur
20 Psychiatrie, Bibliothek (KG)
21 Neurologie Betten
22–22a Zentrale Diagnostik, Ambulanzen, Röntgen, Computer-Tomographie (CT)
22b Institut für Kernspintomographie
22c Intensivstation und Stroke Unit
23 Trafostation »G«
25 Neurochirurgie
26 Neurochirurgie OP
27 Neubau PIA
30 Berufsfachschule für Krankenpflege und Ergotherapie
31–32 Personalwohnheim

40 Pathologie / Neuropathologie, Sozialdienst, Hometreatment
41–42 Psychiatrie
43 Heimbereich »Am Kastanienhain«
44 Forensik
45–45a Psychiatrie
46 Freizeitanlage-Minigolf
50 Heimbereich »Am Rosengarten«
51 Psychiatrie
52–53 Psychiatrie
54 Arbeitstherapie-Hofgruppe
55–55a Psychiatrie
56 Heimbereich
58–59 Neubau Forensik
60 Tagesstätte
61a Katholische Kirche